トレーニーガイド

PDCA Plan–Do–Check–Act による

給食マネジメント実習 第2版

A Manual for Food Service Management

松月弘恵　韓　順子　亀山良子　編
Matsuzuki, Hiroe　Han, Soon-ja　Kameyama, Yoshiko

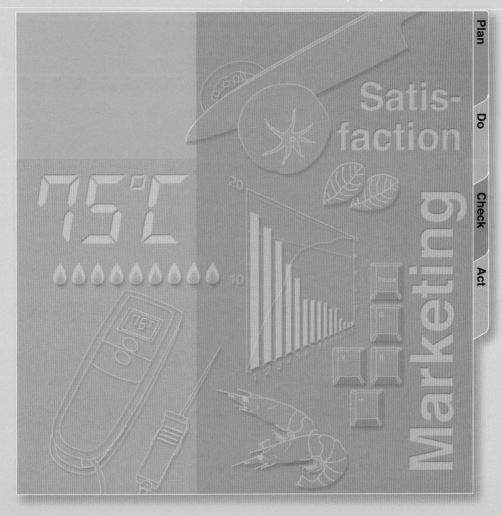

医歯薬出版株式会社

●編著者
松月弘恵（まつづきひろえ）　（日本女子大学家政学部・教授）
韓　順子（はん　すんじゃ）　（前 愛知淑徳大学健康医療科学部・教授）
亀山良子（かめやまよしこ）　（島根県立大学看護栄養学部・教授）

●著者
徳永佐枝子（とくながさえこ）　（東海学園大学健康栄養学部・准教授）
石川豊美（いしかわとよみ）　（名古屋文理大学健康生活学部・准教授）
木下伊規子（きのしたいきこ）　（共立女子大学家政学部・教授）
長谷川順子（はせがわじゅんこ）　（東都大学管理栄養学部・教授）
大中佳子（おおなかよしこ）　（鎌倉女子大学家政学部・教授）

●執筆協力
柴﨑(白子)みゆき（しばさき　しらこ）　（つくば国際大学医療保健学部・准教授）

頁 120 下記に差し替え

●エネルギー産生栄養素バランス（目標量 *1,2, %エネルギー）

年齢等	男性 たんぱく質*3	男性 脂質*4	男性 飽和脂肪酸	男性 炭水化物*5,6	女性 たんぱく質*3	女性 脂質*4	女性 飽和脂肪酸	女性 炭水化物*5,6
0〜11（月）	—	—	—	—	—	—	—	—
1〜2（歳）	13〜20	20〜30	—	50〜65	13〜20	20〜30	—	50〜65
3〜5（歳）	13〜20	20〜30	10以下	50〜65	13〜20	20〜30	10以下	50〜65
6〜7（歳）	13〜20	20〜30	10以下	50〜65	13〜20	20〜30	10以下	50〜65
8〜9（歳）	13〜20	20〜30	10以下	50〜65	13〜20	20〜30	10以下	50〜65
10〜11（歳）	13〜20	20〜30	10以下	50〜65	13〜20	20〜30	10以下	50〜65
12〜14（歳）	13〜20	20〜30	10以下	50〜65	13〜20	20〜30	10以下	50〜65
15〜17（歳）	13〜20	20〜30	9以下	50〜65	13〜20	20〜30	9以下	50〜65
18〜29（歳）	13〜20	20〜30	7以下	50〜65	13〜20	20〜30	7以下	50〜65
30〜49（歳）	13〜20	20〜30	7以下	50〜65	13〜20	20〜30	7以下	50〜65
50〜64（歳）	14〜20	20〜30	7以下	50〜65	14〜20	20〜30	7以下	50〜65
65〜74（歳）	15〜20	20〜30	7以下	50〜65	15〜20	20〜30	7以下	50〜65
75以上（歳）	15〜20	20〜30	7以下	50〜65	15〜20	20〜30	7以下	50〜65
妊婦 初期					13〜20	20〜30	7以下	50〜65
妊婦 中期					13〜20	20〜30	7以下	50〜65
妊婦 後期					15〜20	20〜30	7以下	50〜65
授乳婦					15〜20	20〜30	7以下	50〜65

*1 必要なエネルギー量を確保した上でのバランスとすること。 *2 範囲に関しては、おおむねの値を示したものであり、弾力的に運用すること。 *3 65歳以上の高齢者について、フレイル予防を目的とした量を定めることは難しいが、身長・体重が参照体位に比べて小さい者、特に75歳以上であって加齢に伴い身体活動量が大きく低下した者など、必要エネルギー摂取量が低い者では、下限が推奨量を下回る場合があり得る。この場合でも、下限は推奨量以上とすることが望ましい。 *4 脂質については、その構成成分である飽和脂肪酸など、質への配慮を十分に行う必要がある。 *5 アルコールを含む。ただし、アルコールの摂取を勧めるものではない。 *6 食物繊維の目標量を十分に注意すること。

参考資料

●推定エネルギー必要量

推定エネルギー必要量
＝体重1kg当たりの基礎代謝量基準値×参照体重×身体活動レベル基準値

※小児及び妊婦、授乳婦では、これに成長や妊娠継続・授乳に必要なエネルギー量を付加量として加える。乳児では、エネルギー消費量とエネルギー蓄積量の和で求めている。

▼参照体位（参照身長、参照体重）

年齢等	男性 参照身長(cm)	男性 参照体重(kg)	女性*1 参照身長(cm)	女性*1 参照体重(kg)
0〜5（月）	61.5	6.3	60.1	5.9
6〜11（月）	71.6	8.8	70.2	8.1
6〜8（月）	69.8	8.4	68.3	7.8
9〜11（月）	73.2	9.1	71.9	8.4
1〜2（歳）	85.8	11.5	84.6	11.0
3〜5（歳）	103.6	16.5	103.2	16.1
6〜7（歳）	119.5	22.2	118.3	21.9
8〜9（歳）	130.4	28.0	130.4	27.4
10〜11（歳）	142.0	35.6	144.0	36.3
12〜14（歳）	160.5	49.0	155.1	47.5
15〜17（歳）	170.1	59.7	157.7	51.9
18〜29（歳）	172.0	63.0	158.0	51.0
30〜49（歳）	171.8	70.0	158.5	53.3
50〜64（歳）	169.7	69.1	156.4	54.0
65〜74（歳）	165.3	64.4	152.2	52.6
75以上（歳）	162.0	61.0	148.3	49.3
18以上（歳）	(男女計）参照身長 161.0 cm、参照体重 58.6 kg			

*1 妊婦、授乳婦を除く。

▼基礎代謝量基準値

年齢（歳）	基礎代謝量基準値(kcal/kg体重/日) 男性	女性
1〜2	61.0	59.7
3〜5	54.8	52.2
6〜7	44.3	41.9
8〜9	40.8	38.3
10〜11	37.4	34.8
12〜14	31.0	29.6
15〜17	27.0	25.3
18〜29	23.7	22.1
30〜49	22.5	21.9
50〜64	21.8	20.7
65〜74	21.6	20.7
75以上	21.5	20.7

▼推定エネルギー必要量（kcal/日）

性別	男性 低い	男性 ふつう	男性 高い	女性 低い	女性 ふつう	女性 高い
身体活動レベル*1	低い	ふつう	高い	低い	ふつう	高い
0〜5（月）	—	550	—	—	500	—
6〜8（月）	—	650	—	—	600	—
9〜11（月）	—	700	—	—	650	—
1〜2（歳）	—	950	—	—	900	—
3〜5（歳）	—	1,300	—	—	1,250	—
6〜7（歳）	1,350	1,550	1,750	1,250	1,450	1,650
8〜9（歳）	1,600	1,850	2,100	1,500	1,700	1,900
10〜11（歳）	1,950	2,250	2,500	1,850	2,100	2,350
12〜14（歳）	2,300	2,600	2,900	2,150	2,400	2,700
15〜17（歳）	2,500	2,800	3,150	2,050	2,300	2,550
18〜29（歳）	2,250	2,600	3,000	1,700	1,950	2,250
30〜49（歳）	2,350	2,700	3,150	1,750	2,050	2,350
50〜64（歳）	2,250	2,650	3,000	1,700	1,950	2,250
65〜74（歳）	2,100	2,350	2,650	1,650	1,850	2,050
75以上（歳）*2	1,850	2,250	—	1,450	1,750	—
妊婦*3 初期				+50	+50	+50
妊婦 中期				+250	+250	+250
妊婦 後期				+450	+450	+450
授乳婦				+350	+350	+350

*1 身体活動レベルは、「低い」「ふつう」「高い」の3つのカテゴリーとした。 *2 「ふつう」は自立している者、「低い」は自宅にいてほとんど外出しない者に相当する。「低い」は高齢者施設で自立に近い状態で過ごしている者にも適用できる値である。 *3 妊婦個々の体格や妊娠中の体重増加量及び胎児の発育状況の評価を行うことが必要である。

注1：活用に当たっては、食事評価、体重及びBMIの把握を行い、エネルギーの過不足は、体重の変化又はBMIを用いて評価すること。 注2：身体活動レベルが「低い」に該当する場合、少ないエネルギー消費量に見合った少ないエネルギー摂取量を維持することになるため、健康の保持・増進の観点からは、身体活動量を増加させる必要がある。

▼身体活動レベル基準値

身体活動レベル（カテゴリー）	低い	ふつう	高い
身体活動レベル基準値	1.50 (1.40〜1.60)	1.75 (1.60〜1.90)	2.00 (1.90〜2.20)

頁 121 下記に差し替え

●微量ミネラルの食事摂取基準

鉄(mg/日) / 亜鉛(mg/日)

年齢等	鉄 推定平均必要量 男性	鉄 推定平均必要量 女性 月経なし	鉄 推定平均必要量 女性 月経あり	鉄 推奨量 男性	鉄 推奨量 女性 月経なし	鉄 推奨量 女性 月経あり	鉄 目安量 男性	鉄 目安量 女性	鉄 耐容上限量 男性	鉄 耐容上限量 女性	亜鉛 推定平均必要量 男性	亜鉛 推定平均必要量 女性	亜鉛 推奨量 男性	亜鉛 推奨量 女性	亜鉛 目安量 男性	亜鉛 目安量 女性	亜鉛 耐容上限量 男性	亜鉛 耐容上限量 女性
0〜5（月）							0.5	0.5							1.5	1.5		
6〜11（月）	3.5	3.0		4.5	4.5										2.0	2.0		
1〜2（歳）	3.0	3.0		4.0	4.0						2.5	2.0	3.5	3.0				
3〜5（歳）	4.0	3.5		5.0	5.0						3.0	2.5	4.0	3.5				
6〜7（歳）	4.5	4.5		5.5	5.5						3.5	3.5	5.0	4.5				
8〜9（歳）	5.5	6.0		7.5	8.0						4.0	4.0	5.5	5.5				
10〜11（歳）	6.5	6.5	8.5	9.5	9.0	12.5					5.5	5.5	7.0	7.0				
12〜14（歳）	7.5	6.5	9.0	9.0	8.5	12.5					7.0	6.5	8.5	8.5				
15〜17（歳）	7.5	5.5	8.5	9.5	6.5	11.0					8.5	6.5	10.0	8.0				
18〜29（歳）	6.0	5.0	7.0	7.5	6.0	10.0			50	40	7.5	6.0	9.0	7.5			40	35
30〜49（歳）	6.0	5.5	7.5	7.5	6.5	10.5			50	40	8.0	6.5	9.5	7.5			45	35
50〜64（歳）	6.0	5.5	7.0	7.5	6.5	10.5			50	40	8.0	6.0	9.0	7.5			45	35
65〜74（歳）	6.0	5.0		7.5	6.0				50	40	8.0	6.5	9.5	7.5			45	35
75以上（歳）	5.5	4.5		6.5	5.5				50	40	7.5	6.0	9.0	7.0			40	35
妊婦 初期		+2.0			+2.5							+1.0		+2.0				
妊婦 中期・後期		+7.0			+8.5													
授乳婦		+1.5			+2.0							+3.0		+4.0				

銅(mg/日) / マンガン(mg/日) / ヨウ素(μg/日)

年齢等	銅 推定平均必要量 男性	銅 推定平均必要量 女性	銅 推奨量 男性	銅 推奨量 女性	銅 目安量 男性	銅 目安量 女性	銅 耐容上限量 男性	銅 耐容上限量 女性	マンガン 目安量 男性	マンガン 目安量 女性	マンガン 耐容上限量 男性	マンガン 耐容上限量 女性	ヨウ素 推定平均必要量 男性	ヨウ素 推定平均必要量 女性	ヨウ素 推奨量 男性	ヨウ素 推奨量 女性	ヨウ素 目安量 男性	ヨウ素 目安量 女性	ヨウ素 耐容上限量 男性	ヨウ素 耐容上限量 女性
0〜5（月）					0.3	0.3			0.01	0.01							100	100	250	250
6〜11（月）					0.4	0.4			0.5	0.5							130	130	350	350
1〜2（歳）	0.3	0.2	0.3	0.3					1.5	1.5			35	35	50	50			300	300
3〜5（歳）	0.3	0.3	0.4	0.3					1.5	1.5			45	45	60	60			400	400
6〜7（歳）	0.4	0.4	0.4	0.4					2.0	2.0			55	55	75	75			550	550
8〜9（歳）	0.4	0.4	0.5	0.5					2.5	2.5			65	65	90	90			700	700
10〜11（歳）	0.5	0.5	0.6	0.6					3.0	3.0			80	80	110	110			900	900
12〜14（歳）	0.7	0.6	0.8	0.8					4.0	4.0			95	95	140	140			2,000	2,000
15〜17（歳）	0.8	0.6	0.9	0.7					4.5	3.5			100	100	140	140			3,000	3,000
18〜29（歳）	0.7	0.6	0.9	0.7			7	7	4.0	3.5	11	11	95	95	130	130			3,000	3,000
30〜49（歳）	0.7	0.6	0.9	0.7			7	7	4.0	3.5	11	11	95	95	130	130			3,000	3,000
50〜64（歳）	0.7	0.6	0.9	0.7			7	7	4.0	3.5	11	11	95	95	130	130			3,000	3,000
65〜74（歳）	0.7	0.6	0.9	0.7			7	7	4.0	3.5	11	11	95	95	130	130			3,000	3,000
75以上（歳）	0.7	0.6	0.8	0.7			7	7	4.0	3.5	11	11	95	95	130	130			3,000	3,000
妊婦		+0.1		+0.1						3.5				+75		+110				—*1
授乳婦		+0.5		+0.6						3.5				+100		+140				—*1

*1 妊婦及び授乳婦の耐容上限量は、2,000μg/日とした。

セレン(μg/日) / クロム(μg/日) / モリブデン(μg/日)

年齢等	セレン 推定平均必要量 男性	セレン 推定平均必要量 女性	セレン 推奨量 男性	セレン 推奨量 女性	セレン 目安量 男性	セレン 目安量 女性	セレン 耐容上限量 男性	セレン 耐容上限量 女性	クロム 目安量 男性	クロム 目安量 女性	クロム 耐容上限量 男性	クロム 耐容上限量 女性	モリブデン 推定平均必要量 男性	モリブデン 推定平均必要量 女性	モリブデン 推奨量 男性	モリブデン 推奨量 女性	モリブデン 目安量 男性	モリブデン 目安量 女性	モリブデン 耐容上限量 男性	モリブデン 耐容上限量 女性
0〜5（月）					15	15			0.8	0.8							2.5	2.5		
6〜11（月）					15	15			1.0	1.0							5.0	5.0		
1〜2（歳）	10	10	10	10			100	100					10	10	10	10				
3〜5（歳）	10	10	15	10			100	100					10	10	10	10				
6〜7（歳）	15	15	15	15			150	150					10	10	15	15				
8〜9（歳）	15	15	20	20			200	200					15	15	20	15				
10〜11（歳）	20	20	25	25			250	250					15	15	20	20				
12〜14（歳）	25	25	30	30			350	300					20	20	25	25				
15〜17（歳）	30	20	35	25			400	350					25	20	30	25				
18〜29（歳）	25	20	30	25			450	350			10	10	20	20	30	25			600	500
30〜49（歳）	25	20	30	25			450	350			10	10	25	20	30	25			600	500
50〜64（歳）	25	20	30	25			450	350			10	10	25	20	30	25			600	500
65〜74（歳）	25	20	30	25			450	350			10	10	20	20	30	25			600	500
75以上（歳）	25	20	30	25			400	350			10	10	20	20	25	25			600	500
妊婦		+5		+5						10				+0		+0				
授乳婦		+15		+20						10				+2.5		+3.5				

頁 122 下記に差し替え

●多量ミネラルの食事摂取基準

ナトリウム(mg/日, ( )は食塩相当量[g/日])*1

年齢等	推定平均必要量 男性	推定平均必要量 女性	目安量 男性	目安量 女性	目標量 男性	目標量 女性
0〜5(月)	—	—	100(0.3)	100(0.3)	—	—
6〜11(月)	—	—	600(1.5)	600(1.5)	—	—
1〜2(歳)	—	—	—	—	(3.0未満)	(2.5未満)
3〜5(歳)	—	—	—	—	(3.5未満)	(3.5未満)
6〜7(歳)	—	—	—	—	(4.5未満)	(4.5未満)
8〜9(歳)	—	—	—	—	(5.0未満)	(5.0未満)
10〜11(歳)	—	—	—	—	(6.0未満)	(6.0未満)
12〜14(歳)	—	—	—	—	(7.0未満)	(6.5未満)
15〜17(歳)	—	—	—	—	(7.5未満)	(6.5未満)
18〜29(歳)	600(1.5)	600(1.5)	—	—	(7.5未満)	(6.5未満)
30〜49(歳)	600(1.5)	600(1.5)	—	—	(7.5未満)	(6.5未満)
50〜64(歳)	600(1.5)	600(1.5)	—	—	(7.5未満)	(6.5未満)
65〜74(歳)	600(1.5)	600(1.5)	—	—	(7.5未満)	(6.5未満)
75以上(歳)	600(1.5)	600(1.5)	—	—	(7.5未満)	(6.5未満)
妊婦		600(1.5)		—		(6.5未満)
授乳婦		600(1.5)		—		(6.5未満)

カリウム(mg/日)

年齢等	目安量 男性	目安量 女性	目標量 男性	目標量 女性
0〜5(月)	400	400	—	—
6〜11(月)	700	700	—	—
1〜2(歳)	900	900	—	—
3〜5(歳)	1,000	1,000	1,400以上	1,400以上
6〜7(歳)	1,300	1,200	1,800以上	1,600以上
8〜9(歳)	1,500	1,500	2,000以上	1,900以上
10〜11(歳)	1,800	1,800	2,000以上	2,000以上
12〜14(歳)	2,300	1,900	2,400以上	2,400以上
15〜17(歳)	2,700	2,000	3,000以上	2,600以上
18〜29(歳)	2,500	2,000	3,000以上	2,600以上
30〜49(歳)	2,500	2,000	3,000以上	2,600以上
50〜64(歳)	2,500	2,000	3,000以上	2,600以上
65〜74(歳)	2,500	2,000	3,000以上	2,600以上
75以上(歳)	2,500	2,000	3,000以上	2,600以上
妊婦		2,000		2,600以上
授乳婦		2,200		2,600以上

*1 高血圧及び慢性腎臓病(CKD)の重症化予防のための食塩相当量の量は、男女とも6.0 g/日未満とした.

カルシウム(mg/日), マグネシウム(mg/日), リン(mg/日)

年齢等	Ca 推定平均必要量 男	女	Ca 推奨量 男	女	Ca 目安量 男	女	Ca 耐容上限量 男	女	Mg 推定平均必要量 男	女	Mg 推奨量 男	女	Mg 目安量 男	女	Mg 耐容上限量*1 男	女	P 目安量 男	女	P 耐容上限量 男	女
0〜5(月)	—	—	—	—	200	200	—	—	—	—	—	—	20	20	—	—	120	120	—	—
6〜11(月)	—	—	—	—	250	250	—	—	—	—	—	—	60	60	—	—	260	260	—	—
1〜2(歳)	350	350	450	400	—	—	—	—	60	60	70	70	—	—	—	—	500	500	—	—
3〜5(歳)	500	450	600	550	—	—	—	—	80	80	100	100	—	—	—	—	700	700	—	—
6〜7(歳)	500	450	600	550	—	—	—	—	110	110	130	130	—	—	—	—	900	800	—	—
8〜9(歳)	550	600	650	750	—	—	—	—	140	140	170	160	—	—	—	—	1,000	900	—	—
10〜11(歳)	600	600	700	750	—	—	—	—	180	180	210	220	—	—	—	—	1,100	1,000	—	—
12〜14(歳)	850	700	1,000	800	—	—	—	—	250	240	290	290	—	—	—	—	1,200	1,000	—	—
15〜17(歳)	650	550	800	650	—	—	—	—	300	260	360	310	—	—	—	—	1,200	900	—	—
18〜29(歳)	650	550	800	650	—	—	2,500	2,500	280	230	340	270	—	—	—	—	1,000	800	3,000	3,000
30〜49(歳)	600	550	750	650	—	—	2,500	2,500	310	240	370	290	—	—	—	—	1,000	800	3,000	3,000
50〜64(歳)	600	550	750	650	—	—	2,500	2,500	310	240	370	290	—	—	—	—	1,000	800	3,000	3,000
65〜74(歳)	600	550	750	650	—	—	2,500	2,500	290	230	350	280	—	—	—	—	1,000	800	3,000	3,000
75以上(歳)	600	500	700	600	—	—	2,500	2,500	270	220	320	260	—	—	—	—	1,000	800	3,000	3,000
妊婦		+0		+0		—		—		+30		+40		—		—		800		—
授乳婦		+0		+0		—		—		+0		+0		—		—		800		—

*1 通常の食品以外からの摂取量の耐容上限量は、成人の場合350 mg/日、小児では5 mg/kg 体重/日とした. それ以外の通常の食品からの摂取の場合、耐容上限量は設定しない.

●脂溶性ビタミンの食事摂取基準

ビタミンA(μgRAE/日)*1, ビタミンD(μg/日)*4, ビタミンE(mg/日)*5, ビタミンK(μg/日)

年齢等	A 推定平均必要量*2 男	女	A 推奨量*2 男	女	A 目安量*3 男	女	A 耐容上限量*3 男	女	D 目安量 男	女	D 耐容上限量 男	女	E 目安量 男	女	E 耐容上限量 男	女	K 目安量 男	女
0〜5(月)	—	—	—	—	300	300	600	600	5.0	5.0	25	25	3.0	3.0	—	—	4	4
6〜11(月)	—	—	—	—	400	400	600	600	5.0	5.0	25	25	4.0	4.0	—	—	7	7
1〜2(歳)	300	250	400	350	—	—	600	600	3.0	3.5	20	20	3.0	3.0	150	150	50	60
3〜5(歳)	350	350	450	500	—	—	700	850	3.5	4.0	30	30	4.0	4.0	200	200	60	70
6〜7(歳)	300	300	400	400	—	—	950	1,200	4.5	5.0	30	30	5.0	5.0	300	300	80	90
8〜9(歳)	350	350	500	500	—	—	1,200	1,500	5.0	6.0	40	40	5.0	5.0	350	350	90	110
10〜11(歳)	450	400	600	600	—	—	1,500	1,900	6.5	8.0	60	60	5.5	5.5	450	450	110	140
12〜14(歳)	550	500	800	700	—	—	2,100	2,500	8.0	9.5	80	80	6.5	6.0	650	600	140	170
15〜17(歳)	650	500	900	650	—	—	2,500	2,800	9.0	8.5	90	90	7.0	5.5	750	650	160	150
18〜29(歳)	600	450	850	650	—	—	2,700	2,700	8.5	8.5	100	100	6.0	5.0	850	650	150	150
30〜49(歳)	650	500	900	700	—	—	2,700	2,700	8.5	8.5	100	100	6.0	5.5	900	700	150	150
50〜64(歳)	650	500	900	700	—	—	2,700	2,700	8.5	8.5	100	100	7.0	6.0	850	700	150	150
65〜74(歳)	600	500	850	700	—	—	2,700	2,700	8.5	8.5	100	100	7.0	6.5	850	650	150	150
75以上(歳)	550	450	800	650	—	—	2,700	2,700	8.5	8.5	100	100	6.5	6.5	750	650	150	150
妊婦 初期		+0		+0		—		—		8.5		—		6.5		—		150
妊婦 中期		+0		+0		—		—		8.5		—		6.5		—		150
妊婦 後期		+60		+80		—		—		8.5		—		6.5		—		150
授乳婦		+300		+450		—		—		8.5		—		7.0		—		150

*1 レチノール活性当量(μgRAE)＝レチノール(μg)＋β-カロテン(μg)×1/12＋α-カロテン(μg)×1/24＋β-クリプトキサンチン(μg)×1/24＋その他のプロビタミンA カロテノイド(μg)×1/24. *2 プロビタミンA カロテノイドを含む. *3 プロビタミンA カロテノイドを含まない. *4 日照により皮膚でビタミンDが産生されることを踏まえ、フレイル予防を図る者はもとより、全年齢区分を通じて、日常生活において可能な範囲内での適度な日光浴を心掛けるとともに、ビタミンDの摂取については、日照時間を考慮に入れることが重要である. *5 α-トコフェロールについて算定した. α-トコフェロール以外のビタミンEは含まない.

頁 119 下記に差し替え

●たんぱく質の食事摂取基準

年齢等	推定平均必要量(g/日) 男性	女性	推奨量(g/日) 男性	女性	目安量(g/日) 男性	女性	目標量*1(%エネルギー) 男性	女性
0〜5(月)	—	—	—	—	10	10	—	—
6〜11(月)	—	—	—	—	15	15	—	—
9〜11(月)	—	—	—	—	25	25	—	—
1〜2(歳)	15	15	20	20	—	—	13〜20	13〜20
3〜5(歳)	20	20	25	25	—	—	13〜20	13〜20
6〜7(歳)	25	25	30	30	—	—	13〜20	13〜20
8〜9(歳)	30	30	40	40	—	—	13〜20	13〜20
10〜11(歳)	40	40	45	50	—	—	13〜20	13〜20
12〜14(歳)	50	45	60	55	—	—	13〜20	13〜20
15〜17(歳)	50	45	65	55	—	—	13〜20	13〜20
18〜29(歳)	50	40	65	50	—	—	13〜20	13〜20
30〜49(歳)	50	40	65	50	—	—	13〜20	13〜20
50〜64(歳)	50	40	65	50	—	—	14〜20	14〜20
65〜74(歳)*2	50	40	60	50	—	—	15〜20	15〜20
75以上(歳)*2	50	40	60	50	—	—	15〜20	15〜20
妊婦 初期		+0		+0		—		—*3
妊婦 中期		+5		+5		—		—*3
妊婦 後期		+20		+25		—		—*4
授乳婦		+15		+20		—		—*4

*1 範囲に関しては、おおむねの値を示したものであり、弾力的に運用すること. *2 65歳以上の高齢者について、フレイル予防を目的とした量を定めることは難しいが、身長・体重が参照体位に比べて小さい者や、特に75歳以上であって加齢に伴い身体活動量が大きく低下した者など、必要エネルギー摂取量が低い者では、下限が推奨量を下回る場合があり得る. この場合でも、下限は推奨量以上とすることが望ましい. *3 妊婦(初期・中期)の目標量は、13〜20%エネルギーとした. *4 妊婦(後期)及び授乳婦の目標量は、15〜20%エネルギーとした.

●炭水化物, 食物繊維の食事摂取基準

年齢等	炭水化物(%エネルギー) 目標量*1,2 男性	女性	食物繊維(g/日) 目標量 男性	女性
0〜5(月)	—	—	—	—
6〜11(月)	—	—	—	—
1〜2(歳)	50〜65	50〜65	—	—
3〜5(歳)	50〜65	50〜65	8以上	8以上
6〜7(歳)	50〜65	50〜65	10以上	9以上
8〜9(歳)	50〜65	50〜65	11以上	11以上
10〜11(歳)	50〜65	50〜65	13以上	13以上
12〜14(歳)	50〜65	50〜65	17以上	16以上
15〜17(歳)	50〜65	50〜65	19以上	18以上
18〜29(歳)	50〜65	50〜65	20以上	18以上
30〜49(歳)	50〜65	50〜65	22以上	18以上
50〜64(歳)	50〜65	50〜65	21以上	18以上
65〜74(歳)	50〜65	50〜65	20以上	17以上
75以上(歳)	50〜65	50〜65	20以上	17以上
妊婦		50〜65		18以上
授乳婦		50〜65		18以上

*1 範囲に関しては、おおむねの値を示したものである. *2 エネルギー計算上、アルコールを含む. ただし、アルコールの摂取を勧めるものではない.

●脂質, 飽和脂肪酸, n-6系脂肪酸, n-3系脂肪酸の食事摂取基準

年齢等	脂質(%エネルギー) 目安量 男性	女性	脂質 目標量*1 男性	女性	飽和脂肪酸(%エネルギー) 目標量*2,3 男性	女性	n-6系脂肪酸(g/日) 目安量 男性	女性	n-3系脂肪酸(g/日) 目安量 男性	女性
0〜5(月)	50	50	—	—	—	—	4	4	0.9	0.9
6〜11(月)	40	40	—	—	—	—	4	4	0.8	0.8
1〜2(歳)	—	—	20〜30	20〜30	—	—	4	4	0.7	0.8
3〜5(歳)	—	—	20〜30	20〜30	10以下	10以下	6	6	1.1	1.0
6〜7(歳)	—	—	20〜30	20〜30	10以下	10以下	8	7	1.5	1.3
8〜9(歳)	—	—	20〜30	20〜30	10以下	10以下	8	7	1.5	1.3
10〜11(歳)	—	—	20〜30	20〜30	10以下	10以下	10	8	1.6	1.6
12〜14(歳)	—	—	20〜30	20〜30	10以下	10以下	11	9	1.9	1.6
15〜17(歳)	—	—	20〜30	20〜30	8以下	8以下	13	9	2.1	1.6
18〜29(歳)	—	—	20〜30	20〜30	7以下	7以下	11	8	2.0	1.6
30〜49(歳)	—	—	20〜30	20〜30	7以下	7以下	10	8	2.0	1.6
50〜64(歳)	—	—	20〜30	20〜30	7以下	7以下	10	8	2.2	1.9
65〜74(歳)	—	—	20〜30	20〜30	7以下	7以下	9	8	2.2	2.0
75以上(歳)	—	—	20〜30	20〜30	7以下	7以下	8	7	2.1	1.8
妊婦		—		20〜30		7以下		9		1.6
授乳婦		—		20〜30		7以下		10		1.8

*1 範囲に関しては、おおむねの値を示したものである. *2 飽和脂肪酸と同じく、脂質異常症及び循環器疾患に関わる栄養素としてコレステロールがある. コレステロールに目標量は設定しないが、これは許容される摂取量に上限が存在しないことを保証するものではない. また、脂質異常症の重症化予防の目的からは、200 mg/日未満に留めることが望ましい. *3 飽和脂肪酸と同じく、冠動脈疾患に関与する栄養素としてトランス脂肪酸がある. 日本人の大多数は、トランス脂肪酸に関する世界保健機関(WHO)の目標(1%エネルギー未満)を下回っており、トランス脂肪酸の摂取による健康への影響は、飽和脂肪酸の摂取によるものと比べて小さいと考えられる. ただし、脂質に偏った食事をしている者は、留意する必要がある. トランス脂肪酸は人体にとって不可欠な栄養素ではなく、健康の保持・増進を図る上で積極的な摂取は勧められないことから、その摂取量は1%エネルギー未満に留めることが望ましく、1%エネルギー未満でもできるだけ低く留めることが望ましい.

頁	
	付表編
118	下記に差し替え

付表1　日本人の食事摂取基準（2025年版）

「日本人の食事摂取基準」とは

日本人の食事摂取基準は、健康増進法に基づき、国民の健康の保持・増進、生活習慣病の発症予防を目的として、食事によるエネルギーおよび各栄養素の摂取量の基準を定めたもので、5年ごとに改定されている。2025年版の使用期間は、令和7（2025）年度から令和11（2029）年度の5年間である。

食品成分表の利用

食事評価は、摂取量推定によって得られる摂取量と食事摂取基準の各指標で示されている値を比較することで行うことができる。

食事調査によってエネルギーおよび栄養素の摂取量を推定したり、献立からエネルギーおよび栄養素の給与量を推定したりする際には、食品成分表を用いて栄養計算を行う。

食品成分表の栄養素量と、実際に食品中に含まれる栄養素量は必ずしも同じではない。食品成分表を利用する際には、この誤差の存在を十分に理解したうえで対応する必要がある。

●エネルギー

エネルギー摂取の過不足の回避を目的とする指標として、目標とするBMI（体重（kg）÷身長（m）^{2}）の範囲を設定する。

●目標とするBMIの範囲（18歳以上）[*1]

年齢（歳）	目標とするBMI（kg/m^2）
18～49	18.5～24.9
50～64	20.0～24.9
65～74	21.5～24.9
75以上	21.5～24.9

[*1]男女共通。あくまでも参考として使用すべきである。

●栄養素

三つの目的からなる五つの指標を設定する。

目的	指標	定義
摂取不足の回避	推定平均必要量（EAR）	50%の者が必要量を満たすと推定される摂取量。
	推奨量（RDA）	ほとんどの者（97～98%）が充足している摂取量。（推定平均必要量が与えられる栄養素に対して設定する）
	目安量（AI）	一定の栄養状態を維持するのに十分な摂取量で、不足状態を示す者がほとんど観察されない量。（十分な科学的根拠が得られず、推定平均必要量と推奨量が算定できない場合の代替指標）
過剰摂取による健康障害の回避	耐容上限量（UL）	健康障害をもたらすリスクがないとみなされる習慣的な摂取量の上限。（これを超えて摂取すると、過剰摂取によって生じる潜在的な健康障害のリスクが高まると考える）
生活習慣病の発症予防	目標量（DG）	生活習慣病の発症予防を目的に、特定の集団において、その疾患のリスクや、その代理指標となる生体指標の値が低くなると考えられる栄養状態が達成できる摂取量。現在の日本人が当面の目標とすべき量。

※十分な科学的根拠がある栄養素については、上記の指標とは別に、生活習慣病の重症化予防及びフレイル予防を目的とした量を設定。

●栄養素の食事摂取基準

各性・年齢区分における参照体位および身体活動レベル「ふつう」を想定した値である。なお、基準値の欄で＋（プラス）記号とともに示される値は付加量をさす。

▼食事摂取基準の各指標を理解するための概念図[*1]

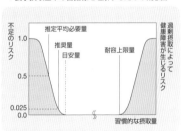

[*1]目標量は、ここに示す概念や方法とは異なる性質のものであることから、ここには図示できない。

▼身体活動レベル（カテゴリー）別に見た活動内容と活動時間の代表例

身体活動レベル（カテゴリー）	低い	ふつう	高い
身体活動レベル基準値[*1]	1.50（1.40～1.60）	1.75（1.60～1.90）	2.00（1.90～2.20）
日常生活の内容[*2]	生活の大部分が座位で、静的な活動が中心の場合	座位中心の仕事だが、職場内での移動や立位での作業・接客等、通勤・買い物での歩行、家事、軽いスポーツのいずれかを含む場合	移動や立位の多い仕事への従事者、あるいは、スポーツ等余暇における活発な運動習慣を持っている場合
中程度の強度（3.0～5.9メッツ）の身体活動の1日当たりの合計時間（時間/日）[*3]	1.65	2.06	2.53
仕事での1日当たりの合計歩行時間（時間/日）[*3]	0.25	0.54	1.00

[*1]代表値。（ ）内はおよその範囲。　[*2]Ishikawa-Takata K, et al. Eur J Clin Nutr. 2008；62（7）：885-891. および Black AE, et al. Eur J Clin Nutr. 1996；50（2）：72-92. を参考に、身体活動レベルに及ぼす仕事時間中の動作の影響が大きいことを考慮して作成。　[*3]Ishikawa-Takata K, et al. J Epidemiol. 2011；21（2）：114-121. による。

頁	
123	下記に差し替え

●水溶性ビタミンの食事摂取基準

年齢等	ビタミンB$_1$（mg/日）[*1,2]						ビタミンB$_2$（mg/日）[*3]						ナイアシン（mgNE/日）[*4,5]						
	推定平均必要量		推奨量		目安量		推定平均必要量		推奨量		目安量		推定平均必要量		推奨量		目安量	耐容上限量[*6]	
	男性	女性	男性	女性	男性	女性	男性	女性	男性	女性	男性	女性	男性	女性	男性	女性	男性 女性	男性	女性
0～5（月）	－	－	－	－	0.1	0.1	－	－	－	－	0.3	0.3	－	－	－	－	2[*7] 2[*7]	－	－
6～11（月）	－	－	－	－	0.2	0.2	－	－	－	－	0.4	0.4	－	－	－	－	3 3	－	－
1～2（歳）	0.3	0.3	0.4	0.4	－	－	0.5	0.5	0.6	0.5	－	－	5	4	6	5	－	60（15）	60（15）
3～5（歳）	0.4	0.4	0.5	0.5	－	－	0.7	0.6	0.8	0.8	－	－	6	6	8	7	－	80（20）	80（20）
6～7（歳）	0.5	0.5	0.7	0.6	－	－	0.8	0.7	0.9	0.9	－	－	7	7	9	8	－	100（30）	100（30）
8～9（歳）	0.6	0.6	0.8	0.8	－	－	0.9	0.9	1.1	1.0	－	－	9	8	11	10	－	150（35）	150（35）
10～11（歳）	0.7	0.7	0.9	0.9	－	－	1.1	1.1	1.4	1.3	－	－	11	10	13	13	－	200（45）	200（45）
12～14（歳）	0.8	0.8	1.1	1.0	－	－	1.3	1.2	1.6	1.4	－	－	12	12	15	14	－	250（60）	250（60）
15～17（歳）	1.0	0.8	1.3	1.0	－	－	1.4	1.2	1.7	1.4	－	－	14	11	16	13	－	300（70）	250（65）
18～29（歳）	0.9	0.7	1.1	0.9	－	－	1.3	1.0	1.6	1.2	－	－	13	10	15	12	－	300（80）	250（65）
30～49（歳）	0.9	0.7	1.1	0.9	－	－	1.3	1.0	1.6	1.2	－	－	13	10	15	12	－	350（85）	250（65）
50～64（歳）	0.9	0.7	1.1	0.9	－	－	1.2	1.0	1.5	1.2	－	－	12	10	14	11	－	350（85）	250（65）
65～74（歳）	0.8	0.7	1.1	0.9	－	－	1.2	1.0	1.5	1.2	－	－	12	9	14	11	－	300（80）	250（65）
75以上（歳）	0.7	0.6	0.9	0.8	－	－	1.1	0.9	1.4	1.0	－	－	11	9	13	10	－	300（75）	250（60）
妊婦		+0.1		+0.2		－		+0.2		+0.3		－		+0		+0	－		－
授乳婦		+0.2		+0.2		－		+0.5		+0.6		－		+3		+3	－		－

[*1]チアミン塩化物塩酸塩（分子量=337.3）相当量として示した。　[*2]身体活動レベル「ふつう」の推定エネルギー必要量を用いて算定した。　[*3]身体活動レベル「ふつう」の推定エネルギー必要量を用いて算定した。　特記事項：ビタミンB$_2$の推定平均必要量は、ビタミンB$_2$の欠乏症である口唇炎、口角炎、舌炎などの皮膚炎を予防するに足る最小量からではなく、尿中にビタミンB$_2$の排泄量が増大し始める摂取量（体内飽和量）から算定。　[*4]ナイアシン当量（NE）＝ナイアシン＋1/60 トリプトファンで示した。　[*5]身体活動レベル「ふつう」の推定エネルギー必要量を用いて算定した。　[*6]ニコチンアミドの重量（mg/日）、（ ）内はニコチン酸の重量（mg/日）。　[*7]単位はmg/日。

年齢等	ビタミンB$_6$（mg/日）[*1]								ビタミンB$_{12}$（μg/日）[*3]						葉酸（μg/日）[*4]						
	推定平均必要量		推奨量		目安量		耐容上限量[*2]		推定平均必要量		推奨量		目安量		推定平均必要量		推奨量		目安量	耐容上限量[*5]	
	男性	女性	男性	女性	男性	女性	男性	女性	男性	女性	男性	女性	男性	女性	男性	女性	男性	女性	男性 女性	男性	女性
0～5（月）	－	－	－	－	0.2	0.2	－	－	－	－	－	－	0.4	0.4	－	－	－	－	40 40	－	－
6～11（月）	－	－	－	－	0.3	0.3	－	－	－	－	－	－	0.9	0.9	－	－	－	－	70 70	－	－
1～2（歳）	0.4	0.4	0.5	0.5	－	－	10	10	1.5	1.5	1.5	1.5	－	－	70	70	90	90	－	200	200
3～5（歳）	0.5	0.5	0.6	0.6	－	－	15	15	1.5	1.5	1.5	1.5	－	－	80	80	100	100	－	300	300
6～7（歳）	0.6	0.6	0.8	0.7	－	－	20	20	2.0	2.0	2.0	2.0	－	－	110	110	130	130	－	400	400
8～9（歳）	0.8	0.8	0.9	0.9	－	－	25	25	2.5	2.5	2.5	2.5	－	－	130	130	150	150	－	500	500
10～11（歳）	0.9	1.0	1.1	1.2	－	－	30	30	3.0	3.0	3.0	3.0	－	－	150	150	180	180	－	700	700
12～14（歳）	1.2	1.1	1.4	1.3	－	－	40	40	3.5	3.5	3.5	3.5	－	－	190	190	230	230	－	900	900
15～17（歳）	1.2	1.1	1.5	1.3	－	－	45	45	4.0	4.0	4.0	4.0	－	－	200	200	240	240	－	900	900
18～29（歳）	1.2	1.0	1.4	1.2	－	－	55	45	4.0	4.0	4.0	4.0	－	－	200	200	240	240	－	900	900
30～49（歳）	1.2	1.0	1.4	1.2	－	－	55	45	4.0	4.0	4.0	4.0	－	－	200	200	240	240	－	1,000	1,000
50～64（歳）	1.2	1.0	1.4	1.2	－	－	55	45	4.0	4.0	4.0	4.0	－	－	200	200	240	240	－	1,000	1,000
65～74（歳）	1.2	1.0	1.4	1.2	－	－	55	40	4.0	4.0	4.0	4.0	－	－	200	200	240	240	－	900	900
75以上（歳）	1.2	1.0	1.4	1.2	－	－	50	40	4.0	4.0	4.0	4.0	－	－	200	200	240	240	－	900	900
妊婦		+0.2		+0.2		－				+0.3		+0.4		－		+200[*6,7]		+240[*6,7]	－		－
授乳婦		+0.3		+0.3		－				+0.7		+0.8		－		+80		+100	－		－

[*1]たんぱく質の推奨量を用いて算定した（妊婦・授乳婦の付加量は除く）。　[*2]ピリドキシン（分子量=169.2）相当量として示した。　[*3]シアノコバラミン（分子量=1,355.4）相当量として示した。　[*4]葉酸（プテロイルモノグルタミン酸、分子量=441.4）相当量として示した。　[*5]通常の食品以外の食品に含まれる葉酸に適用する。　[*6]妊娠を計画している女性、妊娠の可能性がある女性及び妊娠初期の妊婦は、胎児の神経管閉鎖障害のリスク低減のために、通常の食品以外の食品に含まれる葉酸を400μg/日摂取することが望まれる。　[*7]付加量は、中期及び後期にのみ設定した。

年齢等	パントテン酸（mg/日）		ビオチン（μg/日）		ビタミンC（mg/日）[*1]					
	目安量		目安量		推定平均必要量		推奨量		目安量	
	男性	女性	男性	女性	男性	女性	男性	女性	男性	女性
0～5（月）	4	4	4	4	－	－	－	－	40	40
6～11（月）	3	3	10	10	－	－	－	－	40	40
1～2（歳）	3	3	20	20	30	30	35	35	－	－
3～5（歳）	4	4	20	20	35	35	40	40	－	－
6～7（歳）	5	5	30	30	40	40	50	50	－	－
8～9（歳）	5	5	30	30	50	50	60	60	－	－
10～11（歳）	6	6	40	40	60	60	70	70	－	－
12～14（歳）	7	6	50	50	75	75	90	90	－	－
15～17（歳）	7	6	50	50	70	70	85	85	－	－
18～29（歳）	6	5	50	50	70	70	85	85	－	－
30～49（歳）	6	5	50	50	70	70	85	85	－	－
50～64（歳）	6	5	50	50	70	70	85	85	－	－
65～74（歳）	6	5	50	50	80	80	100	100	－	－
75以上（歳）	6	5	50	50	80	80	100	100	－	－
妊婦		5		50		+10		+10		－
授乳婦		5		50		+40		+45		－

[*1]L-アスコルビン酸（分子量=176.1）相当量として示した。　特記事項：ビタミンCの推定平均必要量は、ビタミンCの欠乏症である壊血病を予防するに足る最小量からではなく、良好なビタミンCの栄養状態の確実な維持の観点から算定。

頁				
	帳票編			
9	下記に差し替え			

	クラス・班	クラス　　　班
	記入者	

●エネルギー区分ごとのエネルギー産生栄養素：エネルギー比より設定する

区分	推定エネルギー必要量（kcal）	たんぱく質（g）	脂質（g）	飽和脂肪酸（g）	炭水化物（g）
	分布からみた設定	%エネルギー（14〜20%）	%エネルギー（20〜30%）	%エネルギー（7%以下）	%エネルギー（50〜65%）
A					
B					

●ビタミン，ミネラルなどの設定：性，年齢アセスメント結果から食事摂取量を確認して，EARを下回る者が少なくなるよう設定する

区分	カルシウム (mg)	鉄 (mg)	食塩相当量 (g)	食物繊維 (g)
	EAR〜UL	EAR〜	DG付近を目指す	DG付近を目指す
男性				
女性				
給与目標量				

区分	ビタミンA (μgRAE)	ビタミンB₁ (mg)	ビタミンB₂ (mg)	ビタミンC (mg)
	EAR〜UL	EAR〜	EAR〜	EAR〜
男性				
女性				
給与目標量				

頁	該当箇所	訂正前	訂正後
112	表V-2, 出典	「日本人の食事摂取基準（2020年版）」より作成	「日本人の食事摂取基準（2025年版）」より作成
114	表V-4	下記に差し替え	

■表V-4　週間献立計画（例）

カテゴリー		月	火	水	木	金
セットメニュー	A定食 肉・魚	鯖の味噌煮 かぼちゃサラダ　煮	豚肉の生姜焼き 青菜のおひたし　焼	鮭のムニエル 筑前煮　焼	鶏肉の照り焼き きんぴらごぼう　焼	とんかつ なす田楽　揚
	エネルギー (kcal) 食塩相当量 (g)	840 kcal 2.1 g	797 kcal 2.2 g	689 kcal 2.0 g	676 kcal 2.2 g	817 kcal 2.1 g
	B定食 卵・大豆・他	八宝菜 春雨サラダ　炒	天ぷら なます　揚	チリコンカン マカロニサラダ　煮	コロッケ わかめの酢の物　揚	五目豆腐 ひじきの煮物　炒
	エネルギー (kcal) 食塩相当量 (g)	784 kcal 2.2 g	749 kcal 2.0 g	691 kcal 2.2 g	740 kcal 2.2 g	732 kcal 2.1 g
単品メニュー	カレーライス	ビーフカレー	チキンカレー	季節の野菜カレー	ポークカレー	シーフードカレー
	エネルギー (kcal) 食塩相当量 (g)	652 kcal 1.8 g	623 kcal 1.8 g	646 kcal 1.7 g	654 kcal 1.8 g	637 kcal 1.9 g
	丼	サラダ丼	スタミナ丼	親子丼	牛丼	かつ丼
	エネルギー (kcal) 食塩相当量 (g)	502 kcal 1.2 g	678 kcal 1.4 g	598 kcal 1.4 g	609 kcal 1.5 g	694 kcal 1.5 g
	麺	タンメン	おかめうどん	みそラーメン	スパゲッティミートソース	山菜そば
	エネルギー (kcal) 食塩相当量 (g)	556 kcal 6.1 g	539 kcal 5.2 g	568 kcal 6.3 g	534 kcal 2.0 g	329 kcal 5.4 g
アラカルト	汁	すまし汁	みそ汁	豚汁	みそ汁	スープ
	エネルギー (kcal) 食塩相当量 (g)	45 kcal 0.5 g	45 kcal 0.5 g	69 kcal 0.5 g	45 kcal 0.5 g	52 kcal 0.4 g
	サラダ	野菜サラダ	マカロニサラダ	春雨サラダ	パンプキンサラダ	ツナサラダ
	エネルギー (kcal) 食塩相当量 (g)	62 kcal 0.3 g	100 kcal 0.4 g	62 kcal 0.3 g	105 kcal 0.3 g	80 kcal 0.5 g

・上記の定食の栄養量には，ごはん並盛り200gと汁が含まれます．
・カレー・丼物の栄養量はごはん200gの計算です．
・麺類の食塩相当量は汁をすべて飲んだとして計算しました．
・サラダの食塩相当量はドレッシング等の使用により異なります．
・ごはんを大盛り260gにすると約100 kcalアップします．
・事務職：女性700 kcal 男性850 kcal，立ち仕事の場合：男女ともプラス+100 kcalを目安に摂取しましょう．

頁	該当箇所	訂正前	訂正後
応用編			
79	左段, 4行目	「日本人の食事摂取基準（2020年版）」	「日本人の食事摂取基準（2025年版）」
79	右段, 5行目	1人1日当たりの荷重平均エネルギー量が1,809 kcalであったので，この数字をまるめ，1,800 kcalを基準として200～300 kcalの範囲内で1,600 kcal, 1,800 kcal, 2,000 kcalの3段階の給与エネルギー目標量を設定する．	1人1日当たりの荷重平均エネルギー量が1,858 kcalであったので，1,800 kcalを基準として200～300 kcalの範囲内で1,600 kcal, 1,800 kcal, 2,000 kcalの3段階の給与エネルギー目標量を設定する．
79	表Ⅰ-4	下記に差し替え	

■表Ⅰ-4　荷重平均エネルギー算出表（例）
例：入院患者の身体活動レベルを（Ⅰ）とした場合（成人および高齢者）

年齢	性別	身体活動レベル	人数（人）	推定エネルギー必要量（kcal）	推定エネルギー必要量×人数（kcal）
18～29（歳）	男性	Ⅰ 低い	10	2,250	22,500
	女性	Ⅰ 低い	5	1,700	8,500
30～49（歳）	男性	Ⅰ 低い	15	2,350	35,250
	女性	Ⅰ 低い	10	1,750	17,500
50～64（歳）	男性	Ⅰ 低い	25	2,250	56,250
	女性	Ⅰ 低い	30	1,700	51,000
65～74（歳）	男性	Ⅰ 低い	25	2,100	52,500
	女性	Ⅰ 低い	30	1,650	49,500
75以上（歳）	男性	Ⅰ 低い	15	1,850	27,750
	女性	Ⅰ 低い	35	1,450	50,750
合計			200		371,500
1人1日当たり荷重平均食事摂取基準量					1,858

頁	該当箇所	訂正前	訂正後
87	右段, 下から11行目	「日本人の食事摂取基準（2020年版）」	「日本人の食事摂取基準」
111	左段, 下から14行目	「日本人の食事摂取基準（2020年版）」	「日本人の食事摂取基準」
111	右段, 下から8行目	「日本人の食事摂取基準（2020年版）」	「日本人の食事摂取基準」
112	表Ⅴ-1	下記に差し替え	

■表Ⅴ-1　事業所給食における給与エネルギー目標量の設定（例）

年齢（歳）	性別	身体活動レベル	人数（人）	推定エネルギー必要量（kcal/日）	まるめの推定エネルギー必要量（kcal/昼食）*	給与エネルギー目標量の区分 区分A 700±100 kcal	区分B 900±100 kcal	区分C 1,100±100 kcal
18～29	男	Ⅰ 低い	0	2,250				
		Ⅱ ふつう	35	2,600	900		○	
		Ⅲ 高い	6	3,000	1,050			○
	女	Ⅰ 低い	0	1,700				
		Ⅱ ふつう	140	1,950	700	○		
		Ⅲ 高い	5	2,250	800		○	
30～49	男	Ⅰ 低い	0	2,350				
		Ⅱ ふつう	45	2,750	950		○	
		Ⅲ 高い	4	3,150	1,100			○
	女	Ⅰ 低い	0	1,750				
		Ⅱ ふつう	90	2,050	700	○		
		Ⅲ 高い	5	2,350	800		○	
50～64	男	Ⅰ 低い	20	2,250	800		○	
		Ⅱ ふつう	20	2,650	950		○	
		Ⅲ 高い	0	3,000				
	女	Ⅰ 低い	0	1,700				
		Ⅱ ふつう	130	1,950	700	○		
		Ⅲ 高い	0	2,250				
合計			500					

* 昼食の1日に対する比率を35%として算出した

頁		
31	下記に差し替え	

（給食管理実習記録用紙：料理名・エネルギー・たんぱく質・脂質・炭水化物・Na・Ca・Fe・V.A・V.B₁・V.B₂・V.C・食物繊維・食塩相当量・価格の予定/実施/摂取欄，目標量，目標達成度（%），たんぱく質エネルギー比・脂質エネルギー比・炭水化物エネルギー比・穀類エネルギー比・動物性たんぱく質比，問題点・改善案，実施日・クラス・班・記入者の記入欄）

頁	該当箇所	訂正前	訂正後
19	図Ⅱ-9	下記に差し替え	
		■図Ⅱ-9 鉄の給与目標量	
		50～64歳 男性　EAR 6.0　RDA 7.0	
		18～29歳 女性　EAR 7.0　RDA 10.0	
		女性の EAR 7.0 mg 未満の者が少なくなるように設定する	
19	図Ⅱ-10	下記に差し替え	
		■図Ⅱ-10 ビタミンAの給与目標量	
		50～64歳 男性　EAR 650　RDA 900　UL 2,700	
		18～29歳 女性　450　650　2,700	
		男性の EAR 650 µgRAE 未満の者が少なくなるように設定する	
20	図Ⅱ-11	下記に差し替え	
		■図Ⅱ-11 ①ビタミンB_1の給与目標量	
		50～64歳 男性　EAR 0.8　RDA 1.1	
		18～29歳 女性　EAR 0.6　RDA 0.8	
		男性の EAR 0.8 mg 未満の者が少なくなるように設定する	
		②ビタミンB_2の給与目標量	
		50～64歳 男性　EAR 1.3　RDA 1.6	
		18～29歳 女性　EAR 1.0　RDA 1.2	
		男性の EAR 1.3 mg 未満の者が少なくなるように設定する	
		③ビタミンCの給与目標量	
		50～64歳 男性　EAR 80　RDA 100	
		18～29歳 女性　EAR 80　RDA 100	
		男女の EAR 80 mg 未満の者が少なくなるように設定する	
20	図Ⅱ-13	下記に差し替え	
		■図Ⅱ-13 食物繊維の給与目標量	
		50～64歳 男性　DG 22	
		18～29歳 女性　18	
		食物繊維の給与目標量は 22 g 以上を目指す	
54	左段，1行目	実施の廃棄率＝1－正味重量／検収重量×100	実施の廃棄率＝（1－正味重量／検収重量）×100

頁	
35	下記に差し替え

クラス・班　　クラス　　班
記入者

合計	平均給与量	食品構成	過不足	エネルギー	たんぱく質	脂質	ミネラル			ビタミン				食物繊維	食塩相当量
							Na	Ca	Fe	A	B_1	B_2	C		
g	g	g	g	kcal	g	g	mg	mg	mg	µgRAE	mg	mg	mg	g	g
				④											
				⑤											
					⑥										

合計　①　②　③
目標
過不足

(2025年1月)

頁	該当箇所	訂正前	訂正後
17	左段,10行目	①対象者の栄養アセスメントから個人の推定エネルギー必要量を求める．昼食1回のみ提供する場合には1日の推定エネルギー必要量の35%として算出する． ・推定エネルギー必要量 ＝基礎代謝量（kcal／日）×身体活動レベル ※特定給食施設によって利用者の推定エネルギーの算出方法が異なるので注意する．（p.79病院給食，p.87高齢者〈介護保険・社会福祉〉施設給食を参照）	①対象者の栄養アセスメントから推定エネルギー必要量を求める．昼食1回のみ提供する場合には1日の推定エネルギー必要量の35%として，50 kcal刻みで算出する．
17	右段,2行目	③推定エネルギー必要量は， 2,000 ± 200 kcal（1,801〜2,200 kcal）18名 2,400 ± 200 kcal（2,201〜2,600 kcal）2名 の2種類の栄養基準が必要となる．	③推定エネルギー必要量は， 2,000 ± 200 kcal（1,801〜2,200 kcal）14名 2,400 ± 200 kcal（2,201〜2,600 kcal）6名 の2種類の栄養基準が必要となる．
17	右段,16行目	「日本人の食事摂取基準（2020年版）」	「日本人の食事摂取基準（2025年版）」
18	図Ⅱ-5	下記に差し替え ■図Ⅱ-5 たんぱく質の給与目標量 給与エネルギー目標量 2,000 ± 200 kcal　下限DG 70　上限DG 100 給与エネルギー目標量の中央値（2,000 kcal）を基準として，たんぱく質の給与目標量は14〜20%エネルギー内になるように設定する．	
18	図Ⅱ-6	下記に差し替え ■図Ⅱ-6 脂質の給与目標量 給与エネルギー目標量 2,000 ± 200 kcal　下限DG 44　上限DG 67 脂質の給与目標量は20〜30%エネルギー内になるように設定する	
18	図Ⅱ-7	下記に差し替え ■図Ⅱ-7 炭水化物の給与目標量 給与エネルギー目標量 2,000 ± 200 kcal　下限DG 250　上限DG 325 炭水化物の給与目標量は50〜65%エネルギー内になるように設定する	

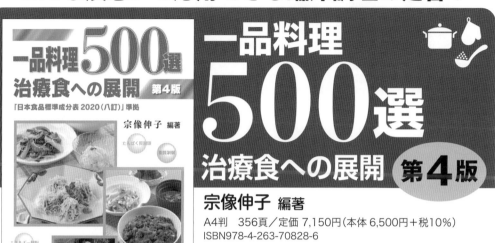

どんな疾患にも応用できる臨床調理の定番！

一品料理500選 治療食への展開 第4版

「日本食品標準成分表2020（八訂）」準拠

宗像伸子 編著

A4判　356頁／定価 7,150円（本体 6,500円＋税10%）
ISBN978-4-263-70828-6

コードを読み取ると詳細をご覧になれます．

内容紹介

- 材料別の一品料理500種類すべてに5つの治療食（エネルギー制限食，たんぱく質制限食，脂質制限食，塩分制限食，軟菜食）への展開方法（味つけ，素材選び，調理法など）を解説．さらに，一品料理ごとに応用例，および組み合わせ料理例とその変更例も紹介．膨大な展開パターンからあらゆる疾患に応用可能．
- 行事食などの組み合わせ料理例や，初心者にもわかりやすい調理テクニックなども充実．
- 「日本食品標準成分表2020年版（八訂）」に準拠した全品500種類の栄養再計算に対応．

主な目次

おいしい治療食へのチャレンジ
- 治療食の考え方と実際
  - 治療食の基本的な考え方
  - エネルギー制限食
  - たんぱく質制限食
  - 脂質制限食
  - 塩分制限食
  - 易消化食（軟菜食）
- 栄養バランスのとれた献立
- 行事食
  - エネルギーを下げる調理テクニック
  - 減塩の調理テクニック

材料別一品料理

肉類／魚・魚介類／豆・豆製品類／卵／野菜類／乳・乳製品類／いも類／穀類／デザート

医歯薬出版株式会社　〒113-8612 東京都文京区本駒込1-7-10　TEL 03-5395-7610　FAX 03-5395-7611　https://www.ishiyaku.co.jp/

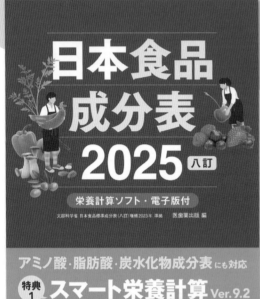

トレーニーガイドPDCAによる給食マネジメント実習（第2版）[707280]
（第2版第6刷，第2版第7刷）
訂正／補足情報

頁	該当箇所	訂正前	訂正後
基礎編			
16	帳票4の記入例	下記に差し替え	

男女，複数の年齢の喫食者を対象とした施設での栄養アセスメント例（20名）

●栄養アセスメントの対象

属性　学生：15名　男性：4名　身体活動　Ⅰ　4名
　　　教職員：5名　女性：16名　レベル　Ⅱ 14名
　　　　　　　　　　　　　　　　　　　　Ⅲ　2名

対象者	性別	年齢（歳）	身体活動レベル	推定エネルギー必要量（kcal/日）	推定エネルギー必要量（kcal/昼食）
A	F	19	1.75（Ⅱ）	1,950	700
B	F	20	1.75（Ⅱ）	1,950	700
C	M	51	1.50（Ⅰ）	2,250	800
D	F	20	1.75（Ⅱ）	1,950	700
E	F	19	1.75（Ⅱ）	1,950	700
F	F	19	2.00（Ⅲ）	2,250	800
G	F	28	1.75（Ⅱ）	1,950	700
H	F	21	2.00（Ⅲ）	2,250	800
I	F	20	1.75（Ⅱ）	1,950	700
J	F	60	1.75（Ⅱ）	1,950	700
K	F	20	1.75（Ⅱ）	1,950	700
L	F	21	1.75（Ⅱ）	1,950	700
M	F	22	1.75（Ⅱ）	1,950	700
N	F	22	1.75（Ⅱ）	1,950	700
O	F	18	1.75（Ⅱ）	1,950	700
P	F	18	1.75（Ⅱ）	1,950	700
Q	M	55	1.50（Ⅰ）	2,250	800
R	M	63	1.50（Ⅰ）	2,250	800
S	F	19	1.75（Ⅱ）	1,950	700
T	M	64	1.50（Ⅰ）	2,250	800

●推定エネルギー必要量の分布

・推定エネルギー必要量の幅

A．2,000 ± 200 kcal（1,801～2,200）　　14 名

B．2,400 ± 200 kcal（2,201～2,600）　　 6 名

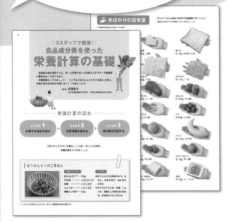

医歯薬出版株式会社

改訂の序

　給食の運営・管理には，単に美味しい食事の提供や指示エネルギー・栄養素量の給与にとどまらず，疾病治癒や生活習慣病予防に貢献できる高度な栄養管理と効率的な運用が求められています．また，給食の現場では，原材料費の削減や人材不足が深刻化し，限られた収入源のなかでいかに効率的な運用を図っていくかが課題となっており，給食経営の管理者となる管理栄養士には，栄養管理に関する高度な専門知識と経営資源を用いて具体的な料理（給食）として具現化する統制力・実践力，そして給食経営を潤滑に遂行できるマネジメント能力・応用力が必要とされています．

　本書は「給食経営管理実習」に必要な知識・スキルの習得を目的としたテキストとして，2007年に初版が発行され，多くの実習の現場で活用されてきました．

　その後10年あまりが経過し，この間にも高齢化が進み，生活習慣病人口がさらに増加しています．栄養・健康上の問題が山積し複雑化するなか，対象者に合わせた栄養管理や，それにともなう献立作成能力が求められるなど，社会の要請に対応した管理栄養士・栄養士の介入が求められています．

　このような背景から，第2版への改訂を行うこととなりました．

　初版では，マネジメントサイクル（PDCAサイクル）であるPlan（計画），Do（運営），Check（評価），Act（改善を加えた運営）を通して，以下の事項を習得することを主目的としました．

1．経営資源5M（man, money, machine, material, method）の活用による栄養管理，衛生・安全管理，経営管理．
2．HACCPシステムにもとづいた食材料管理と生産管理．
3．作業目的を意識した，PDCAサイクルにもとづくマネジメントの実施．

　今回の改訂ではこの考えを堅持しつつ，初版からの内容を「基礎編」と位置づけ，新たに5施設（病院，高齢者施設，保育所，学校，事業所）の給食経営管理の特徴や食品構成・献立の例を「応用編」として追加しました．

　本書を「給食経営管理実習」履修後に実施される臨地実習の参考書としても活用されることを願っています．

　内容については，まだまだ，不十分な点が多々あるかと思いますが，読者の皆様からの忌憚のないご批評，ご助言を賜りますれば幸いと存じます．

　最後に，本書の改訂にあたり，多大なるご尽力とご配慮をいただいた医歯薬出版の編集者の方をはじめ，関係各位に心からお礼を申し上げます．

2018年1月

編者　松月弘恵
　　　韓　順子
　　　亀山良子

初版の序

　管理栄養士養成の新カリキュラムでは「給食経営管理論」だけではなく，さまざまな教科でマネジメントが求められています．一方，介護保険施設における「栄養ケア・マネジメント」や医療施設での「栄養管理実施加算」を実施するためには，日常業務を効率的に行いベッドサイド訪問や栄養・食事指導の時間を生み出すための，管理栄養士自身の業務のマネジメントも必要となってきました．

　給食の運営に求められるものは，単なる食事の提供から，疾病治癒や栄養ケアに貢献できる栄養管理，すなわち「成果を出せる食事サービス」へと変わりました．しかし実際の給食運営の現場では，給食に対する報酬の削減が進み，より限られた収入の中での効果的・効率的運用が求められています．給食経営の管理者となる管理栄養士には，業務のマネジメント能力と，喫食者から高い評価を得るためのマーケティング能力が不可欠です．新カリキュラムにもそれらが盛り込まれていますが，学生がマネジメントを学ぶもっとも良い機会が「給食マネジメント実習」です．

　本書では，マネジメントサイクル（PDCAサイクル）であるPlan（計画），Do（運営），Check（評価），Action（改善を加えた運営）を通して，以下の事項の習得を目的としました．

1. 経営資源5M（man, money, machine, material, method）を最大限活用して，栄養管理，衛生・安全管理，経営管理を行う．
   　例「栄養管理のみならず，喫食者の食事の満足度はどうか」
   　　「収入と支出のバランスを考え，常に原価意識をもって業務を行っているか」
2. 食材料が食事に変換され，最終的に残菜として処理されるまでの生産管理を，HACCPシステムに準じて理解する．
   　例「二次汚染を防ぐ運用上の留意点は何か．どのように給食従事者に徹底させるか」
   　　「提供時間を考慮して，どのように生産工程を管理するか」
3. 常に作業の目的を意識し，PDCAサイクルにもとづいたマネジメントを行う．
   　Sub Check, Total Checkでは評価，問題点と課題を考察した後，改善案を構築する．
   　例「この作業や製品に求められている品質基準はどのようなものか」
   　　「実習後の問題点と課題は何か．次回に向けての課題は何か」

　本書には，帳票の記入例とポイントをできるだけ具体的に入れるように努力しました．また帳票類は，使いやすいように小冊子（実習ノート）にしてまとめました．

　本書が管理栄養士・栄養士の養成に役立てば幸いです．

　最後に，本書の出版にあたってご尽力いただきました医歯薬出版編集部の方々に厚く御礼申し上げます．

2007年9月

　第1版第8刷では「日本人の食事摂取基準2015年版」に準拠させ，第10刷では「大量調理施設衛生管理マニュアル」を最新（平成28年10月改正）のものにした．

2017年3月

編著者一同

本書の使い方

- 本書は基礎編，応用編，帳票編から構成されている．
- 基礎編で使用する帳票は，巻末に帳票編として付属している．適宜コピーして使用すること．

本書の目的と流れ

 基 礎 編 給食経営管理に必要な基本的な知識・スキルを修得する．

Plan

Ⅰ章　実習ガイダンス
実習の目的・内容と諸注意を確認する．
- 実習の目的と流れ，諸注意と役割分担，緊急時対応
  → 使用する帳票：帳票 1

Ⅱ章　給食経営の Total Plan
給食システムを考慮して，栄養管理を目的とした栄養計画と栄養教育方針を立てる．
- 給食経営方針の決定，給与栄養目標量の設定，食品構成表の作成，栄養教育方法の決定
  → 使用する帳票：帳票 2 〜 8

Ⅲ章　給食の食事計画
栄養計画や給食システムにもとづいて，実際に提供する食事の内容を計画する．
- 献立作成，試作，食材料購入計画，発注
  → 使用する帳票：帳票 9 〜 15

Do

Ⅳ章　給食の運営・管理
人と物の流れを作業行程ごとに把握し，安全で高品質な食事を生産するためのスキルを学ぶ．
- 衛生・安全管理，下処理，調理，盛付け，提供・サービス，清掃・点検，運営確認
  → 使用する帳票：帳票 16 〜 24

Check → Act

V章　Sub Check（各実習のまとめ）
毎回の実習後に各項目の評価を行い，問題点を明らかにして次回の改善案を立てる．
- 運営・管理の評価，栄養量評価，栄養教育・喫食者満足度評価，食材料管理の評価
  → 使用する帳票：帳票 25 〜 29

Act

VI章　Total Check（総合評価）
各班の評価をまとめて総合評価を行う．栄養管理，衛生・安全管理，経営管理の観点からまとめ，次の給食計画につなげる．
自己評価を行い，自分の学習やスキルの弱点や課題を明らかにして，他の実習や臨地実習を効果的に行う．
- 栄養管理の評価，経営管理の評価，実習の自己評価
  → 使用する帳票：帳票 30 〜 33

応用編 臨地実習に向けて，施設（病院，高齢者施設，保育所，学校，事業所）ごとの給食経営管理を学ぶ．

> I章　病院給食
> II章　高齢者（介護保険・社会福祉）施設給食
> III章　保育所給食
> IV章　学校給食
> V章　事業所給食
> - 各施設の給食経営管理の特徴・課題，栄養・食事管理，生産管理

帳票編 給食経営管理実習に必要な帳票類をまとめて収載した．各帳票の説明や記入例については，基礎編を参照のこと．

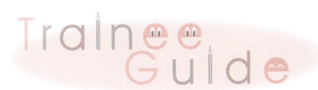

Contents

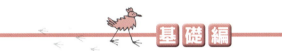

基礎編

I 実習ガイダンス ……… 亀山良子 3

1. 実習の目的と流れ ……… 3
   - ①目的 ……… 3
   - ②給食経営とサブシステム ……… 3
   - ③給食の運営・管理実習の流れ ……… 4
2. 実習の諸注意と役割分担 ……… 5
   - ①実習の諸注意 ……… 5
     - (1) 心がまえ ……… 5
     - (2) 衛生・安全管理 ……… 5
     - (3) 事前の準備 ……… 6
   - ②実習スケジュール，グループ編成・役割分担 ……… 7
   - ③緊急時対応 ……… 7
     - (1) 人への対応 ……… 7
     - (2) 施設・設備への対応 ……… 7
     - (3) 災害時の対応 ……… 7

II 給食経営の Total Plan
……… 松月弘恵 9

1. 給食システム計画 ……… 9
   - ①給食の理念と目標 ……… 9
   - ②食事提供システム ……… 9
   - ③品質保証と品質基準 ……… 10
   - ④経営計画 ……… 11
   - ⑤厨房構造と設備 ……… 11
     - (1) 厨房の作業区域 ……… 11
     - (2) 非汚染作業区域における衛生管理 ……… 12
     - (3) 加熱・冷却機器 ……… 13
     - (4) 動線の確認 ……… 13
   - ⑥組織と人員計画 ……… 13
     - (1) 組織の原則 ……… 13
     - (2) リーダーとチームワーク ……… 14
2. 栄養管理計画 ……… 15
   - ①栄養アセスメント ……… 15
   - ②栄養計画 ……… 17
     - (1) 推定エネルギー必要量の設定 ……… 17
     - (2) 給与栄養目標量の設定 ……… 17
     - (3) 食品群別荷重平均成分表 ……… 22
     - (4) 食品構成表 ……… 22
3. 栄養教育計画 ……… 25
   - ①教育の目的とテーマ ……… 25
   - ②媒体作成 ……… 25
   - ③喫食者評価計画 ……… 25

III 給食の食事計画 ……… 韓 順子 27

1. 食事計画 ……… 27
   - ①献立計画 ……… 27
   - ②献立計画に関する帳票類と作成手順 ……… 27
     - (1) 期間献立表 ……… 27

Contents

  (2) 献立表（予定・実施）……… 28
  (3) 作業指示書（レシピ）……… 29
  (4) 作業工程表（予定・実施）…… 30
 ③試作……………………………… 32
 2. 食材料購入計画……………………… 32
 ①食材料購入計画に関する帳票類と作成手順……………………………… 32
  (1) 食材日計表………………… 32
  (2) 在庫食品受払い簿………… 33
  (3) 発注書……………………… 34

Ⅳ 給食の運営・管理 …… 韓 順子 35

 1. 衛生・安全管理……………………… 35
 ①大量調理施設衛生管理マニュアル… 36
 ②調理従事者の衛生管理（個人衛生管理）……………………………… 36
  (1) 個人衛生管理点検表……… 36
 ③施設・設備の衛生管理……………… 38
 2. 生産管理……………………………… 38
 ①食材料の検収・保管………………… 38
  (1) 検収記録表………………… 40
 ②下処理………………………………… 40
  (1) 使用水の点検……………… 41
  (2) 下処理室の温度・湿度と，冷蔵庫・冷凍庫の温度………… 41
  (3) 細菌検査（フードスタンプ法）… 42
  (4) 廃棄率調査………………… 43
  (5) 危機管理記録（下処理室・調理室・配膳室・洗浄室・フロア）…… 44
 ③調理…………………………………… 44
  (1) 使用水の点検……………… 45
  (2) 調理室の温度・湿度と，冷蔵庫・冷凍庫の温度…………… 45

  (3) 製品の加熱・冷却記録……… 45
  (4) 料理の保管中の温度……… 46
  (5) 調理済み食品の保存食採取… 46
 ④盛付け………………………………… 47
  (1) 盛付けの手順……………… 47
  (2) 盛付け時のポイント……… 47
 ⑤提供・サービス……………………… 47
  (1) 生産システム……………… 47
  (2) 配膳室の温度・湿度と，冷蔵庫・温蔵庫の温度…………… 48
  (3) 配膳室の危機管理記録…… 48
  (4) フロア管理のポイント…… 48
  (5) サービング時のポイント… 48
  (6) 残菜量調査………………… 49
 ⑥食器洗浄……………………………… 49
  (1) 洗浄室の温度・湿度と，食器保管庫の温度……………… 49
  (2) 食器の洗浄調査…………… 49
 ⑦清掃・点検…………………………… 50
  (1) 作業安全・防災点検……… 51
 3. 運営の確認…………………………… 51
 ①検食簿………………………………… 51
 ②給食日誌……………………………… 51

Ⅴ Sub Check 各実習のまとめ
 ………………………… 亀山良子 53

 1. 運営・管理の評価…………………… 53
 ①実施献立表，実施作業指示書，実施作業工程表の作成…………………… 53
  (1) 実施献立表・実施作業指示書… 53
  (2) 実施作業工程表…………… 53
 ②食材日計表の完成…………………… 53
 ③廃棄率の評価………………………… 53

④生産管理，衛生・安全管理，危機管理の評価……………………………54
　　⑤品質の評価………………………………55
　　　(1) 実施中の計測………………………55
　　　(2) 喫食者の評価………………………56
2. 栄養管理の評価……………………………58
　　①残菜の評価………………………………58
　　　(1) 提供重量……………………………59
　　　(2) 残菜重量……………………………59
　　②栄養量の評価……………………………60
　　　(1) 目標量………………………………60
　　　(2) 予定量………………………………60
　　　(3) 実施量………………………………60
　　　(4) 摂取量………………………………60
　　　(5) 目標達成度…………………………62
　　　(6) 各栄養比率（エネルギー比および動物性たんぱく質比）………62
　　　(7) 問題点・改善案……………………62
　　③栄養教育の評価…………………………62
3. 経営管理の評価……………………………62
　　①原価・会計管理，食材料管理………62
　　　(1) 料理別食材料費……………………62
　　　(2) ABC分析……………………………62
　　②経営資源の使い方………………………65
　　③喫食者満足度……………………………65

VI Total Check 総合評価
　　　　　　　　　　　　　　松月弘恵　67

1. 栄養管理の評価……………………………67
　　①栄養出納表………………………………67
　　②栄養管理報告書…………………………67
　　　(1) 報告内容……………………………67
2. 経営管理の評価……………………………70
　　①原価・会計管理…………………………70
　　　(1) 期間純食材料費……………………70
　　　(2) 収支決算……………………………70
　　　(3) ABC分析を用いた食材料費の分析……………………………………73
　　②給食目標の達成度………………………73
　　　(1) 栄養管理（給与栄養目標量の達成度）………………………………73
　　　(2) 品質管理（品質目標との比較）……………………………………73
　　　(3) 衛生・安全管理（細菌検査，疲労調査）……………………………73
　　　(4) 喫食者管理（喫食者満足度）…73
3. 実習の自己評価……………………………74

応用編

I 病院給食　　　　　　　　徳永佐枝子　77

1. 病院給食における給食経営管理の特徴と課題………………………………77
　　①病院給食の概要…………………………77
　　②病院給食運営・経営管理の特徴…77
　　③病院給食運営の課題……………………77
　　　(1) 給食管理業務の委託化……………77
　　　(2) 個別対応の増加……………………77
2. 栄養・食事管理……………………………78
　　①アセスメント……………………………78
　　②栄養管理…………………………………78

Contents

　　(1) 病院給食の種類………………78
　　(2) 病院給食の給与栄養目標量の設定…………………………79
　③食事計画……………………………80
　　(1) 献立計画……………………80
　④食材料管理…………………………81
3. 生産管理………………………………84
　①生産管理……………………………84
　　(1) 検収……………………………84
　　(2) 保管……………………………84
　　(3) 下処理…………………………84
　　(4) 下処理した食材の保管………84
　　(5) 調理……………………………84
　　(6) 盛付け…………………………84
　　(7) 配膳・提供……………………84
　②衛生管理……………………………84
　③災害時対策…………………………85

Ⅱ 高齢者施設給食　　石川豊美　87

1. 高齢者施設給食における給食経営管理の特徴と課題……………………87
2. 栄養・食事管理………………………87
　①アセスメント………………………87
　②栄養管理……………………………87
　③食事計画……………………………88
　　(1) 献立計画………………………88
　　(2) 食形態の種類…………………89
　④食材料管理…………………………89
3. 生産管理………………………………92
　①生産管理……………………………92
　②衛生管理……………………………92
　③災害時対策…………………………92

Ⅲ 保育所給食　　木下伊規子　93

1. 保育所給食における給食経営管理の特徴と課題……………………………93
2. 栄養・食事管理………………………93
　①アセスメント………………………93
　②栄養管理……………………………94
　　(1) 栄養管理の区分………………94
　　(2) 給与栄養目標量の設定………94
　③食事計画……………………………94
　　(1) 献立作成基準…………………94
　　(2) 食事区分と食事提供時間……95
　　(3) 献立計画………………………95
　　(4) おやつの取扱い………………96
　　(5) 行事食などのイベントメニュー…96
　④食材料管理…………………………96
3. 生産管理………………………………99
　①生産管理……………………………99
　　(1) 食事提供の現状………………99
　　(2) アレルギー対応………………99
　②衛生管理……………………………99
　③災害時対策…………………………100

Ⅳ 学校給食　　長谷川順子　101

1. 学校給食における給食経営管理の特徴と課題……………………………101
　①学校給食の概要……………………101
　②学校給食運営の特徴と課題………101
2. 栄養・食事管理………………………101
　①アセスメント………………………101
　　(1) 児童・生徒の体格や健康状態等（養護教諭・学校担任と連携）……101
　　(2) 児童・生徒の食事内容（栄養量等摂取状況）の把握…………101

(3) 児童・生徒の食生活の実態調査 ……………………………… 101
　②栄養管理 ………………………… 101
　③食事計画 ………………………… 102
　④食材料管理 ……………………… 104
3. 生産管理 …………………………… 106
　①生産管理 ………………………… 106
　　(1) 配食 ………………………… 106
　　(2) 配膳（クラス単位）………… 106
　　(3) アレルギー対応 …………… 106
　②衛生管理 ………………………… 107
　③災害時対策 ……………………… 107

Ⅴ 事業所給食 ……………… 大中佳子　109

1. 事業所給食における給食経営管理の特徴と課題 …………………………… 109
　①事業所給食の概要 ……………… 109
　　(1) 給食の目的 ………………… 109
　　(2) 喫食対象者 ………………… 109
　　(3) 事業所給食の種類 ………… 109
　　(4) 提供方法 …………………… 109
　②業所給食運営・経営管理の特徴 … 109
　③事業所給食運営の課題 ………… 110
　④事業所給食におけるマーケティング戦略 ……………………………… 110

　　(1) マーケティングの観点から商品とサービスを検討する ……… 110
　　(2) 栄養教育の観点からメニューの選択方法や栄養情報の提供方法を検討する ……………… 110
2. 栄養・食事管理 …………………… 111
　①アセスメント …………………… 111
　②栄養管理 ………………………… 111
　　(1) 給与エネルギー目標量の設定… 111
　　(2) エネルギー産生栄養素の給与目標量 ……………………… 111
　　(3) ビタミンおよびミネラル … 111
　③食事計画 ………………………… 112
　④食材料管理 ……………………… 113
3. 生産管理 …………………………… 116
　①生産管理 ………………………… 116
　②衛生管理 ………………………… 116
　③災害時対策 ……………………… 116

付表
付表1：日本人の食事摂取基準(2020年版) ……………………… 118
付表2：食品分類表 ……………… 127
付表3：大量調理施設衛生管理マニュアル ……………………… 128

帳票編

Trainee Guide

基礎編

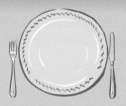

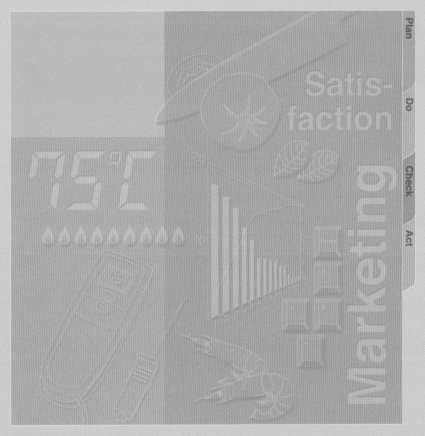

基礎編

I 実習ガイダンス

学習のねらい

- 実習の目的と Plan(計画) → Do(実施) → Check(評価) → Act(次回への展開) による実習の流れを理解する．
- 実習にあたっての心構えと諸注意を認識する．

① 実習の目的と流れ

❶ 目的

「給食経営管理実習」の目的は，特定給食施設における効率的な給食経営管理の方法と，安全かつ喫食者に喜ばれる食事提供の技術を習得することである．

学内の給食実習施設において，図Ⅰ-1 に示すようなこれまでに学んだ関連科目の知識をもとに，給食経営管理実習を構成する経営管理，栄養管理，食材料管理，生産管理などのサブシステムを運用する．

この実習は実際の給食施設を想定して行い，その後の臨地実習につなげるものである．さらに，給食を通した栄養教育の実践とその効果判定や，実際の給食の運営に必要な調査などを行い，総合的に給食のマネジメントができるよう，その手法を身につける．

したがって，具体的には，この実習では喫食者の栄養・食事管理を行うと同時に，安全面・経済面をマネジメントし，喫食者に喜ばれる食事を効率的に提供するための手法について「どのような給食を提供したいか」「どのような給食であれば対象者の満足を得られるか」

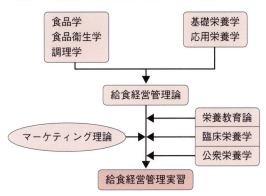

■図Ⅰ-1　給食経営管理実習と他科目との関係

「給食を生産するためにどのような作業内容に配慮すべきか」，さらには「給食従事者の職場環境や意欲をどのように向上させるか」など総合的に検討を行い，実践に結びつけていかなければならない．そこには，学生自らがさまざまな課題に取り組む自主性，責任感とコミュニケーション能力が要求される．

❷ 給食経営とサブシステム

給食を運営するためには，まず，これまでの実績にもとづきマーケティング理論を活用

して経営計画（Plan：P）を立てなくてはならない．それをふまえて栄養・食事管理，生産管理，衛生・安全管理，会計・原価管理などのサブシステムを運用する．実施後に客観的評価ができるよう，それぞれのサブシステムの項目には数値目標を設定する．最終的な給食経営管理の評価は個々のサブシステムの評価を総合的に判断して行う．

　本実習は大きく以下の4つの段階に分かれる（図I-2）．

①給食の運営・管理実習に入る前の計画・準備（Plan：II・III章）

　給食システム，栄養・食事管理，生産管理，衛生・安全管理，栄養教育，食材料購入，販売等について計画を立てる．

②給食の運営・管理実習（Do：IV章）

　食材料の検収→保管→下処理→調理→盛付け→提供・サービス→清掃・点検などの運営と管理を行う．

③給食の運営・管理実習の評価と改善事項の分析（Sub Check，Act：V章）

　厨房における各実習について，栄養・食事管理，生産管理，衛生・安全管理，食材料購入，栄養教育等について評価を行い，問題点（課題）を抽出し，次回の実習に向けて改善案を検討する．

④実習の総合評価（Total Check，Act：VI章）

　すべての実習のまとめとして，栄養出納表や栄養報告書などの「栄養管理」，原価・会計，品質，衛生・安全，喫食者満足度などの「運営管理」や「経営管理」について評価を行う．

❸ 給食の運営・管理実習の流れ

　厨房での実習は，給食経営管理実習全体の中では「Do」に該当するが，1回ごとの実習もPDCAのサイクルにより構成される（表I-1）．

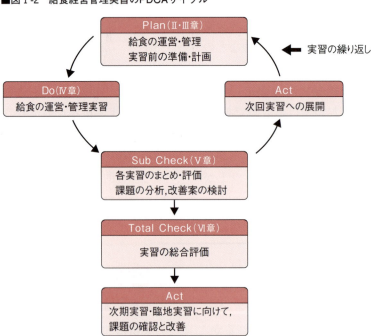

■図I-2　給食経営管理実習のPDCAサイクル

■表I-1　給食の運営・管理実習の流れ

Plan		食事・生産・衛生・安全の各管理計画 ・予定献立表を作成し，試作と評価・調整の後決定 ・予定作業指示書，予定作業工程表の作成，HACCPの考え方にもとづき作業内容を確認 ・食器の選定 食材料購入計画 ・食材日計表の作成，在庫食品受払い簿の確認，発注書の作成 販売計画 ・食券の作成，宣伝用媒体（ポスター）の作成 栄養教育計画 ・情報提供手段の決定および作成（例：掲示物，配布リーフレット，卓上メモ）
Do	実習前日までに	食券の販売，作業内容について各作業担当者と打合せ，検便
	実習前日	前日に納品される食材料の検収と食品庫への保管 食器準備（数量確認・洗浄・殺菌保管） 最終打合せ 白衣殺菌
	実習当日	当日に納品される食材料の検収 朝礼（実習前の個人衛生チェック，作業確認など） 水質検査（開始前・終了後） 下処理作業，調理作業，盛付け作業，提供・サービス 各種測定および記録（食材の廃棄量，残菜量，部屋の温度・湿度，調理物の温度，時間管理等） 食器洗浄 清掃，点検，細菌検査 実習後の個人衛生チェック，厨房内作業の終了確認・反省会
Check		食事・生産・衛生安全等管理の評価 ・実施献立表，実施作業指示書，実施作業工程表の作成 ・各食材の廃棄率算出 ・インシデント・アクシデントレポートの作成 食材料購入の評価 ・予定価格と実施価格の比較，原価・会計のまとめ 栄養管理の評価 ・残菜調査，栄養量算定表の作成 栄養教育の評価 その他，各種帳票の作成，喫食者アンケートの集計など

Act　各評価内容から問題点を抽出して改善案を検討し，次の実習へつなげる

2 実習の諸注意と役割分担

1 実習の諸注意

（1）心がまえ

　実習では，各班が給食業務を担う一つの組織体であると想定する．したがって，各班のメンバーが管理栄養士・栄養士担当，下処理担当，調理・盛付け担当，提供・サービス担当や食器洗浄担当などの役割を分担する．異なる役割を担う複数人で作業をスムーズに進めるためには，チームワークが求められ，自主性，積極性とともに協調性が大切である．

　また，給食の運営・管理は喫食者の満足度を高める製品としての食事を生産するために行うものであり，決して給食従事者主体であってはならない．

（2）衛生・安全管理

　給食の対象者は特定多数の集団（学内実習

■図Ⅰ-3　実習生の衛生・安全管理

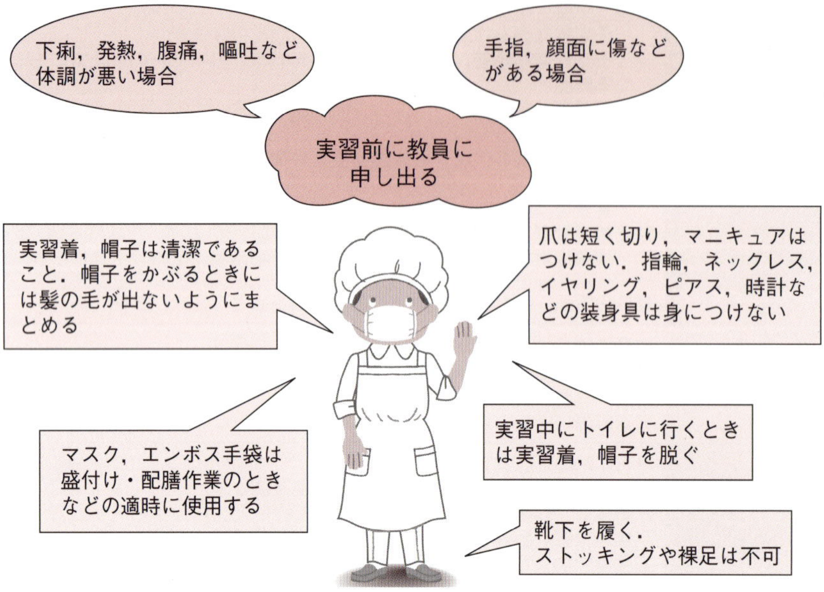

- 下痢, 発熱, 腹痛, 嘔吐など体調が悪い場合
- 手指, 顔面に傷などがある場合

実習前に教員に申し出る

- 実習着, 帽子は清潔であること. 帽子をかぶるときには髪の毛が出ないようにまとめる
- 爪は短く切り, マニキュアはつけない. 指輪, ネックレス, イヤリング, ピアス, 時計などの装身具は身につけない
- マスク, エンボス手袋は盛付け・配膳作業のときなどの適時に使用する
- 実習中にトイレに行くときは実習着, 帽子を脱ぐ
- 靴下を履く. ストッキングや裸足は不可

においては, 学生, 教職員) である. 給食の運営・管理は衛生・安全を第一使命とし, それが給食への評価, 信頼感につながる. 衛生・安全管理を重点的に行う対象は, 「人」「食材料」「施設・設備」「調理工程」である.

厨房内での食中毒発生のおもな原因は, 以下のとおりである.

人：給食従事者が保菌者である場合. 手洗いや身だしなみなどの衛生管理が不十分であるとき.

食材料：食材料の汚染. 消毒や加熱の不徹底. 作業・保管時の二次汚染.

施設・設備：厨房, 調理機器や道具類が汚染されているとき.

上記, 食中毒発生の原因事項を排除し衛生・安全管理を徹底させたうえで, HACCP（危害分析重要管理点）の考え方にもとづいて, 調理作業工程を含む厨房内のさまざまな作業内容を分析する. さらに食中毒が発生する原因と考えられる箇所を抽出し, 重点的, 連続的に管理する.

(3) 事前の準備

1) 健康管理

実習に入る際には, 健康状態を良好に整えておくこと. 実習当日は, 原則として遅刻・欠席は許されない.

体調の自己管理を徹底すること. 万が一, 体調を崩すなどにより予定している実習に参加できない場合には, 教員の指示に従い, ほかの班の人と交代する, あるいは別の日の実習に参加するなどして責務を果たすこと.

2) 細菌検査

事前に検便検査を受ける. 結果が陰性でなければ厨房に入れない. 検査方法・日時など教員の指示によって実施し, 実習前に結果を確認する.

3) 個人衛生管理

実習に入る前には, 図Ⅰ-3に示した項目について確認し, 個人衛生管理点検表（Ⅳ章

p.36）に記入する．

2 実習スケジュール，グループ編成・役割分担

大量調理と少量調理の共通点，相違点をしっかり把握する．また，給食の運営・管理実習に入る前の予備実習などで，厨房施設内の調理機器，作業動線の確認を行う．

グループ編成・役割分担については，「管理栄養士・栄養士班」「下処理班」「調理・盛付け班」「食器洗浄班」「衛生班」などがあげられる．**帳票1**の記入例にスケジュールとグループの役割分担などの例を示す．

給食経営管理実習は，ほかの実験・実習のように各班が一斉に同じ内容を進めていくという形式ではなく，班ごとに行う内容が異なり，また，各班員の担当作業が細かく設定されている．したがって，実習に当たっては，各自あらかじめ作業内容を確認して臨むこと．

3 緊急時対応

実習では大量の食材料を扱い，包丁の使用頻度が高く大型の調理機器も使用するため，ケガをしないように，また事故を起こさないように細心の注意を払いながら作業を行う．

実際の現場では，管理栄養士が安全・衛生や施設・設備の管理者となる．

本実習においては，「大量調理施設衛生管理マニュアル」（**付表3**）等関係法規を熟知しておく必要がある．

（1）人への対応

1）給食従事者への対応

実習中，けがや火傷，体調不良などを引き起こした場合は，速やかに教員に伝え，適切に処置する．

2）喫食者への対応

実習室食堂には外部からの飲食物の持ち込みを禁止する．また，提供する食事の外部への持ち出しも禁止する．

喫食者からのクレームなどについては，誠意をもって迅速に対応する．判断に困る場合は速やかに教員に相談する．

（2）施設・設備への対応

実習中に，使用している機器類の異常に気がついた場合は教員に伝え，速やかに対処する．教員の判断によっては，その使用を中止する場合もある．また，実習後の清掃中や点検時において，冷蔵・冷凍庫の温度の表示，各種機器類の稼動状態などを確認し，異常が見つかった場合も同様に対応する．

秤や温度計などの計測器を含め，厨房内のすべての機器類は，定期的に保守・点検を行う．

（3）災害時の対応

地震や火災が起こったときのために，対処方法，消火器の設置場所や避難経路を常に確認しておく．万が一災害が生じた場合は，ガスや水道の元栓を閉め，慌てず，教員の指示に従って速やかに行動する．

■帳票1の記入例

実習スケジュール

授業回数	月日	班	作業	授業計画（予定）内容
第1回			事務	オリエンテーション 実習前準備作業[※1]
第2回			事務	実習準備，帳票作成，厨房清掃
第3回		A班，C班	実習	予備実習[※2]（実習室厨房を知る．A班献立試作）
		B班	事務	実習の準備作業
第4回		B班，A班	実習	予備実習（実習室厨房を知る．B班献立試作）
		C班	事務	実習の準備作業
第5回		C班，B班	実習	予備実習（実習室厨房を知る．C班献立試作）
		A班	事務	実習の準備作業
第6回		A班	事務	次回実習の献立および各帳票の完成，販売準備
		B班，C班		献立の見直し・修正，各帳票の見直し・修正
第7回		A班，C班	実習	実習（第1回）　管理栄養士班：A，下処理・食器洗浄班：C
		B班	事務	衛生班，次回実習の献立および各帳票の完成，販売準備
第8回		B班，A班	実習	実習（第2回）　管理栄養士班：B，下処理・食器洗浄班：A
		C班	事務	衛生班，次回実習の献立および各帳票の完成，販売準備
第9回		C班，B班	実習	実習（第3回）　管理栄養士班：C，下処理・食器洗浄班：B
		A班	事務	衛生班，前回実習のSub Check，次回実習の準備
第10回		A班，C班	実習	実習（第4回）　管理栄養士班：A，下処理・食器洗浄班：C
		B班	事務	衛生班，前回実習のSub Check，次回実習の準備
第11回		B班，A班	実習	実習（第5回）　管理栄養士班：B，下処理・食器洗浄班：A
		C班	事務	衛生班，前回実習のSub Check，次回実習の準備
第12回		C班，B班	実習	実習（第6回）　管理栄養士班：C，下処理・食器洗浄班：B
		A班	事務	衛生班，前回実習のSub Check
第13回			事務	まとめ1　2回の実習に関するSub Check （諸管理項目の評価，喫食者評価など）
第14回			事務	まとめ2　Sub Checkの整理 報告会の資料作成
第15回				Total Check，報告会 掃除

※1　実習前準備作業：食事・生産・衛生安全等各管理計画，および食材料購入計画にかかわる帳票作成
　　　　　　　　　　販売計画にかかわる準備
　　　　　　　　　　栄養教育計画にかかわる媒体作成
※2　予備実習：献立の試作を行いながら，実習室厨房内のさまざまな機器の使い方や大量調理の基本を学ぶ

組織・班分け（3班構成の例）
1. 管理栄養士班（主調理・盛付け・配膳）※下処理作業の指示・管理も行う
2. 下処理・食器洗浄班
3. 衛生班（実習終了後の衛生確認，細菌検査など）

A班が管理栄養士班の場合

班	組織・役割名	担当者		
		リーダー	サブリーダー	
A	管理栄養士班	竹内	関田	杉本・鈴木・高木・立松・小澤・岡田　…
B	衛生班	浅野	天野	石田・伊藤・井上・今木・大澤・兼井　…
C	下処理・食器洗浄班	佐野	島田	川崎・栗山・児玉・佐藤・加藤・奥田　…

基礎編

Ⅱ 給食経営のTotal Plan

学習のねらい

- 給食に関わる経営資源5M(man, money, machine, material, method)を活用して,よりよい品質の食事を提供するシステムを学ぶ.
- 栄養管理として栄養アセスメントから給与栄養目標量を定め,適正な食事選択や摂取を促すための栄養教育を行う.

① 給食システム計画

❶ 給食の理念と目標

給食をはじめとして,マネジメントにはまず理念(コンセプト)と目標が必要である.たとえば,東京ディズニーランドを経営するオリエンタルランドグループでは,「自由でみずみずしい発想を原動力に,すばらしい夢と感動,人としての喜びそしてやすらぎを提供します」という理念をかかげている.

給食経営管理実習では,給食の運営・管理の方法と技術を習得することを目的としているが,どのような給食を提供したいかという理念と,それを具体化する目標を設定する.実習での食事提供の目的には,利用者の健康増進,望ましい食習慣の確立,適切な栄養量やくつろげる食環境の提供などが考えられる(帳票2の記入例①).

❷ 食事提供システム

食事提供の対象者,食数,給与栄養目標量,食品構成,提供方法,提供回数,提供時間,食堂回転数,給食費,施設・設備,栄養教育

■帳票2の記入例①

給食の経営計画

●給食の理念と目標

理念
・わたしたちは「3A(温かい,安心,安全)給食」を目指します.

目標
・温かい給食:適温配膳(温かい料理は65℃以上での提供)と心暖まるサービスを行います.
・安心給食 :アレルギー表示,栄養成分,原産地表示を行います.
・安全給食 :大量調理施設衛生管理マニュアルを遵守します.

■帳票2の記入例②

給食の経営計画

●給食提供システム

対象者：学生，教職員
食数：100食
提供方法：単一献立（主食量は2種類），アレルギー食（1名：えび，かに，さけ禁止）
提供回数：昼食のみ1回
提供時間：11：30〜13：00（ただし受付は12：30まで）
食堂回転数：3回転，11：30〜12：10　12：10〜12：30　12：30〜13：00
給食費：400円（食券は提供2週間前までに販売する）
栄養教育：①サンプルケースでは料理ごとに栄養成分(エネルギー，たんぱく質，脂質，食塩)を表示する
　　　　　②食堂入口のポスターには，料理名と食事バランスガイドのコマとSV数を表示する
　　　　　③テーブルポップの栄養メモには，料理に関する栄養・食品・健康情報を掲載する
実習生：管理栄養士役（栄養・食事計画立案）6名
　　　　調理師役（食事の調理・生産）10名
　　　　その他（サービス，各種測定）6名
危機対応：事故，トラブル，クレームは速やかに教員に連絡する
給与栄養目標量：帳票5を参照
食品構成表　　：帳票7を参照
施設・設備　　：帳票3を参照

の方法，およびそれらを運営する実習生の役割と人数を定める（**帳票2の記入例②**）．

3　品質保証と品質基準

給食のマネジメントでは，提供する食事の量と質の計画を立てて，食事を提供するだけでなく，計画どおりに調理・提供が行われたか評価をする．さらにその評価にもとづき改善を行い，品質を一定のレベルに保つことを品質管理という（図Ⅱ-1）．

喫食者に対して品質を保証するためには，提供する食事の品質基準を数値目標として定めて，提供時にその目標達成度を評価する．食事の提供温度を評価する際の「温かい食事を提供する」という目標は，表現があいまいなため適切ではない．評価は最終的には「良い」か「悪い」かで判断するため，評価基準となる数値，この場合は目標とする提供温度

■図Ⅱ-1　品質基準評価の流れ

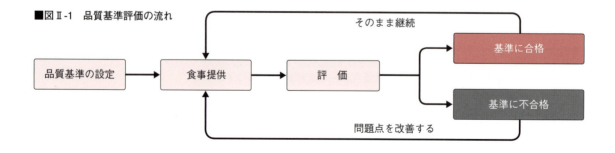

■帳票2の記入例③

給食の経営計画

●品質基準

評価項目	品質基準
1. 盛付け量	盛付け目標量 ±10%
2. 提供温度	冷たく提供する料理は 10℃以下　温かく提供する料理は 65℃以上
3. 提供時刻	食堂オープンは 11 時 30 分　5 分以上遅れない
4. 残菜量	提供重量の 3%以下
5. 喫食者満足度	「おいしい」「ややおいしい」という評価を 70%以上

（たとえば 65℃）を定める．料理の味の評価では，たとえば「おいしい」と回答する人の割合を 70%以上にするなどの具体的な数値を目標とする．これらの目標値は喫食者に品質保障として示し，評価によって品質改善が必要となった場合は，速やかに作業などを改善する（帳票2の記入例③）．

4 経営計画

給食経営管理実習では収入と支出を意識した運営が求められる．実習における収入は，主として食券販売による収益である．食券の販売数によって収入が変動する場合には，給食のメニューやポスターなどを提示しての販売プロモーションを行い，収入を増やすように努める．

支出には食材料費だけではなく経費や試作費を含めて経営計画を立てる．ただし，学内実習では労務費と水・光熱費などを除いて計画することが多い．実習終了時に，経費を含めて収支の評価を行う（帳票2の記入例④）．

5 厨房構造と設備

（1）厨房の作業区域

給食を安全に生産するためには，厨房内の汚染作業区域で行う作業と，非汚染作業区域で行う作業を把握して作業する．加熱・消毒前の作業はすべて汚染作業である（図Ⅱ-2）．

■帳票2の記入例④

給食の経営計画

●給食経営計画

収　入		支　出		
項　目	金額（円）	項　目	比率（%）	金額（円）
給食費 400 円／食 100 食／回 を 8 回提供	320,000	食材料費	80%	256,000
		経費		
		衛生費	5%	16,000
		消耗品費	5%	16,000
		試作費	10%	32,000
計	320,000	計		320,000

■図Ⅱ-2　厨房の作業区域と作業の流れ

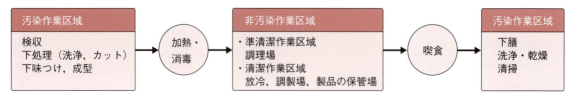

とくに汚染度の異なる作業区域に移動する場合は，手洗いだけではなくエプロンや履物も取り替える．実習施設は汚染度によって壁などで仕切られている場合もあるが，区分けが明確でない場合は，作業時間によって汚染作業に使用した場所を洗浄・消毒した後に使用することもある（帳票3の記入例①）．

（2）非汚染作業区域における衛生管理

非汚染作業区域では加熱もしくは消毒後の食品や料理は細菌が死滅した状態にあるため，二次汚染が生じないように以下の配慮をする．

・手洗いを励行するとともに，エプロンを交換する．
・まな板や包丁は非汚染作業区域専用もしくは加熱済み専用のものを使用する．
・盛付けではマスクやエンボス手袋を着用

■帳票3の記入例①

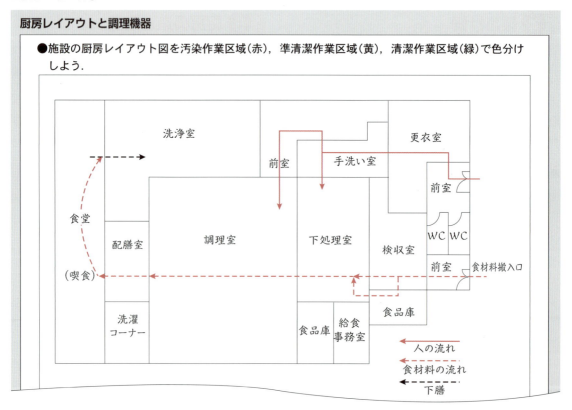

■帳票3の記入例②

厨房レイアウトと調理機器

●おもな加熱・冷却機器および料理と作業内容

加熱機器			冷却機器		
調理機器	料理	内容	調理機器	料理	内容
回転釜 〃 スチームコンベクションオーブン 〃 炊飯釜	みそ汁 おひたし(付け合せ) ホットサラダ 生姜焼き ごはん	出し汁とり，加熱調理 ほうれんそう加熱 にんじん・かぶ，スチーミング エアー加熱（6回転） 炊飯（3釜）	ブラストチラー 〃	おひたし(付け合せ) 抹茶プリン	ほうれんそう冷却 プリン冷却

し，レードル，トングや箸はアルコールスプレーを噴霧してから使用する．

（3）加熱・冷却機器

大量調理施設では，以下の加熱・冷却機器が一般的である．
加熱機器：スチームコンベクションオーブン，ガス（電磁）コンロ，回転釜，フライヤー，炊飯器，ティルティングパン，スープケトル，電子レンジ
冷却機器：ブラストチラー，タンブルチラー，コールドショーケース，冷蔵庫
施設にある加熱機器や冷却機器の特性を理解して使用する（帳票3の記入例②）．

（4）動線の確認

各施設において，厨房図面に各料理の食材料を検収してから，調理・提供するまでの食材料の流れを書き込む．作業中に準清潔作業区域から汚染作業区域に人や食材料，料理の流れが逆行していないことを確認する．

6 組織と人員計画

給食を提供するための組織をつくり，それぞれのスタッフの役割を明確にして人員を配

■表Ⅱ-1 実習組織の例

組織	チーム	役割
ライン部門	管理班 （管理栄養士役）	栄養・食事計画，生産計画，作業工程管理
	生産班（調理師役）	管理班からの指示で生産を担当
	サポート班 （パート役）	盛付け，洗浄作業
	サービス班 （ホール担当）	ホール管理
スタッフ部門	評価班	アンケート作成，集計，品質基準の測定
	栄養教育班	栄養メモ・ポスター作成，サンプルケースの栄養成分表示

＊ラインとは生産やサービスなどで食事提供に直接関わるチーム．スタッフとは食事提供には直接関わらないが，補佐的な関わりをするチーム

置する．実習は給食提供，フロアサービス，栄養教育や評価などの作業チームで構成される（表Ⅱ-1）．

（1）組織の原則（図Ⅱ-3）

命令一元化の原則：全員が共通に認識すべき事項は，管理栄養士・栄養士班のリーダーもしくは教員が伝達する．各料理の指示は

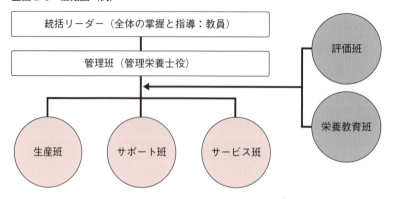

■図Ⅱ-3　組織図（例）

料理を担当する責任者が行う．

責任と権限の原則：各チームのリーダーには各種帳票提出期限，作業の遂行の管理，教員やメンバーへの連絡など責任が課せられている．それとともに作業に関して権限が与えられる．

専門化の原則：実習での担当に従い与えられた作業を行う．学生は事前に実習で担当する自分の役割や作業を理解してチームに貢献する．

例外の原則：給食生産において，切り込みや盛付けなど，ルーチン化した仕事は責任者ではなくサポート役の学生が担当する．味つけや最終確認には責任者が対応する．

（2）リーダーとチームワーク

食事の提供はチームワークが重要である．給食では料理だけではなく，カトラリーやトレイも揃わなければ食堂をオープンできない．リーダーには常に作業の進捗状況を把握することが求められる．リーダーとメンバーの役割は，以下に示すとおりである．

・リーダーはチームをまとめるとともに各チーム間での連絡・調整を行い，チームメンバーに知らせる．

・チーム内ではコミュニケーションを大切にする．メンバーはお互いの作業や役割を理解してチームワークを良好にするように努める．

生産班は複数の料理に従事するためファンクショナル組織となる．いずれもリーダーを中心に作業を行い，問題が生じた場合にはチームのリーダーもしくは教員にすみやかに連絡する．管理班のリーダーは複雑な料理を担当することは避け，全体を掌握して，遅れがちな作業に人員を配置するなど工程管理の責任をもつ．

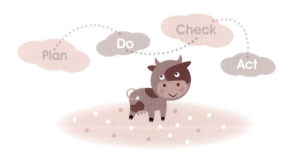

2 栄養管理計画

栄養管理計画では喫食者の身体・食生活状況などの栄養アセスメントから給与栄養目標量を定め，具体的な食事計画に展開する．さらに給食を生きた教材とした栄養教育を計画する（図Ⅱ-4）．

1 栄養アセスメント

栄養アセスメントは給与栄養目標量を設定する場合の根拠となる情報である．以下に，把握が必須な栄養アセスメントの基本項目と，可能であれば入手すべき項目を示す．

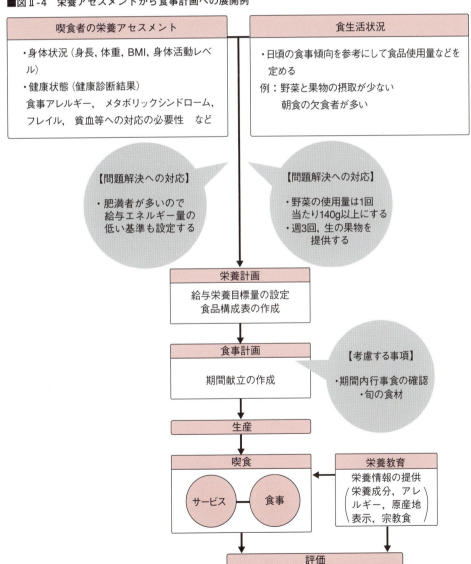

■図Ⅱ-4 栄養アセスメントから食事計画への展開例

■帳票4の記入例

男女，複数の年齢の喫食者を対象とした施設での栄養アセスメント例（20名）

●栄養アセスメントの対象

属性 { 学生 ： 15名　　男性 ： 5名　　身体活動 { Ⅰ　3名
　　　　教職員： 5名　　女性 ： 15名　　レベル　　 Ⅱ　15名
　　　　　　　　　　　　　　　　　　　　　　　　　 Ⅲ　2名

対象者	性別	年齢（歳）	基礎代謝量（kcal/日）	身体活動レベル	推定エネルギー必要量（kcal/日）	まるめの推定エネルギー必要量（kcal/日）	まるめの推定エネルギー必要量（kcal/昼食）
A	F	19	1,110	1.75（Ⅱ）	1,943	1,950	700
B	F	20	1,110	1.75（Ⅱ）	1,943	1,950	700
C	M	51	1,480	1.50（Ⅰ）	2,220	2,200	750
D	F	20	1,110	1.75（Ⅱ）	1,943	1,950	700
E	F	19	1,110	1.75（Ⅱ）	1,943	1,950	700
F	F	19	1,110	2.00（Ⅲ）	2,220	2,200	750
G	F	28	1,110	1.75（Ⅱ）	1,943	1,950	700
H	F	21	1,110	2.00（Ⅲ）	2,220	2,200	750
I	F	20	1,110	1.75（Ⅱ）	1,943	1,950	700
J	M	60	1,480	1.75（Ⅱ）	2,590	2,600	900
K	F	20	1,110	1.75（Ⅱ）	1,943	1,950	700
L	F	21	1,110	1.75（Ⅱ）	1,943	1,950	700
M	F	22	1,110	1.75（Ⅱ）	1,943	1,950	700
N	F	22	1,110	1.75（Ⅱ）	1,943	1,950	700
O	F	18	1,110	1.75（Ⅱ）	1,943	1,950	700
P	F	18	1,110	1.75（Ⅱ）	1,943	1,950	700
Q	M	55	1,480	1.50（Ⅰ）	2,220	2,200	750
R	M	63	1,480	1.50（Ⅰ）	2,220	2,200	750
S	F	19	1,110	1.75（Ⅱ）	1,943	1,950	700
T	M	64	1,480	1.75（Ⅱ）	2,590	2,600	900

●推定エネルギー必要量の分布

・推定エネルギー必要量の幅

A． 2,000 ± 200 kcal（1,800〜2,200）
　　　　　　　　　18　名

B． 2,400 ± 200 kcal（2,201〜2,600）
　　　　　　　　　 2　名

推定エネルギー必要量分布グラフ

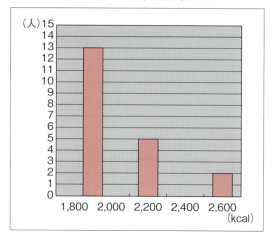

把握が必須の項目：年齢，性別，身体活動レベル，身長，体重，BMI

可能であれば把握しておきたい項目：血液検査値，血圧，栄養素摂取状況，食習慣等の状況など

❷ 栄養計画

（1）推定エネルギー必要量の設定

推定エネルギー必要量は，以下の手順で求める．

①対象者の栄養アセスメントから個人の推定エネルギー必要量を求める．昼食1回のみ提供する場合には1日の推定エネルギー必要量の35％として算出する．

- 推定エネルギー必要量

 ＝基礎代謝量（kcal／日）×身体活動レベル

※特定給食施設によって利用者の推定エネルギーの算出方法が異なるので注意する．（p.79 病院給食，p.87 高齢者〈介護保険・社会福祉〉施設給食を参照）

②1日の給食の場合は200 kcal，1回の給食の場合は100 kcalごとの対象者分布を調べる（帳票4の記入例）．

③推定エネルギー必要量は，

2,000 ± 200 kcal（1,801～2,200 kcal）18名

2,400 ± 200 kcal（2,201～2,600 kcal）2名

の2種類の栄養基準が必要となる．

（2）給与栄養目標量の設定

身体活動レベルⅠの50～64歳男性と，身体活動レベルⅡおよびⅢの18～29歳の女性を対象とした2,000 ± 200kcal（1,801～2,200kcal，区分A）の給与栄養目標量の算定方法を説明する．昼食のみの給食における給与栄養目標量は1日の目標量の35％とする．

エネルギー産生栄養素の給与目標量は，「日本人の食事摂取基準（2020年版）」に従い，エネルギー比率に基づき設定する．以下に，帳票5の記入例として，推定エネルギー必要量が2,000 ± 200 kcal（区分A）と2,400 ± 200 kcal（区分B）のたんぱく質，脂質，炭水化物の給与目標量を示した．これらは，推定エネルギー必要量の中央値2,000

■帳票5の記入例

栄養基準 区分A「2,000±200kcal」，区分B「2,400±200kcal」の2つの栄養基準におけるエネルギー産生栄養素の給与目標量（18～29歳の女性，50～64歳の男性を対象とした施設の場合）

	●エネルギー区分ごとのエネルギー産生栄養素：エネルギー比より設定する				
区分	推定エネルギー必要量（kcal）	たんぱく質（g）	脂質（g）	飽和脂肪酸	炭水化物（g）
	分布からみた設定	％エネルギー（14～20％）	％エネルギー（20～30％）	％エネルギー（7％以下）	％エネルギー（50～65％）
A	2,000 ± 200（1,801～2,200）	70～100	44～67	16	250～325
B	2,400 ± 200（2,201～2,600）	84～120	53～80	19	300～390

kcal と 2,400 kcal を基準として算出したものである.

ビタミンとミネラルの給与目標量は，対象者の栄養摂取状況をアセスメントした後，栄養素の摂取不足が予想される場合には，推定平均必要量（EAR）を下回っている者の割合が少なくなるよう栄養計画を立案する．目安量（AI）を用いる場合は，集団の摂取量の中央値が AI の付近か，それ以上であればその値を維持することを目指す．日常的に摂取量が少ない栄養素では，給食でそれらを補うために，推奨量（RDA）～耐容上限量（UL）の範囲内に給与目標量を設定する．

1) たんぱく質 (g)

例示した 2,000 ± 200 kcal（区分 A）のたんぱく質の給与目標量は，給与エネルギー目標量の中央値のエネルギー比から算出すると 70 ～ 100 g となる．男性の推奨量は 65 g，女性では 50 g であるため，給与栄養目標量 70 ～ 100 g では摂取不足となることは考えられない（図Ⅱ-5）.

2) 脂質 (g)

例示した 2,000 ± 200 kcal（区分 A）の脂質の給与目標量は 44 ～ 67 g となる（図Ⅱ-6）．脂質は量だけではなく，質への配慮が必要であり，飽和脂肪酸の給与目標量はエネルギー比 7％以下，すなわち 16 g 以下となる．

■表Ⅱ-2　日本人の食事摂取基準

食事摂取基準の種類	略称
推定平均必要量 (estimated average requirement)	EAR
推奨量 (recommended dietary allowance)	RDA
目安量 (adequate intake)	AI
耐用上限量 (tolerable upper intake level)	UL
目標量 (tentative dietary goal for preventing lifestyle related diseases)	DG

■図Ⅱ-5　たんぱく質の給与目標量

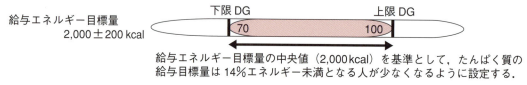

給与エネルギー目標量の中央値（2,000 kcal）を基準として，たんぱく質の給与目標量は 14％エネルギー未満となる人が少なくなるように設定する．

■図Ⅱ-6　脂質の給与目標量

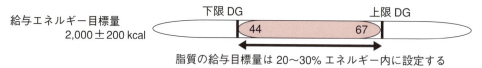

脂質の給与目標量は 20～30％エネルギー内に設定する

■図Ⅱ-7　炭水化物の給与目標量

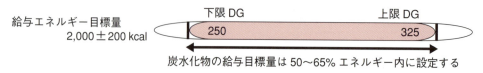

炭水化物の給与目標量は 50～65％エネルギー内に設定する

3）炭水化物（g）

例示した 2,000 ± 200 kcal（区分 A）の炭水化物の給与目標量は 250～325 g となる（図Ⅱ-7）.

4）ビタミン，ミネラル

ビタミンやミネラルの食事摂取基準は，対象者の性別や年齢区分により異なる．区分 A の給与エネルギー 2,000 ± 200 kcal に該当するのは，男性 50～64 歳（身体活動レベルⅠ）と女性 18～29 歳（身体活動レベルⅡ，Ⅲ）の対象者である．男女が混在し，幅広い年齢層を対象とした給食では，あらゆる対象者でも不足が生じないよう，給与目標量はより高い値の EAR を下回る者が少なくなるように設定する．

①カルシウム

カルシウムの食事摂取基準は，50～64 歳男性と 18～29 歳女性では異なり，男性の値のほうが高い．カルシウムは日本人に不足しがちな栄養素であり，対象者のうち摂取量が EAR を下回る者の割合が少なくなるよう，給与目標量は男性の EAR 600 mg を下回る者が少なくなるように設定する（図Ⅱ-8）.

②鉄

鉄の食事摂取基準は，50～64 歳男性と 18～29 歳女性では異なり，EAR は月経のある女性では男性より高く，UL は低い．鉄は若年女性では不足しがちな栄養素であり，対象者のうち摂取量が女性の EAR 8.5 mg を下回る者の割合が少なくなるよう設定する（図Ⅱ-9）.

③ビタミン A

ビタミン A の EAR と RDA は男女により差があり，50～64 歳男性の値は 18～29 歳

■図Ⅱ-8　カルシウムの給与目標量

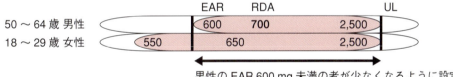

■図Ⅱ-9　鉄の給与目標量

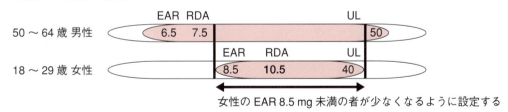

■図Ⅱ-10　ビタミン A の給与目標量

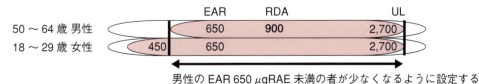

女性より高いが，UL には差はない．対象者のうち，摂取量が男性の EAR を下回る者の割合が少なくなるよう EAR 650 μgRAE ～ UL 2,700 μgRAE の範囲を目指す（図Ⅱ-10）．

④ **ビタミン B₁，B₂，C**

ビタミン B₁ と B₂ の EAR と RDA は，50 ～ 64 歳男性の値は 18 ～ 29 歳女性より高く，ビタミン B₁，B₂，C いずれも UL はない．対象者のうち摂取量が男性の EAR を下回る者の割合が少なくなるよう，給与目標量を設定する．なお，ビタミン C の給与目標量は男女で相違はない．（図Ⅱ-11）．

⑤ **食塩相当量**

食塩の EAR は，50 ～ 64 歳男性と 18 ～ 29

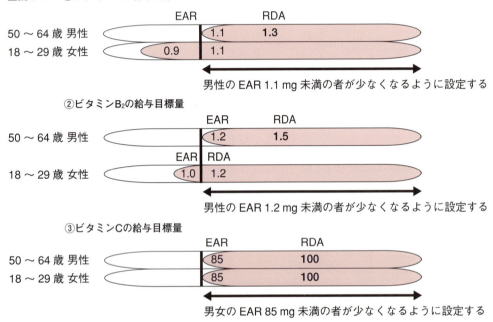

■図Ⅱ-11　①ビタミン B₁ の給与目標量

②ビタミン B₂ の給与目標量

③ビタミン C の給与目標量

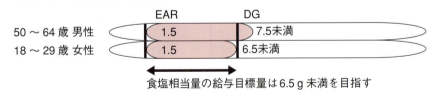

■図Ⅱ-12　食塩相当量の給与目標量

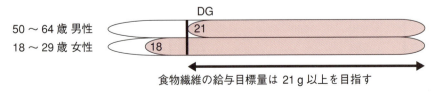

■図Ⅱ-13　食物繊維の給与目標量

歳女性で違いはないが，目標量（DG）は女性のほうが低い．よって，給与目標量は過剰摂取とならないように女性の DG 6.5 g 未満を目標とする（図Ⅱ-12）．

⑥**食物繊維**

食物繊維の DG は，50～64 歳男性の値は 18～29 歳女性より高い．よって給与目標量は男性の DG 21 g 以上を目指す（図Ⅱ-13）．

上記の方法は1日の給与栄養目標量の算出方法である．各施設では対象者の特徴に応じて，その幅の範囲内に給与栄養目標量を定める．昼食での給与栄養目標量は1日の給与栄養目標量の 35％ で設定するが，朝食の欠食者の多い集団や，日常の食生活でなかなか給与栄養目標量を摂取できない栄養素では，栄養アセスメントの結果を参考に目標量を決定

■表Ⅱ-3 食品群別荷重平均成分表　　　　　　　　　　　　　　　　　　　　　　　　　　　　（可食部100 g当たり）

食品群名		エネルギー(kcal)	たんぱく質(g)	脂質(g)	カルシウム(mg)	鉄(mg)	ビタミン				食物繊維(g)	食塩相当量(g)
							A(μgRAE)	B_1(mg)	B_2(mg)	C(mg)		
穀類	米類	355	6.2	1.3	6	0.8	0	0.10	0.00	0	0.8	0.0
	パン類	276	9.3	3.0	19	0.8	0	0.10	0.00	0	1.5	1.2
	めん類	204	6.0	1.4	10	0.5	0	0.00	0.00	0	1.8	0.5
	その他の穀類	382	10.4	10.4	164	2.1	1	0.20	0.00	2	4.0	0.3
いも類	いも類*	113	1.4	0.1	12	0.5	0	0.10	0.10	27	1.5	0.0
	その他のいも類**	7	0.1	0.1	69	0.6	0	0.00	0.00	0	3.0	0.0
砂糖類		360	0.1	0.0	13	0.3	0	0.00	0.00	1	0.2	0.0
油脂類	動物性	745	0.6	81.0	15	0.1	510	0.00	0.00	0	0.0	1.9
	植物性	895	0.3	97.2	2	0.1	6	0.00	0.00	0	0.0	0.2
豆類	みそ	217	9.7	3.0	80	3.4	0	0.05	0.10	0	5.6	6.1
	豆・大豆製品	137	9.6	6.6	137	1.9	0	0.12	0.05	0	3.5	0.0
魚介類	生もの	118	19.4	3.9	25	0.5	38	0.10	0.17	1	0.0	0.4
	塩蔵・缶詰	96	20.6	0.7	265	1.0	8	0.02	0.05	0	0.0	1.9
	練り製品	119	12.2	2.1	30	0.8	0	0.04	0.07	0	0.0	2.2
肉類	生もの	198	18.9	12.5	5	0.9	14	0.34	0.19	2	0.0	0.1
	その他の加工品	342	26.1	26.3	8	0.6	4	0.42	0.12	32	0.0	1.9
卵類		152	12.3	10.4	51	1.8	160	0.06	0.43	0	0.0	0.4
乳類	牛乳	67	3.3	3.8	110	0.0	38	0.04	0.15	1	0.0	0.1
	その他の乳類	110	4.8	7.8	150	0.0	75	0.04	0.15	1	0.0	0.3
野菜類	緑黄色野菜	31	1.4	0.2	43	0.8	280	0.07	0.09	30	2.3	0.1
	その他の野菜	29	1.4	0.2	24	0.4	6	0.04	0.06	12	2.2	0.0
	漬物	47	1.7	0.2	87	1.7	4	0.02	0.05	0	3.8	12.8
果実類		57	0.6	0.3	13	0.2	16	0.04	0.02	29	1.1	0.0
種実類		611	20.4	56.2	747	6.8	1	0.39	0.19	0	10.5	0.0
海藻類		36	3.6	0.5	240	6.5	110	0.08	0.21	4	10.3	2.8
調味料類		98	4.1	0.9	29	1.2	5	0.03	0.07	1	0.9	12.3
菓子類		0	0.0	0.0	0	0.0	0	0.00	0.00	0	0.0	0.0
調理加工食品類		237	2.9	10.6	4	0.8	0	0.12	0.06	40	3.1	0.0

* いも類：じゃがいも，さつまいも，さといも，ながいも など
** その他のいも類：こんにゃく，はるさめ，くずきり，タピオカパール など

（女子栄養大学給食システム研究室より一部改変）

する．

（3）食品群別荷重平均成分表

食品群別荷重平均成分表は食品構成表を用いて栄養量を算出するときに用いる．同じ食品群であっても各給食施設で使用する食品の種類や量が異なるため，荷重平均成分表は施設ごとに作成することが望ましい（表Ⅱ-3）．

（4）食品構成表

給与栄養目標量を満たす食事を設計するためには，食品構成表を作成し，その重量を満たすように各料理の使用食品重量を定める．栄養基準2,000 ± 200kcal（1,800 ～ 2,200kcal, 区分A）の食品構成表の作成手順を8日間24食の期間献立を例に示す．具体的には以下の8つのステップで考える（帳票6の記入例）．

■帳票6の記入例

食品構成表の作成

● ステップ1：食事計画を立てる
給与栄養目標量には幅があるが，食品構成作成時には中央値を参考にする

エネルギー区分　2,000 ± 200　kcalの例

栄養素	算出根拠		給与栄養目標量	
			中央値	幅
給与栄養目標量				
エネルギー	推定エネルギー必要量（kcal）		2,000	1,800 ～ 2,200kcal
穀類	穀類エネルギー比	50%	1,000	900 ～ 1,100kcal
たんぱく質	たんぱく質エネルギー比	14 ～ 20%	85g	70 ～ 100g
動物性たんぱく質	動物性たんぱく質比	45%	38g	32 ～ 45g
脂質	脂質エネルギー比	20 ～ 30%	56g	44 ～ 67g
期間献立	食事提供回数	24回		イベント食　0回
	主食の内容と割合	米：15回　パン：6回　めん：3回　他：0回		
	主菜の内容と割合	肉：7回　魚：9回　卵：3回　豆：5回		

> 成人を対象とした給食では，穀類エネルギー比50％，動物性たんぱく質比45％として，給与栄養目標量から目標とする穀類エネルギーと動物性たんぱく質量を算出する．8日間24回の食事の主食内容，主菜の食品群とその使用回数を定める

● ステップ2：穀類の1日当たりの使用量を定める
食品構成の穀物エネルギー合計量が，給与目標量を満たしているか確認する

	1回当たり使用量（g）	期間献立での使用回数	1日当たり使用量（g）
米類	90	15／24	170
パン類	90	6／24	67.5≒70
めん類	200	3／24	75
その他の穀類	15	8／24	15

＊1日当たり使用量＝1回当たり使用量×期間献立での使用回数×3（1日3回食）
食品群の1日当たりの使用量は，数字をまるめる

> 穀類エネルギー量900 ～ 1,100kcalを満たすように，穀類の1回当たり使用量を定め，24回の食事での使用回数を考慮して，8日間平均の1日当たりの使用量を定める．なお，穀類の内容と使用回数は対象者の食習慣を考慮して定める

食品構成の確認
上記の食品群の1日当たりの使用量は食品構成表（帳票7の記入例）の各食品群の分量となる．食品群別荷重平均成分表（表Ⅱ-3）の成分値を用いて穀類エネルギー量を算出する．この例では1,007 kcalであり，目標とする穀類エネルギー量の範囲内（900 ～ 1,100 kcal）にある．

●ステップ3：動物性食品の1日当たりの使用量を定める
食品構成の動物性たんぱく質量が動物性たんぱく質の給与目標量を満たしているか確認する

> 肉類，魚介類，卵類，乳の1日当たり使用量を定める．これは，1食当たりの使用量と期間献立での使用回数から，1日当たりの食品使用量を定める．料理に使用する動物性食品の内容（魚，肉，卵など）は，対象者の食習慣などを考慮して配分を決める

	1回当たり使用量（g）	期間献立での使用回数	1日当たり使用量（g）
肉類	80	7／24	61≒70
魚介類	80	9／24	90
卵	55	3／24	20.6≒20
乳類　牛乳	200	6／24	150
その他の乳類	100	2／24	25

食品構成の確認

荷重平均成分表を用いて動物性たんぱく質を算出する．この例では39.4gであり，目標とする動物性たんぱく質量の範囲内（29〜45g）にある．

●ステップ4：その他の食品（植物性食品）の1日当たり使用量を定める

	1回当たり使用量（g）	期間献立での使用回数	1日当たり使用量（g）
いも	50	4／24	25
その他のいも	25	2／24	6
みそ	12	8／24	12
豆・大豆製品	80	5／24	50
緑黄色野菜	150		150
その他の野菜	200		200
果実	200		200
種実	2	3／24	1
海藻	2	5／24	1

●ステップ5：油脂の1日当たり使用量を定める
　　油脂類からの脂質量＝脂質の給与目標量－（穀類からの脂質量＋動物性食品からの脂質量＋植物性食品からの脂質量）
　　〔　21.0　〕＝〔　56.0　〕－（〔　7.0　〕＋〔　22.4　〕＋〔　5.6　〕）
　　動物性油脂量＝21.0（油脂からの脂質）×0.2（動物性脂質％）×100/81.0＝〔　5.2　〕≒〔　5　〕
　　植物性油脂量＝21.0（油脂からの脂質）×0.8（植物性脂質％）×100/97.2＝〔　17.3　〕≒〔　17　〕

●ステップ6：その他の食品のエネルギー量を算出する
　　各施設における菓子類，調味料類，調理加工食品類の実績値を用いる
　　（本書では1日当たりの使用量として調味料類15g，菓子類・調理加工食品類0gと仮定した）

●ステップ7：エネルギー給与目標量から砂糖量を算出する
　　砂糖からのエネルギー量＝給与エネルギー目標量－（穀類からのエネルギー＋動物性食品からのエネルギー
　　＋植物性食品からのエネルギー＋油脂類からのエネルギー＋その他の食品からのエネルギー）
　　〔　31　〕＝〔　2,000　〕－（〔　1,007　〕＋〔　410　〕
　　＋〔　348　〕＋〔　189　〕＋〔　15　〕）
　　砂糖量＝砂糖からのエネルギー×100/360＝〔　8.6　〕≒〔　9　〕

●ステップ8：食品構成の合計エネルギー量，たんぱく質量，脂質量が給与栄養目標量の範囲内にあることを確認する

■帳票7の記入例

食品構成表
食品構成（1日当たり）

	食品群		分量(g)	エネルギー(kcal)	たんぱく質(g)	脂質(g)
ステップ2 穀類	①穀類	米類	170	604	10.5	2.2
		パン類	70	193	6.5	2.1
		めん類	75	153	4.5	1.1
		その他の穀類	15	57	1.6	1.6
	①計			1,007	23.1	7.0
ステップ3 動物性食品	②魚介類	生もの	80	94	15.5	3.1
		塩蔵・缶詰	5	5	1.0	Tr
		練り製品	5	6	0.6	0.1
	③肉類	生もの	65	129	12.3	8.1
		その他の加工品	5	17	1.3	1.3
	④卵類		20	30	2.5	2.1
	⑤乳類	牛乳	150	101	5.0	5.7
		その他の乳類	25	28	1.2	2.0
	②〜⑤計			410	39.4	22.4
ステップ4 植物性食品	⑥いも類	いも類	25	28	0.4	Tr
		その他のいも類	6	Tr	Tr	Tr
	⑦豆類	みそ	12	26	1.2	0.4
		豆・大豆製品	50	69	4.8	3.3
	⑧野菜類	緑黄色野菜	150	47	2.1	0.3
		その他の野菜	200	58	2.8	0.4
		漬物	0	0	0.0	0.0
	⑨果実類		200	114	1.2	0.6
	⑩種実類		1	6	0.2	0.6
	⑪海藻類		1	Tr	Tr	Tr
	⑥〜⑪計			348	12.7	5.6
ステップ5 油脂類	⑫油脂類	動物性	5	37	Tr	4.1
		植物性	17	152	0.1	16.5
	⑫計			189	0.1	20.6
ステップ6 その他の食品	⑬調味料類		15	15	0.6	0.1
	⑭菓子類		0	0	0.0	0.0
	⑮調理加工食品類		0	0	0.0	0.0
	⑬〜⑮計			15	0.6	0.1
ステップ7 砂糖類	⑯砂糖類		9	32	Tr	0.0
	⑯計			32	Tr	0.0
ステップ8	合計			2,001	75.9	55.7
	給与栄養目標量			1,800〜2,200	70〜100	44〜67

③ 栄養教育計画

① 教育の目的とテーマ

　給食は栄養教育の生きた教材であるため，給食の提供に合わせて栄養情報の提供を行うことで健康増進活動の一翼を担うことができる．ただし，喫食者の目的は食事であるため，難しい内容や情報量の多すぎるものは敬遠される．栄養教育の目的を明確にして，給食との関連をもたせて，わかりやすい表現を用いる（帳票8の記入例）．

② 媒体作成

　給食時の栄養教育媒体には食堂内外のポスター，喫食前のサンプルケース，食卓で読める食卓メモやリーフレット（栄養メモ）などがある．ポスターとサンプルケースは一目で内容が理解できるように，文字のサイズ，色，形などの工夫が必要である．

　サンプルケースで料理の特徴を際立たせるためには，野菜の多い料理にはプライスカードに野菜マークをつけたり，緑色のプライスカードを使ったりする方法もある．食卓メモやリーフレットは落ち着いて読むことができるため，情報量を増やすことができる．

　メニューや料理などの表示や表現には法的規制がある．給食のポップ，リーフレット，パンフレットやポスターなど表示媒体の表現例として，以下のものは認められない．

①疾病の治療効果または予防効果を暗示する表現
　例：「高血圧の人に」「血糖値が気になる人に」
②健康の維持増進の範囲を超えた，意図的な健康の増強を期待すると考えられる表現
　例：「美白」「増毛」「体質改善」
③科学的根拠の乏しい機能性に関する表現
　例：「末期がんが治る」

　給食の表示媒体に使用できる表現例を表Ⅱ-4に示す．

■表Ⅱ-4　栄養成分に関する表現例

栄養成分	表現例
ビタミンA	ビタミンAは，夜間の視力の維持を助ける栄養素です．
カルシウム	カルシウムは，骨や歯の形成に必要な栄養素です．
鉄	鉄は，赤血球を作るのに必要な栄養素です．

（日本給食サービス協会，日本給食経営管理学会編：給食施設における栄養情報提供ガイド，2020年．）

　情報源は確かなものを使い，出典を記載する．インターネット情報はできるだけ公的機関のものを利用し，URLを記載する．

③ 喫食者評価計画

　給食の目的は栄養管理であり，給与目標に従って食事計画を立てるが，喫食者に好まれるものでなければ摂取率が低下する．よって，定期的に喫食者に評価を求めて，質の高い給食を提供できるように改善に努める．実習では毎回の給食提供時に，各料理の盛付け，分量，味，温度や摂取量について尋ねるほか，料理の全体評価を求める．

　喫食者の評価で問題があった場合には，すみやかに改善する．ただし，提供開始時間の遅れがあった場合には，作業時間だけに着目するのではなく，献立計画で調理機器の重複がないか，生産計画で複雑な工程が多くないかなど多方面からの検討が必要である．

■帳票8の記入例

栄養教育計画

●栄養教育のねらい

・給食をモデルとしてバランスのよい食事について理解を促す
・給食を通して旬の食材料に親しむ機会を与える
・対象者の食事や健康に関連する情報を提供する

●給食との関連

テーマ	媒体	
バランスのよい食べ方	・ポスター	・食事バランスガイドのポスターを掲示
	・サンプル提示	・サンプルの料理に食事バランスガイドのSVを表示する
		・複合料理には「これには主食○SV，副菜△SV，主菜□SVが含まれています」と表示する
	・食卓メモ	・食事バランスガイドのリーフレットを，食卓メモに掲示する
旬の食材料に親しむ	・ポスター	・料理のネーミングやキャッチコピーに「旬」のキーワードを含める
		例：「旬のたけのこを使ったみそ汁」「新じゃがのホクホクサラダ」
	・栄養メモ	・栄養メモに旬の食材料情報を取り入れ，栄養価や使い方を紹介する
食事や健康に関する情報提供	・栄養メモ	・「貧血予防の食事」「メタボリックシンドローム」など

●方法：ポスター ・ (リーフレット) ・ 展示 ・ その他

構成と内容

ページ	構成	内容
p.1	メニュー，栄養成分表示	・給食のテーマ例 「夏ばて防止のスタミナ給食」 「1日に摂取したいCaの1/2量がとれる骨骨（コツコツ）メニュー」 「お楽しみクリスマスランチ」 ・栄養成分表示
p.2	食材料に関して理解を深める	・給食で使用している食材をシリーズとして取り上げる 　・栄養成分の特徴，旬，おもな産地，調理方法 　・簡単に作れるレシピなど
p.3	大量調理のための機械と大量調理の特徴	・給食ができるプロセスを紹介し，調理者の工夫を伝える 　・その日に使用した大量調理機械をシリーズとして紹介する 　　例：コロッケ・・・フライヤー 　　　　フルーツゼリー・・・ブラストチラー
p.4	前回の給食の評価 次回給食の予告	・毎回のアンケートの結果 ・質問に対する回答 ・次回給食内容と，アレルギーのリスクがあると考えられる食材料 　喫食予定者のうち，アレルギーのある人はその場で申し出てもらう

基礎編

III 給食の食事計画

学習のねらい

- 献立作成のための基礎知識を学ぶ.
- 献立計画に必要な帳票類の内容と作成手順を理解する.
- 献立に必要な食材料の発注方法を学ぶ.

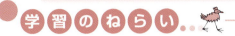

1 食事計画

1 献立計画

　献立計画とは，給食施設の栄養管理計画や運営方針にもとづいて提供する献立を具体的に計画し，品質のよい食事を効率的に調理し，提供・サービスできるように計画することである．

　献立とは，給与栄養目標量をもとに，食品構成に従って満足度の高い食事を作るために，利用者の嗜好や予算などを考慮しながら多様な食材料を使って調理された料理の種類と組み合わせであり，栄養管理を行ううえで基礎的な資料となる．

　一般に献立を1週間から1カ月単位で示したものを「献立表」または「期間献立表」といい，料理単位の食品の純使用量，廃棄率，調味パーセント，調理手順などを表したものを作業指示書（レシピ）という．

　献立は，予算や施設・設備，給食従事者数や調理技術，衛生・安全面などを勘案して作成する．献立計画にあたっては，次の事項に留意する．

＜献立計画の留意点＞

①給与栄養目標量を満たしており，食品構成にもとづいて作成されている．
②喫食対象者の嗜好・食習慣・栄養状態・健康状態が反映されている．
③衛生的に管理され，安全である．
④給食費（食材料費・労務費・諸経費）の範囲内であり，運営方針に沿っている．
⑤施設・設備，調理機器，調理員の能力に見合ったもので，提供時間内に調理，提供・サービスが終了できる．
⑥適温で提供できる内容である．
⑦旬の食材や行事食を取り入れ，マンネリ防止のための配慮がされている．

2 献立計画に関する帳票類と作成手順

（1）期間献立表

　期間献立は，ある期間（一般に2〜4週間）の食品構成量を充足することを目標とし，料理に変化をもたせることにより，喫食者の満足度を高めることを目的とする（帳票9の記入例）.

■帳票9の記入例

期間献立表

No.	主食			主菜											料理名				
				様式別			主材料別				調理法別								
	米	パン	めん	和	洋	中	肉	魚	卵	豆	焼	揚	炒	煮	蒸	主食	主菜	副菜1	副菜2	汁
1		○			○			○								ライ麦パン・セサミパン	鮭ときのこのクリームソースかけ	温野菜サラダ		ポテトとキャロットのコンソメスープ
2	○			○						○				○		白飯	大豆と豆腐の親子丼	秋の根菜サラダ	三色きんぴら	わかめとおなすのみそ汁
3			○			○		○			○					中華麺	海鮮五目焼きそば	ピリ辛五目和え		かぶの中華スープ
4		○			○				○							ベーグルレーズンパン	スパニッシュオムレツ	いんげんとベーコンのソテー	白菜とコーンのミニサラダ	あさりのミルクスープ
5	○			○			○				○					古代米ご飯	焼き鴨の玉ねぎだれ	こまつなと桜えびの煮浸し	かぶときゅうりの即席漬け	秋野菜のぐたくさんみそ汁

- はじめに主菜の様式（和・洋・中）を決め、次に主材料（肉・魚・卵・豆）・調理法（焼・揚・炒・煮・蒸）をバランスよく配分する
- 主食は、様式に見合ったものを考える
- 食事のパターンを決定する．主食＋主菜＋副菜（1・2）＋汁＋デザートとする

■表Ⅲ-1　期間献立作成時の留意項目

主食	ご飯　パン　めん
主菜	肉類　魚類　卵類　豆類
料理様式	和風　洋風　中華風
調理方法	焼く　揚げる　炒める　煮る　蒸す

　期間献立を作成するにあたっては，料理内容が偏らないよう工夫する．一定期間の中で主菜や副菜の主材料や料理様式，調理方法などが重複しないようバランスよく配分する（表Ⅲ-1）．

（2）献立表（予定・実施）

　献立表とは，主食・主菜・副菜など1回の食事に提供する料理の内容を示したもので，食事計画より求めた食品構成に従って作成する（**帳票10の記入例**）．通常2〜4週間を1サイクルとした期間献立の中で食品構成量を満たすようにする．
①料理名欄に主食→主菜（付け合せ）→副菜1→副菜2→汁→デザート→飲みものの順に料理名を記入する．
②使用する食品名を調理手順に従って記入する．1人分純使用量は，可食部重量を記入する．水の量（例：汁・煮物・デザートなどに使う水）やだし用の削り節の量も忘れず記入する．だしをとる場合は，蒸発量[注1]を使用量に加える．米の加水量[注2]は重量比で算出するが，米の種類や炊飯器の機種によっても異なるので，あらかじめ各施設ごとに水の量を確認しておく．
③食品の使用量に対する栄養素量を記入する．単位は食品栄養成分表の有効数字に準じる．
④調味料は「少々」「適量」と書かない．少量であっても重量で記入する．調味パーセント（塩分・糖分・だし・油など）で表記し，どの重量に対しての割合かを明記する．塩分パーセントからしょうゆ・みその量に

注1）蒸発量
　　かつお節・昆布／煮干し（10％）
　　鶏がら（50％）
　　化学だし（5％）
注2）米の加水量
　　精白米…1.4倍　　胚芽米…1.5倍

■帳票10の記入例

献立表（予定・実施）

1人分使用量＝
1人分純使用量／可食率×100
（廃棄率がある場合）

料理名	食品名	1人分純使用量 g	エネルギー kcal	たんぱく質 g	脂質 g	炭水化物 g	ミネラル Ca mg	ミネラル Fe mg	ミネラル Na mg	ビタミン A μgRAE	ビタミン B₁ mg	ビタミン B₂ mg	ビタミン C mg	食物繊維 g	食塩相当量 g
パン	ベーグルレーズンパン	100	269	8.2	3.5	51.1	32	0.9	400	0	0.11	0.05	0	2.2	1.0
スパニッシュオムレツ	卵	75	113	9.2	7.7	0.2	38	1.4	105	113	0.05	0.32	0	0	0.3
	油	2	18	0	2.0	0	0	0	0	0	0	0	0	0	0
	塩	0.5	0	0	0	0	0	0	195	0	0	0	0	0	0.5
	こしょう	0.02	0	0	0	0	0	0	0	0	0	0	0	0	0
	牛乳	15	10	0.5	0.6	0.7	17	0	6	0.01	0.02	0	0	0	0
	砂糖	1	0	0	0	1.0	0	0	0	0	0	0	0	0	0
白菜とコーンのミニサラダ	白菜	80	11	0.6	0.1	2.6	34	0.2	5						
	きゅうり	10	1	0.1	0	0.3	3	0	0						
	レッドオニオン	5				0.5	1	0	0						
	コーン	5	4	0.1	0	0.9	0	0	11	0	0	0	0	0	0
	ドレッシング														
	塩	0.5	0	0	0	0	0	0	195	0	0	0	0	0	0.5
	酢	5	1	0	0	0.1	0	0	0	0	0	0	0	0	0
	サラダ油	2	18	0	2.0	0	0	0	0	0	0	0	0	0	0
	こしょう（白）	0.02	0	0	0	0	0	0	0	0	0	0	0.3	0	0

食数
予定食数　100　食
提供食数　100　食
食事配分　朝　昼　夕

給与栄養目標量
エネルギー　600～800　kcal
たんぱく質　21　g
脂質　16～20　g

栄養比率

目標値(g)は栄養計画で求めた数値を記入．1食（回）の食品構成は，1日の35%とする

予定献立の使用量を入れる

食品群		目標(g)	実施
1. 穀類	米類	80	0
	パン類	25	100
	めん類	27	0
	その他の穀類	5	5
2. いも類	いも類		
	その他のいも類		

換算する場合は，食塩換算方法[注3]により求める．

⑤食数・給与栄養目標量・栄養比率を書き入れる．

⑥食品構成欄の目標値は栄養計画で求めた数値を記入する．実施値には，献立より算出した数値を記入する．昼食1食（回）当たりの食品構成は1日の35%として求める．

（3）作業指示書（レシピ）

献立から調理に展開するための指示書となるもので，料理名，食品名，食品の純使用量（1人分と予定食数分），調味パーセント，調理方法，調理上の留意点，衛生上の重要管理点（CCP）などを記載したもの（帳票11の記入例）．

①料理名・食品名を献立に沿って記入する．

②1人分純使用量・廃棄率・使用量[注4]（廃棄率がある場合は，純使用量に廃棄率を付加した量）を書き入れる．

③1人分×予定食数の純使用量・使用量を書き入れる．

④調理方法はできるだけわかりやすく具体的に書く（洗浄・消毒の方法，浸漬時間，食

注3）食塩換算方法
塩の量に対して
しょうゆ…6倍
みそ…8倍

例：ほうれんそうのおひたし
ほうれんそう70gのときのしょうゆの量
　塩分パーセントを1%とすると
　70g×0.01＝0.7g…塩の量
　これをしょうゆの量に換算すると
　0.7×6＝4.2g≒5g…しょうゆの量（下味・本味を含む）

■帳票11の記入例

作業指示書（予定・実施）

使用量＝純使用量÷可食率×100
予定食数を記入

料理名	食品名	1人分			(100)人分		調味(%)	調理作業の指示	CCP
		純使用量(g)	廃棄率(%)	使用量(g)	純使用量(kg)	使用量(kg)			
パン	ベーグルレーズンパン	50g×2ヶ		50g×2ヶ	50g×200ヶ	50g×200ヶ		①あらかじめコンビオーブンの温度を180℃②天板にオーブンシートを敷き、1天板に25	①加熱後のパンを入れるホテルパンは、アルコール消毒をしておく
スパニッシュオムレツ	卵	75	15	88.2	7.5	8.85		①卵を1個ずつ割り入れ、オ泡立て器で撹拌する。4等	①卵を入れるボールは、
	油	2		2	0.2	0.85		②ボールに塩を入れ撹拌し、	②卵が、小さなボールに
	塩	0.5		0.5	0.05	0.05	卵の0.5%	③じゃがいもは皮をむき、芽	有熱を確認したのち大
	こしょう	0.02		0.02	0.002	0.002		らに1/2にし、3等分にす	③豚ひき肉は、炒めたら温度を測定する。75℃
	牛乳	15		15	1.5	1.5		④③をスチームコンベクショ10分、串が通るまで蒸す。	ることを確認し、さらのち点検表に温度と時
	砂糖	1		1	0.1	0.1		⑤玉ねぎは皮をむき、根を取る。ピーマンは1/2に切り	中心温度計が鍋底につ
	豚ひき肉	20		20	2	2		5mm角に切る	
	ピーマン	5	20	6.3	0.5	0.63		⑥油を熱した回転 に豚ひき	
	じゃがいも	50	10	55.6	5	5.56			調理方法（洗浄・消毒方法、食
	玉ねぎ	30	10	33.3	3	3.33			材の切り方・大きさ・加熱条件、
	塩	0.5		0.5	0.05	0.05	具の0.5%		保管方法など）を具体的に、簡潔にわかりやすく書く
	こしょう（白）	0.02		0.02	0.002	0.002			

材料の切り方：形状・大きさ，加熱条件：スチコンの設定モード・温度・時間，保管方法など）．

⑤栄養素量・料理ごとのでき上がり重量と1人分の盛付け重量を記入する．でき上がり図は，計画の段階で書き入れておく．

(4) 作業工程表（予定・実施）

作業工程表は，調理作業の内容と時間配分，担当調理員，使用調理機器などを作業の開始から終了（下処理→調理→盛付け→提供・サービス）まで，時間の経過に沿って示したものである（**帳票12の記入例**）．作業指示書と同様，調理作業を標準化するうえで指標となる．作業の標準化によって，誰が調理しても同じ品質の料理を一定の時間内に仕上げることができ，品質管理，生産管理，経営管理の向上を図るうえで重要である．表Ⅲ-2に下処理室・調理室のおもな作業内容と指示内容を示す．

①献立にもとづいて料理名，食品名，作業コーナー，作業内容，時間配分，使用機器，作業場所，担当者名（下処理室および調理室）を記入する．

②調理機器名とその使用時間を記入し，機器の使用時間が重ならないようにする．

③CCPは作業工程における衛生上の危害（HA）を分析し，危害を未然に防止するために，HAに対応したCCPを設定する．

④作業中に起こった事故や，大きな事故に至らなかったもののヒヤリ，ハットしたことを詳細に記録するとともに防止策を講じて次回の計画に反映させる．

注4）1人分の使用量の求め方（廃棄量がある場合）
　使用量＝1人分純使用量／可食率×100
　※可食率＝100－廃棄率
　　または
　　使用量＝1人分の純使用量×発注係数
　※発注係数＝倉出し係数

■帳票12の記入例

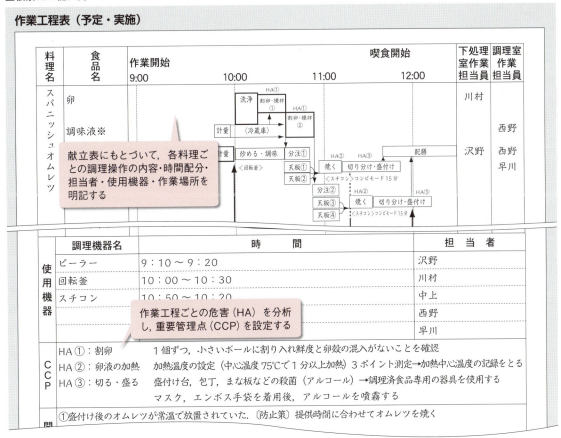

■表Ⅲ-2 下処理室・調理室のおもな作業内容と指示内容

下処理室		調理室	
作業内容	指示事項	作業内容	指示事項
洗浄	・洗浄コーナー,洗浄の手順,使用器具,洗浄後の取り扱い	加熱調理	・調理手順,加熱条件(機器の種類,温度設定,調理量,加熱時間)
切さい	・形,大きさ(長さ,厚さ)	生食調理	・消毒方法(消毒液の濃度,浸漬時間,すすぎ,水切り)
洗米	・洗米時間,加水量	調味	・調味手順,使用器具,保管方法
下調理	・肉・魚の下調味,割卵の手順	盛付け	・1人分重量算出,盛付け手順,保管方法 ・マスク・エンボス手袋着用
保存食採取	・原材料の保存食採取	保存食採取	・調理品の保存食採取
測定・調査・記録	・遊離残留塩素濃度測定 ・下処理室の温度・湿度チェック ・冷蔵・冷凍庫の温度チェック ・廃棄率調査 ・細菌検査(フードスタンプ) ・危機管理記録	測定・調査・記録	・遊離残留塩素濃度測定 ・調理室の温度・湿度チェック ・冷蔵・冷凍庫の温度チェック ・加熱・冷却の記録 ・料理の保管中の温度記録 ・細菌検査(フードスタンプ) ・危機管理記録

3 試　作

　試作は，予定献立にもとづいて少人数分を調理し，味・量・彩り・作業手順・作業工数・食材料費・大量調理の適否などの側面から，実施献立として適当かを検討するために行う．修正後，予定献立として決定する．特に大量調理の場合，計画時の献立を試作しないでそのまま実施すると，味や量ができあがりと一致しないことが多いので，あらかじめ試作を行い，確認することが必要である（図Ⅲ-1）．

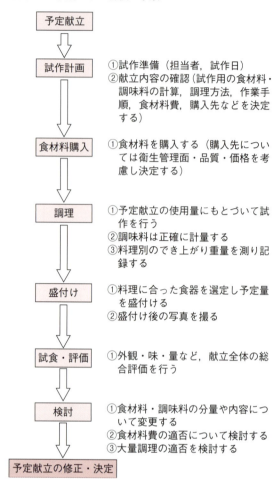

■図Ⅲ-1　試作および評価の手順

2 食材料購入計画

　試作を行い予定献立が決定したら，必要な食材料を業者に発注し購入する．一般に食材料費は販売価格の40%前後を占めており，給食経費の中でも大きな位置を占める．高品質の食材料をいかに安く購入するかは，給食経営を行ううえで最も重要な管理項目の一つである．そのためには，購入先の選定が大切である．業者選定基準として，品質や価格，配送能力，スピーディーな対応力が求められるが，従業員や店舗の衛生管理状態をチェックしておくことも忘れてはならない．

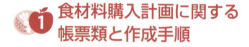 食材料購入計画に関する帳票類と作成手順

（1）食材日計表

　献立にもとづいて使用する食材料のすべてを発注欄の食品名欄に書き出し，その原価を算出したものである．原価計算欄には予定（献立作成時）と実施（納品後）の価格を記入し，予定と差異がある場合は，実施後の価格によ

■帳票13の記入例

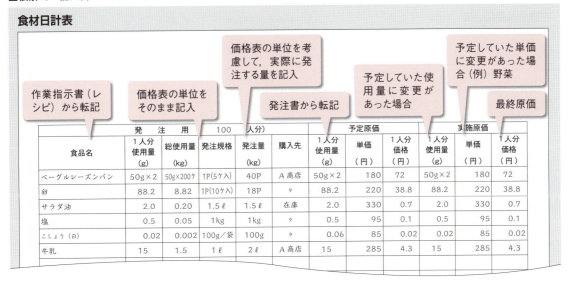

り原価を算出する．1人当たりの食材料原価が目標原価の範囲に収まっているか確認し調整する（帳票13の記入例）．

①食品名を記入する．

②1人分の使用量に予定食数を乗じた総使用量，発注規格，発注量，購入先を記入する．

発注量は次の計算式によって求める．おおむね「総使用量＝発注量」となるが，総使用量と発注量は必ずしも一致しない場合があるので注意する（例：米の総使用量が8.5 kgのとき，発注量は10 kgとする）．発注は，発注規格を考慮しながら行う．在庫（常備）食品の場合，購入先の欄には在庫食品と記入する（米，乾物，調味料など）．発注規格は食品ごとの単位を明記する（例：g，kg，L，個，缶，枚，匹など）．

発注量＝1人分純使用量／可食部率×100×予定食数

または

発注量＝1人分純使用量×発注係数×予定食数

【発注係数】

廃棄率(%)	5	10	15	20	25	30
発注係数	1.05	1.11	1.18	1.25	1.33	1.43

③予定原価は1人分の使用量に食品の単価を乗じて求める．金額の有効数字は小数点第1位（例：35.28円→35.3円）までとし，2位以下は四捨五入する．実施原価は，1人分の実質使用量に実際の単価を乗じて求める．予定と実際の差異がある場合は実施後の原価を真の食材料原価とする．

（2）在庫食品受払い簿

常備食品（調味料・乾物など）の在庫品を一覧にし，在庫状況と在庫金額を明らかにする．期首および期末に在庫食品の棚卸しを行い，数量を確認した後，在庫金額を算出する．在庫食品受払い簿は，純食材料費（期間食材料原価）の算出の資料となる．

純食材料費＝期首在庫金額＋期間支払金額－期末在庫金額

期首在庫金額：前期からの繰越金
期末在庫金額：次期への繰越金

在庫管理においてとくに注意しなければならないことは食品の安全性であり，賞味（消費）期限切れの食品を使用してはならない．

■**帳票14の記入例**

在庫食品受払い簿

食品	規格	単価	1g・1ml当たり単価	在庫量(g・ml)	在庫金額
塩	1kg	112	0.1	3,200	320.0
白こしょう	80g	193	2.4	105	252.0
ブラックペッパー	19g	217	11.4	70	798.0
（あらびき）	—	—	—	0	0
しょうゆ	1.8l	588	0.3	700	210.0
薄口しょうゆ	1.0l	588	0.6	2,150	1,290.0
酒	1.8l	1200	0.7	1,700	1,190.0
	600ml	543	0.9	200	180.0
減塩しょうゆ	1.8l	1800	1.0	1,700	1,700.0
みりん	1.8l	1243	0.7	3,720	2,604.0
酢	1.8l	478	0.3	450	135.0
米酢	900ml	452	0.5	0	0
ワインビネガー（白）	200ml	231	1.2	0	0
赤ワイン	720ml	420	0.6	300	180.0
白ワイン	1.8l	1325	0.7	1,000	700.0
上白糖	1kg	230	0.2	1,100	220.0
グラニュー糖	1kg	350	0.4	140	56.0
顆粒	—	—	—	0	0
黒砂糖	—	—	—	0	0
	120g	84	1.4	—	—

実習の回数						
実習1			実習2			
出庫量	在庫量	在庫金額	出庫量	在庫量	在庫金額	使用量

在庫食品の在庫状況を一覧にする．1gあるいは1mlあたりの単価を算出し，原価計算に用いる．また月末の棚卸しの資料となる（期末・期首の在庫金額）

入出庫の際は「先入れ・先出し」を行うようにする．先入れ・先出しは，賞味（消費）期限の古いものを棚の前方に保管し，手前から使用する．常に新しいものを在庫として保管する．食品を取り出した後は，容器の蓋や栓をして異物混入を防止する．ゴキブリやハエ，ネズミなどの発生を防ぐためにも，こまめに整理整頓や清掃を行い，食品庫の衛生管理を徹底する．また，食品庫に持ち込んだ器や計量器，文房具などの置き忘れに気をつける（**帳票14の記入例**）．

(3) 発注書

発注は，食材日計表にもとづいて，常備食品の在庫状態を確認しながら，食材料ごとの発注量を購入先に注文することである．発注は通常，納品日の1～2週間前に1～2週間分を一括して発注する．適正在庫を超過して発注すると在庫量が増え，賞味期限切れや食品の劣化などにより廃棄する部分が生じ，食材料原価が上がるため，発注は計画的に行わなければならない．食品は，大きく生鮮食品と在庫食品に分けて発注するとよい．生鮮食品は適量（1回で使い切る量）を適宜発注し，鮮度管理を行う．在庫食品は比較的長期間保存ができるため，価格の安い時期にまとめて購入し，コストコントロールを行う．

①購入先名を記入する．

②発注者，発注日，納入日を記入する．納入日は実習の当日もしくは前日とする．納入時刻は納品時に記入する．

③食材日計表にもとづいて，購入先別に食品名，総使用量，発注規格，発注量を記入する．発注方法としては，ファクシミリ，電話，伝票，E-mailなどがあるが，電話でのやり取りは間違いの原因となるので，緊急の場合に限って行う（**帳票15**）．購入先別に用紙の色を変えるなどして運用面の効率を図るとよい．

基礎編

IV 給食の運営・管理

学習のねらい

- 作成した献立をもとに，安全で高品質な製品（食事）を完成させるまでの一連の作業活動（生産管理）：検収―下処理―調理―盛付け―提供・サービス―食器洗浄―清掃・点検について学ぶ．
- 安全な給食を提供するため，HACCPにもとづいた衛生管理の知識と運用を学ぶ．

1 衛生・安全管理

　1996年に大阪の堺市で発生した腸管出血性大腸菌O157による大規模な食中毒事故をきっかけに，厳しい衛生管理が求められるようになった．給食施設における最重要課題は，食中毒をはじめとする衛生事故の防止である．

　給食施設では大量調理を行うため，①調理から喫食まで経過時間が長い，②多数の調理従事者や，調理器具を介しての作業が多いため食中毒のリスクが高い，③高温多湿の調理施設が多く細菌が増殖しやすい．とくに大型の給食施設は，大量の食事を提供しているため，ひとたび食中毒を起こすと大規模な事故になりかねない．また，包丁，熱湯，蒸気や大型の重い調理機器を取り扱うなど危険性をともなう作業が多く，やけどや外傷などの労働災害を起こしやすい．

　したがって，給食施設では食材料，調理従事者，施設・設備などを対象とした徹底した衛生安全管理体制が不可欠である．給食施設

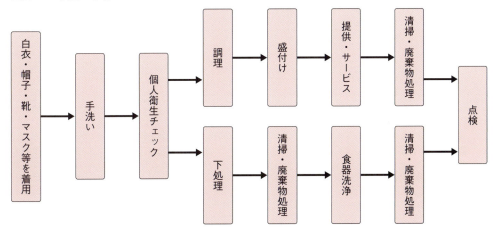

■図IV-1　実習の手順

の衛生管理は「大量調理施設衛生管理マニュアル」(厚生労働省，付表3)にもとづいて実施する．実習の手順を図Ⅳ-1に示す．

🍎1 大量調理施設衛生管理マニュアル

本マニュアルは，集団給食施設等における食中毒を予防するため，HACCPの概念にもとづき，原材料の受け入れ・検収段階から保管，下処理，調理，盛付け，配膳（本書では，提供・サービスを指す）までの一連の作業工程における衛生管理上の重要管理事項を示したものである．同一メニューを1回300食以上，または1日750食以上の食事を継続的に供給する施設を対象に適用する．

🍎2 調理従事者の衛生管理（個人衛生管理）

食中毒の原因の大半がヒト由来とされており，調理従事者の衛生管理はとくに注意が必要である．食品衛生は「手洗いに始まり，手洗いに終わる」といわれるように，手洗いの励行が基本となる．

衛生事故は，ちょっとした気のゆるみや不注意から起こるケースが多く，給食従事者の一人ひとりが危機意識をもって毎日の業務にあたらなければならない．管理栄養士・栄養士は従事者に対し，定期的に衛生教育を実施し，衛生への危機意識を高めるようにする．

また万が一，食中毒などの衛生事故が発生した場合に備え，迅速で適切な対応ができるよう給食施設の施設・設備に応じた緊急時のための危機管理マニュアルを作成しておく．

(1) 個人衛生管理点検表

食中毒をはじめ異物混入などの衛生事故を未然に防止するため，調理従事者の衛生チェックを行う．作業開始前の朝礼で点検する（帳票16の記入例）．

①朝礼時に各班の責任者が各項目をチェックする．×の場合は，改善指導を行い，その内容を備考欄に記入する．

■帳票16の記入例

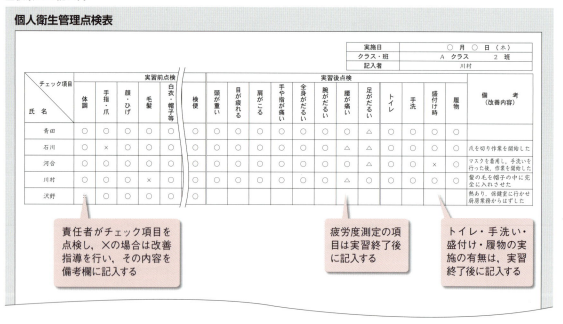

■図Ⅳ-2　手洗いセット

手洗い4点セット
①液体石鹸　②ハンドブラシ　③逆性石鹸　④ペーパータオル

②体調・手指・爪・顔・ひげ・毛髪・白衣・帽子・名札・装飾品・検便は，実習開始前にチェックする．

〔②の注意点〕
・健康管理に留意し，発熱・腹痛・下痢などの症状がある場合は，責任者および教員に伝え指示を受ける．場合によっては，調理作業からはずす．
・白衣・帽子・エプロンは常に清潔を心がける．
・爪は短く切り，マニキュアはつけない．
・ニキビや吹き出物ができないよう気をつけ，男子はひげを剃っておく．
・髪の毛は帽子から出ないようにする．長い髪の毛はまとめて縛り，ネットなどで覆ってから帽子をかぶる．
・時計・指輪・ネックレス・イヤリング・ピアスなどはつけない．
・検便は月1回以上〔5～10月の事故多発期は2回以上（各自治体や給食の目的により異なる）〕実施する．検査項目は，一般的に赤痢菌・チフス菌・パラチフス菌・サルモネラ・腸管出血性大腸菌O157などである．ノロウイルス検査については，必要に応じて行うが，10月から3月までは，月1回以上，検便検査に入れるよう努める．

③頭が重い～足がだるい，およびトイレ・手洗い・盛付け時・履物の項目については，実習終了後に実施の有無を確認し記入する．疲労度測定欄には，なし（○），ややあり（△），あり（×）を記入する．

■図Ⅳ-3　手洗い方法

①手を洗う（30秒以上）

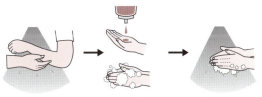

ひじから下を流水で洗う　液体石鹸をよく泡立てる　流水で洗い流す

②殺菌・消毒をする（30秒以上）

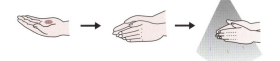

逆性石鹸100倍希釈液を数滴　よくこする　流水で洗い流す

③水分をふきとる

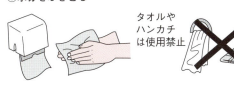

タオルやハンカチは使用禁止

※盛付け・和え物をするときは，さらにアルコール（70～75％）で消毒する

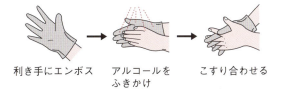

利き手にエンボス　アルコールをふきかけ　こすり合わせる

〔③の注意点〕
・履物は専用のものを使用し，汚染作業区域から非汚染作業区域に移動するときは白衣を替え，履物を履き替える．
・トイレ使用時は，白衣・帽子・エプロンを脱ぎ，トイレ専用の白衣と履物を着用する．

・手洗いは次のような場合に行う．

【手洗いが必要なとき】

以下の①〜⑤の場合は流水・石鹸による手洗いを2回行う．

①実習開始前およびトイレ使用後（トイレで洗った後，再度，実習室の手洗い場所で洗う）．
②汚染されたものを触ったとき（生の肉・魚・卵などの食材料やゴミ箱，髪の毛，靴などに触れたとき）．
③食品に直接触れる作業をする直前（和え物・生食調理するとき，盛付けをするときは，エンボス手袋を着用）．
④汚染作業区域から清潔作業区域に移動するとき．
⑤配膳前

【手洗い4点セット】

手洗いは，①液体石鹸，②逆性石鹸，③ハンドブラシ，④ペーパータオルを使って行う（図Ⅳ-2）．

手洗い方法を（図Ⅳ-3）に示す．

手指に傷や化膿創があった場合は原則として，調理作業に携わらない．ただし，軽度の場合には，手洗い後，傷口にカットバンなどを貼り，使い捨て手袋を着用する．その上からアルコールを噴霧し，作業に入る．この場合でも生食の調理や盛付けは行わない．

・盛付けは必ずマスクを着用し，エンボス手袋をした後，さらにアルコール消毒をする．

3 施設・設備の衛生管理

安全でおいしい食事を決められた時間内に生産し提供するためには，施設・設備や調理機器が常に衛生的で良好な状態に維持され稼動できることが前提となる．厨房内にはガス，電気，水道などの設備が配置されており，ガス漏れ，漏電，火災などの事故が予測される．また，やけど，切り傷，転倒など作業中の不注意によって起こる人的災害も多い．

このような事故を未然に防止するためには，日頃の清掃および設備・機器の保守・点検が大切である．清掃スケジュールを作成して，漏れがないよう管理するとよい．

2 生産管理

生産管理とは，本来，経営資源（調理従事者・食材料・施設設備・資金・技術など）を使って，所定の期日までに決められた品質と数量の製品を効率よく生産するために考えられた製造工場のための管理手法である．

給食施設では，検収—下処理—調理—盛付け—提供・サービス—食器洗浄—清掃・点検までの一連の作業を生産管理の範囲として捉え，喫食者に対し栄養計画にもとづき調理された安全な食事をもっともおいしい状態で提供することを目的に，作業を標準化し統制する．

実習では，それぞれの工程における作業内容と管理ポイントを学ぶ．表Ⅳ-1に生産管理の内容をフローで示す．

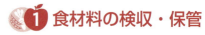 食材料の検収・保管

検収は，納入された食材料が発注どおりの数量，規格，品質，価格であるか，衛生状態は良好かを現品と発注伝票とを照合しながら点検を行う．検収は，必ず検収場で管理栄養士・栄養士もしくは調理責任者の立ち合いのもとに行い，納入業者を厨房内に入れない．検品の際，食材料の鮮度低下や数量の間違いなど不適格があった場合は，その場で返品・

■表Ⅳ-1　生産管理過程のフローチャート

作業区域	作業項目	作業内容	危害分析	管理基準	改善措置
汚染作業区域	検収	・納入業者より食材料を受け取り，重量・鮮度・異物混入・期限表示・品温などをチェックし記録する ・原材料の保存食の採取	・汚染物質の付着 ・異物混入 ・腐敗 ・器具・手指による二次汚染	・購入先の選定 ・検収基準の徹底 ・配送車の温度管理 ・蓋付き専用容器への移し替え	・返品 ・廃棄 ・購入先および配送業者に対する衛生指導
汚染作業区域	保管	・食材料別に所定の場所に保管する ・食品の保管・入出庫	・細菌の増殖 ・品質の劣化 ・酸化	・魚（5℃以下） ・肉（10℃以下） ・野菜・卵（10℃以下） ・冷食（−15℃以下） ・保管場所の明確化	・廃棄 ・保管庫の温度設定調整
汚染作業区域	下処理	・汚れ・泥・異物を除去し洗浄する．作業指示書に従って適切な大きさ・形にカットする ・肉・魚・卵などの下調理 ・廃棄率調査	・細菌の残存 ・手指・調理器具による二次汚染	・手指の洗浄消毒 ・作業区分の明確化 ・専用器具の明確化 ・器具の洗浄・消毒 ・床の跳ね水防止	・洗浄・消毒のやり直し ・器具の洗浄消毒徹底 ・設備の点検
準清潔作業区域	保管	・下処理後の食材料を保管する	・細菌の増殖 ・品質の劣化 ・交差汚染	・冷蔵庫・保管庫の温度管理 ・庫内の清掃 ・手指の洗浄消毒	・保管設備の点検
準清潔作業区域	調理	・加熱調理（中心温度75℃以上*，1分間以上加熱）し，記録する ・生食調理（サラダ・果物） ・冷菜調理（和え物・デザート） ・調味（調味％により標準化する） ・各種調査・測定	・細菌の残存 ・手指・調理器具による二次汚染 ・異物混入	・手指の洗浄消毒 ・75℃以上1分間以上加熱（加熱調理品） ・器具の洗浄消毒徹底 ・次亜塩素酸ナトリウム200mg/lの溶液**で5分間消毒（生野菜・果物） ・清掃による落下細菌の防止	・再加熱 ・廃棄 ・作業指示書の修正
清潔作業区域	保管（保温・保冷）	・調理済み食品を保管する	・細菌の増殖 ・品質の劣化 ・交差汚染	・温菜は65℃以上 ・冷菜は10℃以下 ・庫内の清潔保持	・廃棄 ・再調理 ・作業指示書の修正
清潔作業区域	盛付け	・食器に盛付ける（1人分重量を美しく均一に盛る）	・細菌の残存 ・細菌の増殖 ・手指・調理器具による二次汚染 ・異物混入	・手指の洗浄・消毒 ・食器・器具の清潔 ・マスク・エンボス手袋着用	・廃棄 ・再加熱 ・盛付け方法の見直し
清潔作業区域	提供・サービス	・喫食者へ配食する ・喫食者への挨拶とサービスを行う	・細菌の残存 ・細菌の増殖 ・手指・調理器具による二次汚染 ・異物混入	・手指の洗浄・消毒 ・温菜は65℃以上 ・冷菜は10℃以下 ・マスク・エンボス手袋着用	・調理〜提供までの時間の見直し ・再調理 ・再加熱 ・廃棄
汚染作業区域	食器洗浄	・下膳した食器を洗浄する ・残菜調査	・細菌の残存 ・手指・調理器具による二次汚染	・食器洗浄機洗浄温度60〜70℃ ・すすぎ温度80℃以上 ・洗浄機の清潔 ・消毒保管庫の温度80℃以上で30分	・再洗浄
汚染作業区域	清掃・後片付け	・調理器具・ふきんなどを洗浄・消毒する ・作業台・床などの洗浄・消毒 ・施設の清掃・後片付け・整理整頓	・細菌の残存 ・細菌の増殖 ・手指・調理器具による二次汚染	・清掃後の水分の除去・乾燥	
汚染作業区域	点検	・ガスの元栓を閉める ・電気のスイッチを切る			

*二枚貝などノロウイルス汚染のおそれがある食品の場合は85℃〜90℃で90秒間以上加熱する
**次亜塩素酸ナトリウム溶液またはこれと同等の効果を有する亜塩素酸水（きのこ類を除く），亜塩素酸ナトリウム溶液（生食用野菜のみ），過酢酸製剤，次亜塩素酸水，有機酸溶液（食品添加物用）を使用

■帳票17の記入例

検収記録表

食品名	総使用量	規格	発注量	検収重量	鮮度	異物	期限表示	品温	生産地など	保存食採取
ベーグル(冷)レーズンパン	100	1ヶ(50g)	200ヶ	200ヶ	○	なし	H29.9.29	-5℃	フジパン	○
卵	8.85k	1P(10ヶ)	18P	18P	○	なし	H29.10.6	7℃	ハートフルエッグ	○
牛乳	1.5k	1ℓ	2ℓ	2ℓ	○	—	H29.10.3	5℃	めいほう	○
生クリーム	500g	200mℓ	600mℓ	600mℓ	○	—	H29.10.10	5℃	明治	○
豚ひき肉	2k	1k	2k	2k	○	なし	—	3℃	丸・小	○
ピーマン	0.63k	k	0.63k	0.63k	○	なし	—	10℃	高知	○
じゃがいも				5.6k		なし				
玉ねぎ				5k						
サラダ菜				0.6k				10℃	愛知	○
白菜	10k	k	10k	10k	○	なし	—	10℃	長野	○

> 発注書にもとづいて作成する．在庫食品は記入しない．業者ごとに用紙を替えるか，発注先別に食品をまとめて書く

> 原材料の保存食採取は下処理室で行い，○を記入する

交換する．時間に間に合わないときは在庫食品を使って臨機応変に対処する．

検収後は，専用容器に移し替え，ダンボールなど汚染された包装材は厨房や食品庫に持ち込まない．食材料は，所定の場所を決め適切な保存温度で格納保管する．保管された食材料の入出庫は「先入れ・先出し」を行う．

保存温度

食品庫	20℃	生鮮野菜	10℃前後
食肉類	10℃以下	生鮮魚介類	5℃以下
冷凍食品	−15℃以下	殻付卵	10℃以下

(1) 検収記録表

① 日計表にもとづいて発注した食品の総使用量（使用量×予定食数），規格，発注量をあらかじめ検収前に記入しておく．欄外の発注日，納品日，納入時刻，検収者も忘れずに記入する．

② 検収重量を記入する．

③ 食品の鮮度，異物混入の有無，期限表示，品温，生産地（メーカー名）を確認する．

④ 原材料の保存食採取の有無を記入する．採取および記録は下処理室で行う（**帳票17の記入例**）．

2 下処理

野菜の洗浄およびカット，肉・魚のカットや混ぜる・成形などの下調理，割卵などは下処理室（汚染作業区域）で行う．包丁，まな板，容器はそれぞれ肉類・魚介類・野菜類・卵類専用とし，色分け表示などをして明確に区分する．作業はそれぞれ専用のコーナーで行い，交差汚染を防止する．

大量調理では食材料の加熱程度を均一にすることがむずかしく，下処理時には食材料の大きさを揃えることが大切である．また，ほうれんそうや小松菜などの葉ものは，最初に根を切り落とし，適当な長さに切ってから洗浄するなど，家庭での調理とは異なるので注意する．

〔原材料の保存食〕

洗浄せず納入された状態のままで食材料

ごとに50g程度ずつ採取し，−20℃以下で2週間以上保存する．原材料の保存食は，ほかの食材料との二次汚染を防ぐため保存食専用の冷凍庫を設置する．ほかの冷蔵庫と共有する場合は，保管場所を明確に分けて保存する．

> 器具・容器の区分表示（例）
> 肉（赤），魚（青），野菜（緑），調理済み食品（白），卵（黄）

下処理室で使用する点検表（帳票18の記入例①，②）について以下に説明する．

（1）使用水の点検

下処理室の水の安全性をジエチルパラフェレンジアニン法（DPD法）による簡易測定で確認する．作業の開始時および終了時に行う（図Ⅳ-4）．
① 水の採取場所は，生食用野菜・果物コーナーとし，測定前に水道管に溜まっている水を5秒程度流してから採取する．水道管に溜まっている水道水は塩素が失活している場合があるので注意する．
② 測定用セルに水を10ml入れる．標準比色用の2本のセルに水を20ml入れる．
③ 色，濁り，臭い，異物混入の有無をチェックする．
④ 検水用のセルにDPD試薬を入れ，蓋をして振りながらよく混和する．
⑤ 指定位置（中央）に入れ，発色後，1分以内に標準比色セルと比較し測定する．遊離残留塩素濃度の管理基準は，0.1mg/l以上となっている．それ以下の場合は責任者もしくは教員に伝え適切な措置をとる．

（2）下処理室の温度・湿度と，冷蔵庫・冷凍庫の温度

作業開始時および設定した時間ごとに下処理室の温度・湿度，冷蔵・冷凍庫の温度を測定し記録する．冷蔵庫・冷凍庫の温度チェックは，食材料が適温で保管されているかを確認するために行う．基準温度の範囲内にあるか点検し，異常があった場合はただちに責任者もしくは教員に知らせ，適切な措置を行う．
・厨房内温度は25℃以下，湿度は80％以下を目安とする．

■帳票18の記入例①

下処理室・調理室点検表①

●使用水の点検

	採取時間	色	濁り	臭い	異物	遊離残留塩素 (0.1mg/l)
作業開始前	8：50				○	0.2mg/l
作業終了後	11：20	○	○	○		0.3mg/l

（水の採取場所：生野菜・果物コーナー）

●温度・湿度

	作業開始時	10：30	11：30		
下処理室温度	18.5℃	19.9℃	20.1℃		
下処理室湿度	47％	43％	44％		
冷蔵庫温度	5℃	5℃	4℃		

（測定する時間を記入）

■図Ⅳ-4 残留塩素測定器の使い方

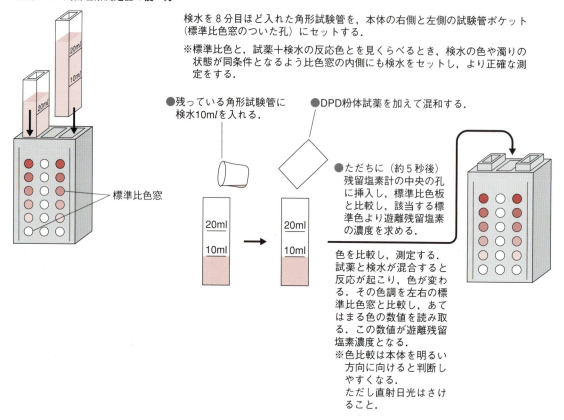

・冷蔵庫・冷凍庫の基準温度は p.40 参照.

(3) 細菌検査（フードスタンプ法）

　フードスタンプ（寒天培地）により調理従事者の手指，食品，調理機器，環境などの細菌汚染について検査する（図Ⅳ-5）．

〔寒天培地の種類〕

　一般生菌（標準寒天），大腸菌群（X-GAL 寒天），黄色ブドウ球菌（TGSE 寒天），腸炎ビブリオ（TCBS 寒天），サルモネラ（MLCB 寒天）などがある．

① あらかじめ検査対象（手指・まな板・包丁・バット・調理台・食品など）と採取時の条件を決めておく（手洗い後，作業中など）．フードスタンプのキャップをはずし，ただちに検査対象の表面を軽く押さえる．その際，きつく押しすぎたり，こすったりすると寒天培地が壊れるので注意する．また，測定者の手指が培地に触れないよう気をつける．

② 蓋をし，マジックで蓋のへりに測定項目を記入する（中央部に書くと培養菌が数えにくい）．蓋を下にして保管する．

③ 恒温器で一定時間培養する．大腸菌群および黄色ブドウ球菌については，35～37℃で1～2日間培養する．室温の場合は，大腸菌群（X-GAL）は2日間，黄色ブドウ球菌（TGSE）は4日間保管する．

④ 培養後の判定は，寒天培地の表面に発育した細菌のコロニー（細菌の集落数）を数える．コロニーが多いときは容器の裏に刻印された1区画（$1\,cm^2$）の中のコロニーを数え，区画数を乗じて求める．

■図Ⅳ-5　フードスタンプによる細菌検査

● フードスタンプの押し方

①フタをとる（寒天部分を下向きにしながら）．

②寒天部分を検体に押す（寒天を壊さないように注意）．
・手指や器具の場合は1秒程度
・食品の場合は5秒程度

③スタンプが終わったらフタをし，裏返しにしてトレーに並べる（使用前と使用後を区別するため）．

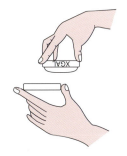
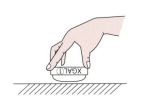
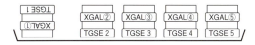

● スタンプする場所（●…TGSE　○…X-GAL）
※スタンプする場合，同じ箇所に重複して押さないようにする．

①手指
・利き手をTGSEでスタンプする．
・1カ所当たり1秒ずつスタンプする．
・スタンプ後の手指は十分に洗浄する．

②生野菜用まな板
・作業中もしくは洗浄・消毒後のまな板をスタンプする．
・1カ所当たり1秒ずつスタンプする．
・スタンプ後は十分に洗浄する．
・乾ききっているときは水道で少しだけ湿らせる．

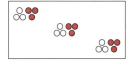

③冷蔵庫の取手
・1カ所当たり1秒ずつスタンプする．
・取手の表と裏をスタンプする．
・スタンプ後の取手は十分に洗浄する．

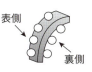

④調理済用容器（内側）
・1カ所当たり1秒ずつスタンプする．
・スタンプ後の手指は十分に洗浄する．

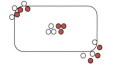

⑤包丁
・1カ所当たり1秒ずつスタンプする．
・包丁の柄・刃・こみの部分をスタンプする．
・X-GALを片面ずつスタンプする．
・スタンプ後の包丁は十分に洗浄消毒する．

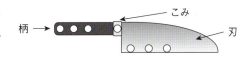

【判定】

細菌数

0 ……………………………………… 陰性
1～29 ……… 軽度に汚染(+) ……… 陽性
30～99 … 中等度に汚染(++) … 陽性
100～…… 重度に汚染(+++) …… 陽性

（4）廃棄率調査

食材料の廃棄率を調査する．大量調理施設の野菜の廃棄率は，作業量や調理員の人数，調理技術，食材料の鮮度や購入季節などによって左右される．一般に学内実習の場合，食品成分表の値よりも大きくなるといわれる．廃棄率の大小は発注量や食材料原価に大きく影響するので，あらかじめ施設ごとの廃棄率を調査し把握しておくとよい（**帳票25**および p.53 を参照）．

■帳票18の記入例②

下処理室・調理室点検表①

●細菌検査（フードスタンプ）

検査菌	項目	採取時の状態	陰性（−）	陽性			判定結果に対する考察
				1〜29	30〜99	100〜	
				（＋）軽度に汚染	（＋＋）中等度に汚染	（＋＋＋）重度に汚染	
大腸菌群	まな板	作業終了後洗浄後	○				
	包丁	作業終了後洗浄後					
	作業台	作業開始前（野菜専用）					作業開始前は十分にアルコール消毒を行う
	バット	消毒保管後	○				
	冷蔵庫取手	作業中		5			適宜アルコールを噴霧しながら作業を行う

> 検査する調理機器の名前と採取時の状態を書く。（例）手指は手洗い直後・作業中（肉を触った後，野菜を触った後）の別を明記する

① あらかじめ調査する食材料の品目，切り方，食品成分表の廃棄率を記入しておく．
② 検収記録表より重量を記入する．
③ ②から下処理後の廃棄量を引き，廃棄率を求める．

(5) 危機管理記録（下処理室・調理室・配膳室・洗浄室・フロア）

作業中に発生した従事者，給食に関する事故，異物混入，クレームなどを記録する．

5W1H（When, Who, Where, What, Why/How）にもとづいて簡潔明瞭に記入する．危機管理記録は，給食業務におけるインシデントレポートとする．

3 調理

下処理室で処理された食材料を使って調理（加熱調理・非加熱調理）を行い，「料理」という形の最終製品に仕上げる．また，生食調理（生食用野菜や果物）の消毒を行う．これらの最終作業は調理室で行う．

調理室は基本的に非汚染作業区域であるが，調理場は厳密には準清潔作業区域であり，放冷・盛付け・保管場所が清潔作業区域となる．施設・設備上，作業区域分けが困難な場合は，床の色を変えたり，テープを貼って従事者の意識付けを図る．

〔大量調理の特徴〕

① 取り扱う食材料の量が多いため，料理の重量変化が異なる．したがって調理作業の標準化が必要である．② 蒸発率が小さいため，加水量は少ない．③ 少量調理に比較して温度上昇が緩慢である．④ 余熱効果が大きく，その分を考慮した加熱条件にする．

〔調理上のポイント〕

調味料…少量調理に比べて少なめにする．

味付け…大量調理においては，常に一定した味に仕上げることが大切である．味の再現性を追及するには，調味を数量化し作業を標準化する．しかし，料理の味は使用機器の種類や火加減，付着水，1回の投入量などによっても異なるので，味

付けはとくに注意する．調味は，最初に調味料の80％程度を入れた後，一度味見を行い，残りの調味料を適宜加えながら調整する．

和え物・サラダ…ゆで操作後の水の絞り加減と，調味料添加後，浸透圧により離水量が増すことから，味付けはできる限り提供時間に合わせて行い，盛付け後15分前後には提供できるよう作業工程を組むようにする．また，何回かに分けて調味を行うとよい．

加水量…煮物，炒め煮料理の場合，加水量は少量調理に比べ10〜20％少なくする．炒め物（10〜15％程度），炒め煮（材料の20〜30％程度），含め煮（40〜50％程度）．

揚げ物…揚げ物は，油の量，設定温度，投入量を標準化することによって品質が維持される．材料の1回の投入量は揚げ油の量の10％前後を目安とする．

調理室で使用する点検表（**実習ノートの帳票19，20**）について以下に説明する．

（1）使用水の点検
p.41 参照．

（2）調理室の温度・湿度と，冷蔵庫・冷凍庫の温度
p.41 参照．

（3）製品の加熱・冷却記録
食品の加熱または冷却を規定どおり実施し，記録する．

①メニュー名・加熱または冷却の開始および終了時刻を記入する．
②加熱調理食品は，食品の中心温度を3点以上（煮物は1点以上）測定し，すべての点が75℃以上（二枚貝などノロウイルス汚

■帳票20の記入例

製品の加熱・冷却記録表

メニュー名	加熱・冷却開始時刻 / 加熱・冷却終了時刻	中心温度（℃）1ポイント	2ポイント	3ポイント	提供開始時刻 / 提供終了時刻	調理担当者
スパニッシュオムレツ（1回目）	11：10 / 11：30	80.1	87.2	83.4	11：30 / 12：10	西野 早川
スパニッシュオムレツ（2回目）	11：35 / 11：55	85.1	88.1	86.0	11：50 / 12：10	西野 早川
白菜とコーンのミニサラダ	10：03 / 10：15	32.0	34.3	30.1	11：30 / 12：10	中上 青田
ミネストローネ	10：15 / 10：57	95.4	97.5	96.5	11：30 / 12：10	沢野 河村

食品の中心温度は，火の通りにくい箇所を3ポイント選んで測定し，75℃で1分以上加熱する．75℃以上に達しない場合は再加熱し，確認できた時点で記録する．ノロウイルス汚染のおそれのある食品の場合は，85〜90℃で90秒以上加熱する

提供は加熱終了後2時間以内に行う

■図Ⅳ-6　調理後の食品の温度管理にかかわる記録のとり方（調理終了後提供まで30分以上を要する場合）

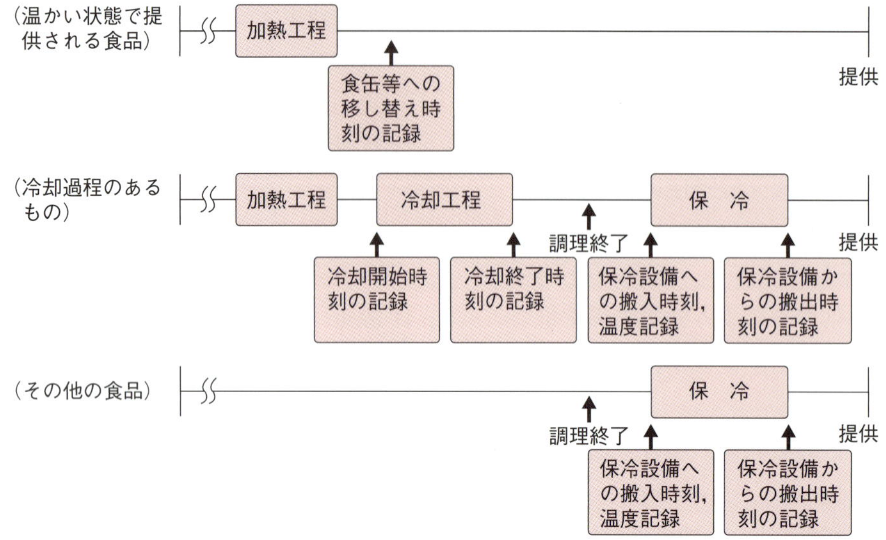

（温かい状態で提供される食品）　加熱工程 → 食缶等への移し替え時刻の記録 → 提供

（冷却過程のあるもの）　加熱工程 → 冷却工程 → 保冷 → 提供
　冷却開始時刻の記録／冷却終了時刻の記録／調理終了・保冷設備への搬入時刻，温度記録／保冷設備からの搬出時刻の記録

（その他の食品）　調理終了 → 保冷 → 提供
　保冷設備への搬入時刻，温度記録／保冷設備からの搬出時刻の記録

（大量調理施設衛生管理マニュアル，平成9年3月24日衛食第85号，最終改正：平成29年6月16日生食発0616第1号）

染のおそれがある食品の場合は85〜90℃で90秒間以上加熱する）になった時点から1分間以上加熱する．

③加熱調理後，製品を冷却する場合は，病原菌の発育至適温度帯（約20〜50℃）をできる限り短くするため，容器に小分けするか，ブラストチラーなどを使って30分以内に中心温度を20℃付近または60分以内に10℃付近まで下げる．

④給食の提供開始時刻および終了時刻を記入し，調理担当者名を書き入れる（**帳票20の記入例**）．

図Ⅳ-6に調理後の食品の温度管理にかかわる記録のとり方を示した．

【生野菜・果物の消毒】
　生食用の野菜・果物は，次亜塩素酸ナトリウム200mg/lの溶液に5分間（または100mg/lの溶液で10分間）浸漬し殺菌後，流水で十分にすすぎ洗いを行う．消毒剤として，このほかにも亜塩素酸水，亜塩素酸ナトリウム溶液，過酢酸製剤などがある．

【次亜塩素酸ナトリウム200mg/l溶液の作り方】
消毒液の濃度（%）× 10,000 ／ 200 ppm
　＝□倍
消毒液の量＝水の量／□倍

（4）料理の保管中の温度

料理の提供温度は，品質の良否を決めるうえでもっとも重要な評価基準である．適温給食を行うためには，保管中の温度管理が大切であり，実習では調理終了直後から提供終了時の温度がどのように推移するかを測定し，保管中の品質管理を評価する．

（5）調理済み食品の保存食採取

保存食は，食中毒などが発生した場合に，その原因究明の資料となるものである．調理後の主食・主菜・副菜1・副菜2・汁・デザートについて，それぞれ料理ごとに50g程度ずつ清潔な容器またはビニール袋に採取し，−20℃以下で2週間以上保存する．調理済み

食品は，配膳後の状態で保存する．

4 盛付け

盛付けは，できあがった料理を食器に1人分盛付ける作業である．盛付けの良し悪しは，喫食率を大きく左右し，その結果，売上げや利益に影響するので注意が必要である．

盛付けを行うにあたっては，品質管理（温度と量）を徹底し，異物混入防止など衛生面に気をつけながら立体的に美しく盛るよう配慮する．

(1) 盛付けの手順
① 盛付けを行う作業台を消毒する．
② 食器保管庫から消毒済の食器を食数分用意する．盛付けに使うレードル，トング，杓子などの器具やふきんは消毒済のものを用いる．
③ マスクを着用する．
④ 帽子から髪が出ていないかを確認し，手洗い（洗浄・消毒）を行う．手洗い後は，十分乾燥させる．エンボス手袋をはめ，その上からアルコールで消毒する．
⑤ 食器に1人分盛付け重量（p.55）をスピーディに盛付ける．異物混入がないよう気をつける．おしゃべりはしない．盛付け重量は，できるだけ誤差をなくし，盛りムラがないよう均一に盛付ける．食器の中央にバランスよく盛付けることが大切である．

(2) 盛付け時のポイント
① 適温（温かい料理は65℃以上，冷たい料理は10℃以下）で提供できるよう，できるだけ提供時間に合わせて盛付け作業を開始する．品質管理を考慮し作業工程を組む．
② あらかじめ保温・保冷機器の温度設定を確認しておく．
③ 食器に付着した料理の汁などは，清潔なふきんで拭き取る．
④ 緑色の野菜（さやいんげん・ピーマン・ネギなど）は加熱によって退色するので，あらかじめ色よく熱を通しておき，盛付け直前に混ぜるかまたはトッピングする．
⑤ 調理終了後2時間以内に喫食できるようにする．
⑥ 料理に合った食器を選ぶ．

5 提供・サービス

食事の提供形態は，給食施設の施設・設備により異なる．おもなものとしてカウンター方式（事業所），トレイセット方式・パントリー方式（病院），食缶方式（学校）などのサービス方式がある．カウンター方式は，カウンターを介して喫食者自身が料理を受け取る提供スタイルであり，現在多くの給食施設で導入されている．

提供・サービスにおいては迅速な対応と従業員の心のこもったサービスが求められる．待ち時間が長くなるとクレーム対象となり，顧客満足度の低下につながるため，提供・サービス時の顧客対応は重要である．

提供に要する時間は，施設・設備，生産システムやサービス方式，給食規模，メニュー数，調理従事者数などによって変動するが，とくに大規模施設では長時間を要するため，提供時間に合わせた工程管理と従業員への教育・訓練が必要である．食事提供に必要な時間は，作業の単位当たりの動作時間から求めることができる（表IV-2）．

(1) 生産システム
① コンベンショナルフードサービスシステム（conventional foodservice system）
盛付け・提供に合わせて調理を行う．当日

■表Ⅳ-2　配食・配膳の作業時間（調査報告より）

①料理を食器に盛付ける単位動作時間（熟練調理師の場合）
①1切れ，杓子1杯などの1操作の場合は2〜3秒
②2〜3の操作が必要な場合（飯，実の多い汁など）は5〜6秒
③1皿に3〜4種を盛り合わせる場合（カレーの飯とソースと福神漬など）は15〜20秒
④連続した盛付け作業は1皿ごとに2〜3秒の余裕時間必要
②喫食者がカウンター上の皿を自分の盆にとる時間は1皿当たり2〜3秒
③カウンターのサービス可能人員は，ピーク時，1献立で2, 3品の料理を盆にとる場合（喫食者，サービス員とも馴れている状態）は10分当たり90〜100人
この流れの速度に対応しての盛付け作業要員は，1つの料理に1人と料理や皿に補充する者が必要となる

（岩間範子・他：カウンターサービスの事業所給食の調査．第26回日本栄養改善学会講演集）

調理，当日提供による従来型の方式．これが，クックサーブである．

②レディフードシステム（ready food system）

あらかじめ集中調理したものを冷蔵または冷凍，真空包装し，必要に応じて再加熱（75℃で1分間以上）し提供する．すなわち調理と盛付け・提供が別々の作業時間に行われる．多様な料理を調理することができ，作業の効率化や集中化ができる．新調理システムとよばれるクックチル・クックフリーズ・真空調理などがこれにあたる．

配膳室で使用する点検表（**実習ノートの帳票21**）について以下に説明する．

（2）配膳室の温度・湿度と，冷蔵庫・温蔵庫の温度

帳票18の記入例（p.41）を参照．

（3）配膳室の危機管理記録

危機管理記録（p.44）を参照．

（4）フロア管理のポイント

フロアとはいわゆる食堂ホールのことである．フロア管理の最大の目的は，喫食者に対するサービスを徹底し，顧客満足度の向上を図ることである．経営管理の視点からも重要な管理ポイントであり，以下のようなことがあげられる．

①喫食者がくつろぎながら安心して食事ができるよう，ホスピタリティあふれる食空間をつくり維持する．そのためには，喫食者が直接利用する箸，スプーン，トレイ，テーブル，イス，卓上調味料容器などの清潔を保持する．また，観葉植物や絵画，花や小物など季節感のあるディスプレイを行う．

②栄養表示や卓上メモ，ポスターなどの栄養情報を提供することにより，利用者に対する継続的な栄養教育を行う．

③フロアの入口にサンプルケースを設置して，見た目に食欲をそそるような盛付けを行うことにより食数を伸ばし，売上げの拡大を図る．

④食数の把握や混雑緩和など，スムースな運営ができるようフロア全体の統制を図る．

（5）サービング時のポイント

料理を食器に盛り付け，カウンターを通して喫食者に手渡すまでの作業をサービングという．サービングをする際にもっとも大切なことは好感のもてる接客態度であり，品質管理された食事の提供が行われることである．

①清潔感のある白衣，帽子を着用し，手洗い・消毒を行った後，マスク，エンボス手袋をつける．エンボス手袋は，レードルなどをもつ利き手には着用しなくてよい．
②盛付けに必要な清潔な調理器具とふきんを準備する．
③喫食者にも食事の前の手洗いを習慣化させ，衛生意識を高める．
④明るい笑顔とさわやかな挨拶で接客する．
⑤あらかじめ盛り置きはしない．食事の温度が低下し，顧客満足度の低下を招く．喫食者の顔を見て盛付けを行い，適温で提供できるようサービングをする．
⑥カウンター回りは，汚れたらダスターで拭き，常に清潔に保つ．
⑦外部からの飲食物などの持ち込みは，衛生事故防止のため禁止する．

（6）残菜量調査

食事の提供・サービスが終わった時点で残菜量を計量し，提供重量から1人分の摂取量を求める．

残菜記録表の①〜⑨について，それぞれの計算式にもとづいて算出する（帳票26および本文p.58〜60を参照）．

6 食器洗浄

返却された食器を洗浄し，食器保管庫に収納して消毒，保管する．

洗浄室で使用する点検表（帳票22）について以下に説明する．

（1）洗浄室の温度・湿度と，食器保管庫の温度

帳票18の記入例①（p.41）を参照．

（2）食器の洗浄調査

食器の洗浄が十分に行われているかを，食品の残留物の有無によりチェックする．給食施設では自動食器洗浄機を使用しているが，返却後の浸漬時間や予備洗いの不足，食器の形状などにより洗浄の不足が多々みられる．洗浄後の食器にでんぷんや脂肪，たんぱく質系の残留物が付着していると，細菌汚染による食中毒の原因となり，また，見た目の清潔感が損なわれてクレームの対象となるので，管理を徹底する（帳票22の記入例）．

● でんぷん性残留物検査

【試薬】0.1N ヨウ素液または希ヨード液
①使用後のごはん茶碗・主菜皿を軽く洗い，0.1N ヨウ素液または希ヨード液をふりかけ，食器を動かして，表面全体に0.1N ヨウ素液がいきわたるようにする．
②液を捨て，着色の有無を確認する．

【判定】でんぷん性残留物がある場合は，青紫色を呈し洗浄が不十分である．
③洗浄後の食器についても同様に行い，洗浄前と後の洗浄度を比較する．
※食器洗浄機の洗浄温度…60〜70℃
　仕上げのすすぎ温度…80〜90℃
※消毒保管庫設定条件…80℃以上で30分以上

● 脂肪性残留物検査

【試薬】0.1％クルクミンアルコール溶液または0.1％オイルレットアルコール溶液
食器の表面に試薬をふりかけ，全体にいきわたらせる．軽く水洗いする．

【判定】クルクミンは暗所紫外線照射で赤黄色を呈する．

● たんぱく質性残留物検査

【試薬】0.2％ニンヒドリンブタノール溶液
食器の表面全体に試薬をいきわたらせる．この溶液を白色の磁性蒸発皿に移し，湯煎し，溶液を蒸発させる．

【判定】蒸発皿の底の色が赤紫色〜青紫色

■帳票22の記入例

洗浄室点検表

	食器の種類	検査項目	試　薬	結果（判定）	備　考
返却後軽く手洗い	ごはん茶碗	でんぷん残留	0.1Nヨウ素液	×	一部，青紫色の部分が見られた．洗浄が不足．
	主菜皿	脂肪残留	0.1％クルクミンアルコール液	×	赤黄色の部分が2カ所見られた．食器が油っぽい．
食器洗浄機で洗浄後	ごはん茶碗	でんぷん残留	0.1Nヨウ素液	○	
	主菜皿	脂肪残留	0.1％クルクミンアルコール液	○	

検査条件を設定する．
（例）予備洗い後と食器洗浄機による洗浄後のごはん茶碗の比較をする

測定項目（でんぷん，たんぱく質，脂肪性残留物）により試薬名を記入

を呈するとたんぱく質性残留物が認められる．

●**中性洗剤残留物検査（メチレンブルー法）**
【試薬】1％メチレンブルー溶液・クロロホルム原液

食器に蒸留水を10mlを入れ容器全体にいきわたらせる．5分程度置き，洗剤分を十分溶出させた後，5mlを共栓試験管に取り，さらに1％メチレンブルー溶液を5mlを加え，よく混ぜる．ここにクロロフォルム原液5mlを入れ，栓をして震とうする．

【判定】分離した下層のクロロホルム層が青色を呈すれば中性洗剤が付着していることになる．

7 清掃・点検

給食の提供終了後は，使用した作業台や調理機器，容器，ふきんなどの洗浄・殺菌を行う．清掃が終わったら施設・設備の安全点検を行い，当日の給食運営業務を終了する．

調理器具・容器などの洗浄および殺菌方法については，大量調理施設衛生管理マニュアルにもとづいて実施する．施設全体の後かたづけ・清掃が終了したら厨芥・ゴミなどの廃棄物処理を行い，厨房内にゴミを残さないようにする．使用した揚げ油は発火の原因になるのであら熱を取ったら容器の蓋をして空気を遮断する．最後にガスの口火，元栓，電気のスイッチ，水道の蛇口を確認し安全点検を行う．

(1) 作業安全・防災点検

1日の作業を振り返って，衛生・安全上の観点から規定どおりに作業を行ったか，作業工程ごとにそれぞれの項目について点検する．

【器具等の洗浄・殺菌方法】

●機械・調理台など

①機械は本体，部品に分解して行う．分解した部品は床にじか置きしない．
②機械・調理台は食品製造用水（40℃程度）で3回水洗いをする．
③中性洗剤または弱アルカリ性洗剤でよく洗浄する．
④食品製造用水（40℃程度）で洗剤をよく洗い流す．
⑤80℃で5分間以上またはこれと同等の効果を有する方法で殺菌を行う．
⑥よく乾燥させ，清潔な保管庫で保管する．
⑦作業開始前に70％アルコールまたはこれと同等の効果を有する方法を噴霧し，殺菌を行う．

●まな板・包丁へらなど

①機械・調理台などと同様の方法で洗浄する．
②80℃で5分間以上またはこれと同等の効果を有する方法で殺菌を行う．
③よく乾燥させ，清潔な保管庫で保管する．

●ふきん・タオルなど

①機械・調理台などと同様の方法で洗浄する．
②100℃で5分間以上煮沸殺菌を行う．
③清潔な保管場所で乾燥，保管する．

【床の清掃】

＜ドライシステム＞

①野菜の切りくずやゴミをほうきで掃き，除菌洗浄液（希釈液）を床全体に撒き，モップで軽くこする．
②スクイジーで水気を取り，よく乾燥させる．

＜ウェットシステム＞

①食品カスを取り除いた後，床全体に水を撒き，なじませたらスクイジーで軽く水気をとる．
②除菌洗浄液を撒いたら，デッキブラシで磨く．
③薬液が残らないようスクイジーで十分に水気を取り，よく乾燥させる．

3 運営の確認

❶ 検食簿

できあがった料理を喫食者に提供する前に，異物混入の有無や味・量・温度・外観などの品質について給食管理者が評価し，記録に残す（**実習ノートの帳票23**）．

❷ 給食日誌

提供した給食の栄養管理，経営管理，生産管理，衛生安全危機管理，顧客管理について実施後の結果を日誌として記録し保管する．PDCAサイクルにもとづいて給食経営の評価を行うための客観的資料となる．給食日誌より問題点や課題を発見し，見直しを図って次回の計画にフィードバックする（**帳票24の記入例**）．

■帳票24の記入例

給食日誌

栄養管理	献立名		栄養量	
	主食：ベーグルレーズンパン 主菜：スパニッシュオムレツ 副菜1：白菜とコーンのミニサラダ 副菜2：―― 汁：ミネストローネ デザート：コーヒーゼリー		エネルギー 712 kcal たんぱく質 28.3 g 脂質 25.0 g 食塩 3.8 g	盛付け写真を添付 写真

経営管理	仕込み食数	提供食数	給食費	収入	1人分食材原価	給食従事者数	労働生産性
	100食	100食	400円	40,000円 （税抜き）	388.0円 （ 97.0 %）	19人 欠席者数 1人 熱のため作業中止	仕込み食数／従事者数 = 5.3 食 売上高／従事者数 = 2,105.3 円

注釈：
- 実習人数
- 給食の販売価格×提供食数
- 食材料費／販売価格×100
- 本来、従事者数は人数ではなく、パートや正社員の超過勤務を含めた労働時間に換算して求めるが、ここでは単純に実習に従事した学生数で算出し、基本的な考え方を学ぶ

生産管理
1. 白菜を切るのに時間がか〔かった〕
2. 卵を天板に流し入れた時〔…〕1枚中心温度が75℃以上〔…〕
3. ミネストローネの盛付け時になるべく具が均等に入るようにするのが慣れない〔…〕
4. じゃがいもの下処理が予定よりも遅く，スパニッシュオムレツを焼く時間が〔…〕

衛生安全・危機管理	個人衛生	作業中の事故	クレーム・トラブル	保存食の有無				
	2名手荒れがあったため，手術用の手袋をつけて作業を行った。盛付けからはずした．	なし	ケチャップの量が足りないと言われた	原材料 ○ 調理品 ○	頭が重い	0	全身がだるい	0
					目が疲れる	0	腕がだるい	1
					肩がこる	0	腰が痛い	3
					手や指が痛い			4

注釈：
- 個人衛生点検表の改善指導内容を記入
- 個人衛生点検表から人数を転記する

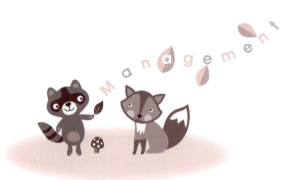

基礎編

Ⅴ Sub Check 各実習のまとめ

学習のねらい

- 給食の運営・管理実習の結果を考察し評価を行う．具体的には，作業管理，生産管理，衛生・安全管理，栄養管理，経営管理等に関する実施内容について，問題点や課題を抽出・分析し，次回の実習に向けて改善案を検討する．
- 各種帳票類の意義と内容を理解する．

① 運営・管理の評価

① 実施献立表，実施作業指示書，実施作業工程表の作成

第Ⅲ章（p.28～31）で作成した予定の献立表・作業指示書・作業工程表の記載内容について，実際に行った内容をもとに加筆あるいは修正をし，予定と実施後の内容を比較・検討する．加筆・修正の際は，元の数値や文字，文章が見えるように取消し線を引き，余白に記入する．

（1）実施献立表・実施作業指示書

納品・荷受時に記録した検収記録表や厨房作業中の記録より，献立表と作業指示書の食品名欄に記載の食材料・調味料の食数分および1人分の「使用量」「純使用量」に変更がある場合は修正し，栄養価の再計算を行う．ともなって，献立表の各「栄養比率」の修正，「食品構成の実施欄」の記入，作業指示書の「栄養素量」の修正を行う．また，作業指示書の「調理作業の指示・CCP内容」についても，変更が生じた場合は加筆，削除等の修正を行う．さらに，料理ごとの「でき上がり重量」「1人分盛付け量」を新たに記入する．

（2）実施作業工程表

下処理作業，調理作業の各内容と時間，使用機器，CCPの内容に変更が生じた場合は，加筆，修正する．

以上の各変更内容について分析・検討を行い，予定どおりにならなかったことに問題があればその原因を探り，改善案を検討する．

② 食材日計表の完成

各使用食材料の実施原価を算出する．納品伝票や領収書などをもとにⅢ章（p.32，33）で作成した食材日計表の「実施原価」の欄を整理し，当該表を完成させる．

③ 廃棄率の評価

実施作業指示書や検収記録表より，料理ごとに各使用食品の切り方，検収重量（食数分の使用量）と正味重量（純使用量の実施量）を転記し，実施の廃棄率を算出する．

実施の廃棄率＝1－正味重量/検収重量×100

食品成分表が示す廃棄率と比較し，実施廃棄率が大幅に高かった場合，調理従事者の下処理作業，すなわち材料の皮のむき方，ヘタなどの除き方，切り方などから問題点を探り，調理従事者の能力（包丁の技術）の向上と作業の標準化を図るための改善案を検討する（帳票25の記入例）．

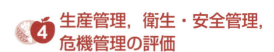

4 生産管理，衛生・安全管理，危機管理の評価

厨房作業中に発生したさまざまなトラブル，いわゆるインシデント（ヒヤリハット）事項やアクシデント事項を記録し，その発生原因を検証し，作業内容や手順に関する問題点を抽出することは，重点をおくべき管理項目が明確になり，再発防止や管理体制の強化

■帳票25の記入例

廃棄率調査

料理名	食品	切り方	成分表の廃棄率(%)	検収重量(kg)	正味重量(kg)	廃棄率(%)	備考
蒸し鶏と夏野菜の冷やし鉢	きゅうり	薄切り	2	2.70	2.55	6	スライサー使用
	トマト	くし切り	3	2.20	1.94	12	
	ナス	半月切り	10	4.00	3.59	10	
	きくらげ	千切り	0	1.38	1.34	3	
	大葉	千切り	0	0.06	0.06	0	
根菜ごろごろ煮	にんじん	いちょう切り	3	1.37	1.29	6	ピーラー使用
	ごぼう	輪切り	10	0.60	0.57	5	
	干ししいたけ	4分の1	20	1.20	1.09	9	
	さやえんどう		9	0.61	0.56	9	
天の川そうめん	オクラ	輪切り	15	0.70	0.65	7	

問題点	改善案
・きゅうりの廃棄率が高くなったのは，消毒後に調理室で切る予定だったのが，一部下処理室で切ってしまったものがあり，それは生食にできないため廃棄したことが原因である． ・トマトは切る際にゼリー部分が一部出てしまったため，廃棄率が高くなった． ・きくらげは，水で戻した後，かたいところを除いたため廃棄率が高くなってしまった． ・にんじんの廃棄率が高かったのは，ピーラーで皮をむくときに力を入れすぎて，可食部まで含んでしまったこととヘタ（葉の根元）を切りすぎてしまったことが考えられる．	・きゅうりは，作業工程表を事前に再確認し，消毒処理をするものは絶対に下処理室で切る作業をしないよう徹底する． ・トマトは，おしりを見て筋を確認し，筋と筋の間に包丁を入れる．隔壁の部分に包丁が入ることになり，ゼリーが外に出にくくなる． ・きくらげの硬い部分は，食べやすいように薄く細く切る． ・にんじんはできる限り薄く皮をむき，ヘタ（葉の根元部分）はギリギリをえぐり取るようにする．

につながる.

図V-1は,実習中に起こった生産管理上,衛生・安全管理および危機管理上のトラブルについて,作業工程をさかのぼって真因を探し,問題点を抽出した後に改善案を検討し次回の目標を立てる,といった評価の例を示したものである.

■図V-1　生産,衛生・安全,危機管理の評価
＊トラブルからの真因探し

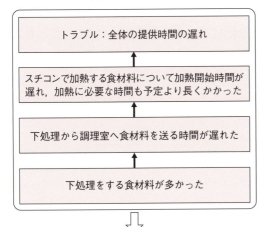

5 品質の評価

評価の対象は,提供した食事の品質と食事以外のサービスの品質(栄養情報や実習生の接客態度,食堂の環境など)である.

食事の評価については,給食の経営計画(p.9～11)で設定した理念・目標や品質基準(数値目標)が保たれたか(守られたか)を評価する.

具体的には,厨房作業中にさまざまな計測・記録による数値化を行い(IV章の各帳票を参照),その内容を検証する.

食事以外のサービスについても評価を行う.

(1) 実習中の計測
1) 盛付け量

提供する食事の各料理は,できるだけ均等に盛付けることが大切である.各々,仕上がり重量を食数で除して1人当たりの予定盛付け量を算出する.実際に盛付けるときには,汁物は盛付け作業中の蒸発量を,和え物などの副菜は離水量を考慮し,算出値よりやや少ない量(2～3%程度の減量)を設定する.この量は経験的に設定されることが多いが,データを蓄積して減量割合を標準化するとよい.配膳終了時の盛付け量が開始時の±10%以内であれば問題としないが,その範囲外となった場合,または盛り残しが発生した場合はその原因を探り,問題点の抽出と改善案の検討を行う.

2) 提供温度

適温給食が実施されたかどうかの評価である.その判断の目安は提供前の保管中温度あるいは提供終了時の温度で,温かく提供する料理は65℃以上,冷たく提供する場合は10℃以下である.これは,料理の品質,食味,喫食者の満足度を上げるという観点から重要

であるとともに，安全・衛生管理の観点からも厳守しなければならない．

実習で計測した各料理の調理終了直後と保管中，提供終了時の温度の推移を確認するとともに，喫食時の温度を推測し，料理の品質を評価する．保管中あるいは提供終了時の料理の温度が，上記温度からはずれている場合はその原因を探り，問題点の抽出と改善案の検討を行う．

3）提供開始時刻

設定した時刻を守れなかった場合は，喫食者を待たせることになり満足度低下につながる．なぜ遅れたのか原因を探り，再発防止対策を検討する．

（2）喫食者の評価

上記1）～3）の内容は調理従事者側の作業にかかわるものであるが，すべて生産した食事に対する喫食者側の評価に影響を及ぼす．

提供した各料理の量や味，彩りなどと前述の食事以外のサービスについては，質問紙調査で直接，喫食者の意見を聞き，その回答状況から満足の程度を量る方法がある．質問紙調査を実施する場合は，料理の味付け，温度，盛付け量，食べた量，実習生の接客，栄養教育媒体などについて評価しやすいような選択肢を設ける（点数表記などをする）とともに，その他の意見を記述する欄も設ける．図V-2，図V-3は，質問紙調査結果の一例である．

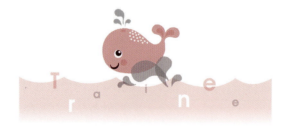

■図 V-2　質問紙調査による喫食者の評価　①食事の品質

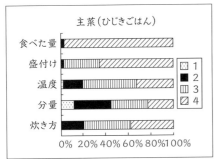
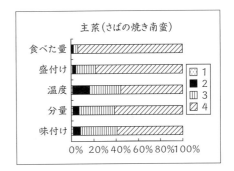

1：悪い，2：やや悪い，3：ややよい，4：よい

自由記述
〈主食（ひじきごはん）〉
・味が薄かった．
・主食はもう少し塩気がほしい．
・味がしみ込んでいない．
〈主菜（さばの焼き南蛮）〉
・さばは骨が多くて食べにくかった．
・主菜がもう少し温かいほうがよい．
・魚がくさかった．
・さばの味つけがよかった．
・ピーマンとにんじんをもう少し薄く切ったほうがよい．

問題点
〈主食（ひじきごはん）〉
・味が薄かったのは，混ぜごはんの一般的な調味％に従って調味料の使用を設定しただけで，事前に試作をして味を確認しなかったことがあげられる．
〈主菜（さばの焼き南蛮）〉
・さばは，発注伝票に「骨なし」と記入するのを忘れた．
・ピーマンやにんじんの太さは，調理従事者の包丁技術の不足と，さらに，その太さによって硬さも感じられてしまったと考えられる．

改善案
〈主食（ひじきごはん）〉
・必ず試作をして，ごはんに混ぜる具の種類や量を考慮して味の調整を行い，各調味料の使用量を決定する．
〈主菜（さばの焼き南蛮）〉
・発注伝票には，こちらの希望するものが納入業者に伝わるよう，詳しく記載する．
・野菜の「千切り」を上達させる．また，加熱後には硬さをチェックする．

■図V-3　質問紙調査による喫食者の評価　②食事以外のサービス品質

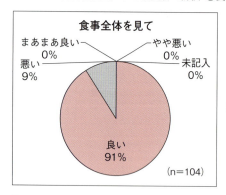

食事全体的には高い評価が得られたと思う．
9%の人が「まあまあ良い」という評価にとどまったことについては，主食（ご飯）の量に対して副食（主菜・副菜）の量が少なく，物足りなさを感じたのではないかということが一因としてあげられる．

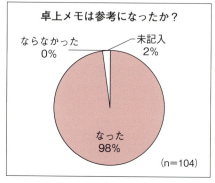

「参考になった」の回答率が高かった．
卓上メモの1面は，七夕をテーマにした情報に，季節を感じ興味をもってもらいやすかったと考える．
2面は，バランスのよい食事のとり方について，イラストを加えて説明した内容が理解しやすかったと考える．
「未記入」者（2%）の中には，文字が小さすぎて読みにくいと感じた人がいるかもしれない．紙面に文章やイラストをどうレイアウトするか，工夫する必要がある．

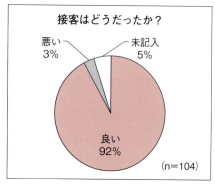

「悪い」が3%，「未記入」の者5%という結果については，食堂が混んだ時間帯に入れないお客様に対して，説明や声かけをするなどの対応が不十分であったことが一因と考える．
どんな状況であっても，受付や食堂の接客は落ち着いて行うこと，また，厨房にいるスタッフも，配膳を行いながら，カウンター越しに食堂への気配りやお客様への声かけを徹底する必要がある．

2　栄養管理の評価

1　残菜の評価

残菜記録表の項目に沿って，各重量を記録する（帳票26の記入例）．
仕込み食数は予定提供食数に保存食1食を加えた数，実施提供数は仕込み食数から保存食1食と売れ残った食数（残食）を除いた食数である（たとえば，仕込み食数106食に対し，残食が1食であれば保存食1食を合わせて減じ，104食となる）．
料理名欄には，主食→主菜（付け合せ）→副菜1→副菜2→汁物→デザート（→飲み物）の順に料理名を記入する．

■帳票26の記入例

残菜記録表

A:仕込み食数 (106 食)
B:実施提供数 (104 食)

	料理名			ひじきごはん	さばの焼き南蛮	長いものきのこあんかけ	豆苗と大根のみそ汁	牛乳寒天		
提供重量	① 仕上がり重量	(kg)		22.2	24.8	18.4	17.8	11.7		
	② 1人分盛付け予定量	(g)	①×1000÷A	209.0	234.3	173.1	168.1	110.0		
	③ 盛り残し重量	(kg)		0.0	0.0	0.0	0.3	0.0		
	④ 盛付け実施量	(kg)	①−③	22.2	24.8	18.4	17.5	11.7		
	⑤ 1人分盛付け実施量	(g)	④×1000÷A	209.0	234.3	173.1	165.0	110.0		
残菜重量	⑥ 残菜重量	(kg)		1.4	0.7	1.6	0.2	0.0		
	⑦ 残菜率	(%)	⑥÷④×100	6.1	2.8	8.4	1.0	0.0		
	⑧ 1人分残菜重量	(g)	⑥×1000÷B	13.1	6.7	14.9	1.7	0.0		
	⑨ 1人分摂取量	(g)	⑤−⑧	195.9	227.6	158.2	163.3	110.0		

問題点
・ひじきごはんは味が薄く,また量が多かったので,人によっては食べきれず残してしまったのではないかと考える.
・さばの焼き南蛮は骨があり,残菜のほとんどが骨であった.

改善案
<ひじきごはん>
・顆粒和風だしの量を1人あたり0.5gから0.2g,しょうゆの量を1人あたり1.5gから2gに変更する.
<さばの焼き南蛮>
・さばは骨のないものを発注する.

(1) 提供重量

「仕上がり重量」は,各料理ができ上がった直後の全体重量を計測する.それを仕込み食数で除したものが盛付け開始前の「1人分盛付け予定量」である.盛付け終了時に'盛り残し'がないことが望ましいが,万が一発生した場合は,料理ごとにその重量を計測し「盛り残し重量」として記録する.「盛付け実施量」および「1人分盛付け実施量」は「盛り残し重量」を考慮したものとなる.

(2) 残菜重量

料理ごとに「残菜重量」を計測する.それを「盛付け実施量」で除して「残菜率」を求める.また,各料理の残菜重量を実施提供数で除して「1人分残菜重量」を算出し,「1人分盛付け実施量」から減じた数値を「1人分摂取量」とする.この「1人分摂取量」は,「盛

り残し重量」「残菜重量」「残食数」を考慮した1人当たりの平均正味摂取量となる．

各料理において，盛り残しが生じた場合，あるいは残菜率が高かった場合，1人分の「摂取量」は「盛付け予定量」より少なくなり提供栄養量が計画どおりではないという結果になる．なぜ盛り残しや残菜が発生したかについて，その原因を探り，改善案を検討する．

❷ 栄養量の評価

栄養量算定表を完成させる．

栄養計画で設定した推定エネルギー必要量および給与栄養目標量を記入する．また，予定献立表，実施献立表，食材日計表，残菜記録表より，1人当たりの重量，エネルギーおよび各栄養素量，価格を転記する．さらに，前述の1人当たりの平均正味摂取量に相当するエネルギー，各栄養素量を推定（算出）し，目標量との比較・検討を行う（**帳票27**の記入例）．

以下，**帳票27**の作成について説明する．

（1）目標量

エネルギーおよび各栄養素量については，Ⅱ章の栄養管理計画において，食事摂取基準にもとづいて設定した1日の推定エネルギー必要量および給与栄養目標量のうち1食（昼食）当たりで給与すべき量を記入する（本書では1日の目標量の35%）．すなわち，予定献立作成時に目標とした値である．

価格は，予算として設定した食材料総原価を記入する．

（2）予定量

「エネルギーおよび各栄養素量」については，予定献立表より，料理ごとの数値および1食分の合計値を転記する．

「価格」は，Ⅲ章の食事計画において，予定献立表の作成とともに算出した料理ごとの1人分の食材料費と1食分としての合計食材料費を，食材日計表の予定原価の欄より転記する．

（3）実施量

「1人当たりの重量」は，残菜記録表より，料理ごとの「1人分盛付け実施量」を転記し，1食分としての合計量を求める．

「エネルギーおよび各栄養素量」については，給食実施後に作成した実施献立表（p.53）より，料理ごとの数値および1食分の合計値を転記する．

「価格」は，上記，実施献立表の作成とともに算出した料理ごとの1人分の食材料費と1食分としての合計食材料費（真の食材料原価，p.33参照）を，食材日計表の実施原価の欄より転記する．

（4）摂取量

「1人当たりの重量」は，残菜記録表より，料理ごとの「1人分摂取量」を転記し，1食分としての合計量を求める．この摂取量に相当するエネルギー，各栄養素および価格（実施価格）については，「1人当たりの摂取量」の「1人当たりの実施量」に対するエネルギー，各栄養素，価格との比率計算（下記）で求めた推定値とする．

【計算式】
摂取量に相当するエネルギー量（各栄養素量，価格）
＝1人当たりの摂取量÷1人当たりの実施量
　×実施のエネルギー量（各栄養素量，価格）

■帳票27の記入例

栄養量算定表

料理名		1人当たりの重量（g）	エネルギー（kcal）	たんぱく質（g）	脂質（g）	C（g）	食物繊維（g）	食塩相当量（g）	価格（円）
	目標量		600～800	21～32	16～20	30～	7～	0.5～2.3	350
ひじきごはん	予定		317	6.4	1.9	1	2.8	0.4	50
	実施	209	317	6.4	1.9	1	2.8	0.6	68
	摂取	196	297	6.0	1.8	1	2.6	0.6	64
さばの焼き南蛮	予定		196	14	10.9	10	0.7	0.5	108
	実施	234	96	14	10.9	10	0.8	0.5	134
	摂取	228	93	13.6	10.6	10	0.8	0.5	130
長いものきのこあんかけ	予定		81	2.9	1.3	12	2.8	0.1	108
	実施	173	87	3.3	1.4	14	3.3	0.1	141
	摂取	158	80	3.0	1.3	13	3.0	0.1	129
豆苗と大根のみそ汁	予定		27	2.3	0.6	6	0.9	1.2	23
	実施	165	27	2.1	0.6	4	0.9	1.4	17
	摂取	163	27	2.1	0.6	4	0.9	1.4	16
牛乳寒天	予定		102	2.8	0.5	16	1	0.1	42
	実施	110	86	2.8	0.5	18	1.1	0.1	49
	摂取	110	86	2.8	0.5	18	1.1	0.1	49
	予定								
	実施								
	摂取								
	予定								
	実施								
	摂取								
合計	予定		723	28.4	15.2	45	8.2	2.3	331
	実施	892	613	28.6	15.3	47	8.9	2.7	409
	摂取	855	583	27.5	14.8	45	8.4	2.6	
	目標達成度(%)		83	104	84	151	120	94	117

問題点
- エネルギー摂取量が予定よりも低くなったのは，「主食」「副菜」の残菜量が多かったことによると考える．
- 脂質の目標達成度が低かったのは，もともと予定（計画）の段階で目標量の範囲の下限値しかなかったためである．
- 主食（ひじきごはん）と副菜（長いものきのこあんかけ）の味が薄く調味料を追加したため，食塩相当量が目標量の範囲を超えてしまった．
- 炭水化物エネルギー比の摂取割合が目標値を超えたのは，残菜発生により全体のエネルギー摂取量が減ったためである．
- 穀類エネルギー比の摂取割合が目標値を下回ったのは，もともとの予定（計画）の段階で目標値を下回っていたためである．

改善案
- エネルギー摂取量を下げる原因となった主食，主菜，副菜の残菜を減らす策は以下のとおりである．
  主食の味付けについては，顆粒和風だし0.5gから0.2gに，しょうゆの量を1.5gから2gに変更する．
  副菜の味付けを濃くするために，薄口しょうゆ0.5gを減塩しょうゆ1.5gに変更する．そうすると食塩相当量が目標量を超えてしまうので，味が濃かった汁物の出汁をしっかりとり，みそを10gから6gに減らす．
- 主菜（さばの焼き南蛮）は，その残菜を減らすためと，全体的に脂質を上げるために，"南蛮"にして，焼かずに揚げる（吸油率10～15%が見込める）．また，風味付けにいりごま0.5g程度をふりかける．

(5) 目標達成度

1食分としての摂取エネルギー量，摂取栄養素量あるいは実施価格の目標量に対する割合を求め，達成度とする．その際，一部幅で示されている給与栄養目標量については，原則，中央値を用いる．ただし，本書では，耐容上限量（UL）をもつカルシウム，鉄，ビタミンAは幅の下限値を，食物繊維，食塩相当量は目標量（DG）を用いた．

(6) 各栄養比率（エネルギー比および動物性たんぱく質比）

予定欄には予定献立表より各値を転記する．摂取欄に記入する値は摂取量に相当する比率であり，「(4) 摂取量」と同様の方法で算出した推定値とする．

(7) 問題点・改善案

摂取エネルギー量および各摂取栄養素量について，達成度がおおむね 100±10% の範囲からはずれた場合，あるいは各栄養比率の摂取値が目標値の範囲からはずれた場合，それぞれの原因を探り，改善案を検討する．

❸ 栄養教育の評価

栄養教育計画（Ⅱ章，p.25，26）で設定した目的の達成度を評価する．

「内容」にはそのテーマ・手段（媒体の種類）・具体的な内容を示し，実際に作成した媒体の写真などを貼り付ける．その媒体について，喫食者に的確な栄養・健康情報を提供できたか，わかりやすい内容であったかなどを検討し，よかった点，改善すべき点と具体的な改善案をまとめ，目的の達成状況について客観的に評価する（**帳票 28 の記入例**）．

3 経営管理の評価

原価・会計管理，食材料管理

食材料の予定価格と実施価格の比較・検討，全体価格に対する料理ごとの価格割合の妥当性や価格占有率の高い食材料に関する検討を行う．

原価と食材料管理の評価を p.64 に示す（**帳票 29 の記入例**）．

(1) 料理別食材料費

食材日計表より，料理ごとの1人分の食材料費の予定および実施の価格を転記し比率を求める．予定価格と実施価格の差額を算出し，大幅な差が生じた場合（高値であっても低値であっても），その原因を探る．

実施価格が予定価格より上がった場合は赤字・損失につながる可能性が高い．一方，下がった場合，その程度によっては，喫食者に対して販売価格に見合った食事を提供できていないと評価される．

料理別価格割合（比率）は，主菜がほかの料理を下回った場合，提供した食事に関して料理ごとの量と質や全体のバランスが問われることになる．

(2) ABC 分析

給食施設において，ABC 分析は，食材料管理，メニュー管理，品質管理などに活用されている．

本実習では，食材料管理―食材料原価の統

■帳票28の記入例

栄養教育の評価

目的
- 熱中症にならないための知識を身につけてもらう．
- 食事と卓上メモで七夕を楽しんでもらう．
- 栄養素バランスのよい食事について理解を深めてもらい，普段の食生活を意識してもらう．

内容
①メニュー案内（掲示物）
　献立名・レーダーチャート献立の栄養価を掲示・一口メモ（主菜と汁物のポイントについて）
②配布物
　「熱中症になる前に！！」
　熱中症の説明（熱中症の予防対策についてと熱中症予防のレシピ）
③卓上メモ
・「どうして七夕にそうめんなの？」（そうめんについての説明）
・「栄養素バランスのよい食事とは？」（バランスのよい食事についての説明）

作成したもの

・メニュー案内
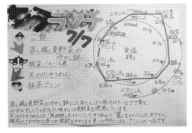

・配布物
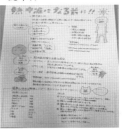

・卓上メモ（表）
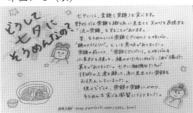

・卓上メモ（裏）
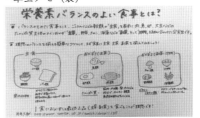

評価（目的が達成できたか）
- 目的は「熱中症にならないための知識を身につけてもらうこと」であったが，喫食者アンケートより「熱中症の塩分補給は，状況によって加減が必要なので，（　）書きくらいでもよいのではないか」との意見をいただいた．
　今回，提供した情報は一部内容が不十分であった．より正しい情報を提供するためには，時間をかけて文献をよく調べ，正確に記述する必要がある．
- 卓上メモには，1食の栄養素バランスをよくするコツや，料理ごとに栄養素的役割の簡潔な説明が記載されており喫食者にとってわかりやすかったと思われるが，自身の食生活を意識してもらうためには，知識だけでなく実用性のあるレシピを載せることなどを検討する必要がある．

■帳票29の記入例

原価と食材料管理の評価

＊料理別食材料費（1人分）

料理形態	料理名	予定 価格（円）	予定 比率（％）	実施 価格（円）	実施 比率（％）	差額（円）	備考
主食	ひじきごはん	50.0	15.1	67.9	16.6	18.0	主食はひじきと油揚げ，主菜はさば，副菜は長いも，生しいたけ，まいたけ，牛乳寒天は牛乳，みかんと，値段が予定よりも高かった食材が多く，実施価格の合計が77円も上がってしまった．
主菜	さばの焼き南蛮	108.1	32.7	133.9	32.8	25.8	
副菜	長いもときのこあんかけ	108.0	32.7	141.3	34.6	33.2	
汁物	豆苗と大根のみそ汁	22.6	6.8	16.6	4.1	−6.0	
デザート	牛乳寒天	42.1	12.7	48.8	12.0	6.7	
茶・その他	お茶						
	合計	330.8	100.0	408.5	100.0	77.7	

＊食材料費 ABC分析　価格順位による食品購入価格集計表

グループ	価格順位	食品名	1人分価格（円）※	価格占有率（％）	累積構成比率（％）
A	1	さば（切り身）	110.0	26.9	26.9
	2	ながいも	67.2	16.5	43.4
	3	ひじき（干）	30.0	7.3	50.7
	4	生しいたけ	24.7	6.0	56.8
	5	米	22.4	5.5	62.3
	6	まいたけ	15.5	3.8	66.1
	7	粉寒天	14.8	3.6	69.7
B	8	えのきたけ	12.1	3.0	72.6
	9	低脂肪牛乳	10.8	2.6	75.3
	10	青ピーマン	10.3	2.5	77.8
	11	こまつな	10.3	2.5	80.3
	12	キウイフルーツ	10.3	2.5	82.9
	13	にんじん	8.6	2.1	85.0
	14	油揚げ	8.3	2.0	87.0
	15	みかん（缶）	6.6	1.6	88.6
C	16	だしパック	6.2	1.5	90.2
	17	米みそ	5.0	1.2	91.4
	18	脱脂粉乳	3.8	0.9	92.3
	19	玉ねぎ	3.4	0.8	93.2
	20	しょうが	3.4	0.8	94.0
	21	大根	3.4	0.8	94.8
	22	根深ねぎ	3.4	0.8	95.7
	23	トウミョウ	3.4	0.8	96.5
	24	みりん	3.3	0.8	97.3
	25	上白糖	2.6	0.6	98.0
	26	片栗粉	2.5	0.6	98.6
	27	穀物酢	2.4	0.6	99.2
	28	顆粒和風だし	2.0	0.5	99.7
	29	しょうゆ	0.6	0.1	99.8
	30	とうがらし(カット済み)	0.4	0.1	99.9
	31	植物油	0.3	0.1	100.0
	32	うすくちしょうゆ	0.2	0.1	100.0
		合計		100.0	

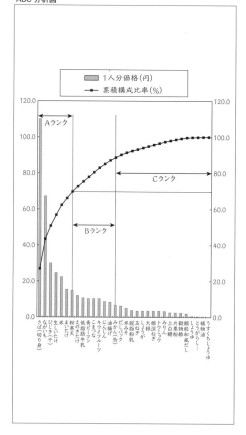

ABC分析図

※：食材日計表（帳票13）から実施1人分価格を転記

問題点	・ABC分析の結果，各料理の実施価格が予定より高くなった原因として挙げられる食材のうち，さば，ながいも，ひじき，生しいたけ，まいたけがAグループに入った．そのうち，長いも，生しいたけ，まいたけは副菜の材料であり，副菜の食材がAグループの中に3つも入ったことが副菜の価格を引き上げる要因となった． ・定食メニューの場合，各料理の価格比率は，主菜を他より高くすることが望ましいが，今回は副菜の価格比率が主菜を上回るというアンバランスな結果となった．
改善案	・まず，全体的な金額を下げるために各料理の値段を下げる検討を行わなければならない．主菜の値段を下げるために，さばを冷凍品にする，あるいは価格の安い魚に代替する．または納品業者の検討を行う．副菜の値段を下げるために，「きのこ」の購入の仕方を検討する．具体的には，Aグループの生しいたけとまいたけの量を減らし，えのきたけの量を増やす．また，長いもの量を減らすか，他の食品に代替する． ・主菜のあんに使用する食材（玉ねぎ，青ピーマン，にんじん）の量を増やし，副菜の食材の使用量を減らすことによって価格比率のアンバランスをなくすとともに，献立全体のバランス（各料理の量のバランスなど）を整える．

制をはかる方法―として活用する．

価格順位による食品購入価格集計表に，食材日計表より使用した食材料と実施原価欄の1人分価格を転記し，1人分価格の合計を100として各食材料の価格占有率を求める．価格占有率の高い順にAグループ（累積構成比率：70～80％），Bグループ（同，10～20％），Cグループ（同，10％以下）に分類し，Aグループに入った食材料を重点的に管理して食材料総原価を下げる方法を検討する．Aグループの食材料は使用頻度が高く，単価×使用量が大きいという特徴があり，食材料総原価に及ぼす影響が大きい．使用量を減らす，ほかの安価な食品へ代替する，あるいは購入契約業者の再選定などを検討する必要性が，それぞれ考察としてあげられる．それらを問題点，改善案に分けてまとめる．

2 経営資源の使い方

「給食経営管理実習」においては，実際の管理栄養士の現場のように，人（man），もの（material），設備（machine），金（money），技術（method）などの経営資源を使いこなすことはむずかしいが，各班の実習内容を振り返り，上記資源を少しでも効率よく効果的に使用できたかどうかを評価する必要がある．具体的には，前述の食材料原価に関する評価のほかに，廃棄率調査や残菜調査の結果から食材料の使用状況（むだはなかったか）や食品ロスに関する評価，さらに実施作業工程の評価である．実施作業工程表では，計画通り（時間通り）に進まなかった内容について，調理従事者各々の技術・能力の把握および配置，各調理作業の内容と時間配分，食材料の扱い方，設備の使用時間や使い方などが妥当であったか，必要であれば献立計画・立案時までさかのぼり，可能な限り詳細を分析して原因を探り，改善案を検討する．

3 喫食者満足度

経営管理の評価に関して，喫食者側の視点は「給食が，自分が支払った金額に見合っていたかどうか」である．

給食の評価には，提供された食事だけでなく，給食スタッフのサービスや食環境および栄養情報の提供なども含まれる．

食事自体に対する喫食者の評価がどの程度であるかは，検食や残菜調査の結果からある程度推測することはできるが，そのほかの内容については潜在化しやすい．

たとえば，定期的な質問紙による調査実施などで喫食者の声を聴く機会を設け，次回以降の実習内容について改善を図る必要がある（p.57 図V-2，p.58 図V-3参照）．

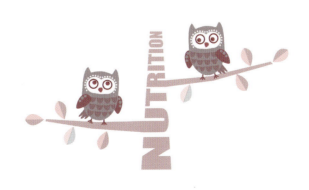

基礎編

VI Total Check 総合評価

学習のねらい

- 栄養出納表と栄養管理報告書を用いて栄養管理を評価する．
- 食材料費だけではなく，労務費と経費を含めた原価・会計管理を評価する．
- 品質保証として示した品質基準にあった食事提供ができたか評価する．

① 栄養管理の評価

❶ 栄養出納表

栄養出納表では，10～11日分の実施献立表をもとにして，食品群別に使用量をまとめ，食品構成の値と比較する（**帳票30の記入例**）．さらに，給与栄養量や栄養比率が給与栄養目標量の範囲内にあることを確認する．これらを用いて栄養管理報告書を作成する．

❷ 栄養管理報告書

健康増進法施行規則で所管保健所に提出することが義務づけられている（図VI-1）．

提出の回数・時期は都道府県により異なる．栄養管理報告書は病院，介護施設，事業所，学校，社会福祉施設など，給食施設別に書式が分かれている．

病院・介護施設版報告書では，栄養管理や個別栄養指導の内容を詳しく記載する．

（1）報告内容

給食施設の栄養報告書の内容は以下のとおりである．

① 給食施設種類
② 食事区分別1日平均食数および食材料費
③ 給食従事者数
④ 対象者の把握（利用者に関する把握・調査）
⑤ 給食の概要（給食の位置づけ，給食会議，衛生管理，非常時危機管理対策，健康管理部門と給食部門との連携，利用者食事アンケート）
⑥ 栄養計画（対象別に設定した給与栄養目標量の種類，給与栄養目標量の設定対象の食事，給与栄養目標量の設定日，給与栄養目標量と給与栄養量，給与栄養目標量と給与栄養量の比較および評価）
⑦ 栄養・健康情報提供
⑧ 栄養指導
⑨ 課題と評価
⑩ 栄養関連施設項目
⑪ 委託者
⑫ 責任者と作成者

なお，⑤の給食の概要には，以下の内容を含まなければならない．

・献立票：料理名，食品および調味料などの種類と分量

- 作業指示書：調理単位の純使用量（1人分と仕込み食数分），調味割合（調味％），調理手順，でき上がりの形態や分量
- 作業工程票：作業指示書に従って調理する進行管理（主として時間）を表したもの

ただし，これらの帳票は別々に作成しなくてもよい．

■帳票30の記入例

栄養出納表

食品群名		1人1回当たりの純使用量								合計	平均給与量 g	食品構成 g	過不足 g
		1日	2日	3日	4日	5日	6日	7日	8日				
1. 穀類	米類	80	0	80	80	80	80	80	80	560	60	70	10
	パン類	0	80	0	0	0	0	0	0	80	25	10	−15
	めん類	0	0	0	0	0	0	0	0	0	26	0	−26
	その他の穀類	5	10	10	0	20	10	5	20	80	5	10	5
2. いも類	じゃがいも類	15	60	20	20	30	20	50	25	240	9	30	21
	いも類	15	0	0	0	0	0	0	20	35	2	4	2
3. 砂糖類		3	4	4	4	3	5	5	0	28	3	3	0
4. 油脂類	動物性	0	0	0	0	3	4	0	0	7	1	1	−1
	植物性	5	4	5	3	6	4	2	6	35	4	4	0
5. 豆類	みそ	12	0	12	0	12	0	10	0	46	4	6	2
	豆・大豆製品	50	0	10	60	0	60	10	50	240	18	30	12
6. 魚介類	生もの	0	80	0	0	0	0	0	80	160	28	20	−8
	塩蔵・缶詰	0	0	0	0	0	0	0	0	0	2	0	−2
	練り製品	0	0	0	0	0	0	0	0	15	2	2	0
7. 肉類	生もの	60	0	60	0	0	0	0	50	170	23	21	−2
	その他の加工品	0	40	0	0	20	0	0	0	60	2	8	6
8. 卵類		0	0	0	50	0	50	0	0	100	7	13	6
9. 乳類	牛乳	0	80	0	10	0	50	0	20	160	53	20	−33
	その他の乳類	50	10	0	0	30	0	0	30	120	9	15	6
10. 野菜類	緑黄色野菜	90	90	80	110	130	100	120	80	800	53	100	47
	その他の野菜	200	110	120	60	80	80	60	200	910	70	114	44
	漬物	0	0	5	0	0	0	0	0	5	0	1	1
11. 果実類		80	70	80	50	70	10	50	60	470	70	59	−11
12. 種実類		2	0	0	1	0	2	1	0	6	1	1	0
13. 海藻類		1	0	1	1	0	1	1	0	5	0	1	1
14. 調味料類		20	5	15	15	5	10	15	10	95	7	12	5
15. 菓子類		0	0	0	0	0	0	0	0	0	0	0	0
16. 調理加工食品類		0	0	0	15	0	0	0	10	25	5	3	−2

栄養比率

P（たんぱく質）エネルギー比 (13〜20%)	F（脂質）エネルギー比 (20〜30%)	C（炭水化物）エネルギー比 (50〜65%)
$\dfrac{②\times 4\,\text{kcal}}{①}\times 100 = 15\%$	$\dfrac{③\times 9\,\text{kcal}}{①}\times 100 = 24\%$	$100 -（たんぱく質エネルギー比＋脂質エネルギー比）= 61\%$

④穀類エネルギー比 (50%)	⑤＋⑥動物性たんぱく質比 (45%)
$\dfrac{④}{エネルギー}\times 100 = 44\%$	$\dfrac{⑤＋（⑥\times X）※}{②}\times 100 = 48\%$

※ X：調理加工食品を使用している場合は，事業所23％，病院26％，保育所14％を動物性たんぱく質比として⑥に乗じたものを⑤に加える．

■図Ⅵ-1　栄養管理報告書

栄養管理報告書（給食施設）

○○○○保健所長　殿

施 設 名　××株式会社
所 在 地　○○市○○２－５－１
管理者名　△△　△△
電話番号　××××－△△△△

2022 年　10 月分

Ⅰ 施設種類	Ⅱ 食事区分別１日平均食数及び食材料費				Ⅲ 給食従事者数				
		食数及び食材料費				施設側（人）		委託先（人）	
		定食（□単一・☑選択）	カフェテリア食	その他		常勤	非常勤	常勤	非常勤
1 学校	朝　食	0 食（材・売）　円	食	食	管理栄養士			1	
2 児童福祉施設（保育所以外）	昼　食	1000 食（材・(売)）450 円	食	食	栄 養 士				
3 社会福祉施設	夕　食	0 食（材・売）　円	食	食	調 理 師			2	1
(4) 事業所	夜　食	0 食（材・(売)）　円	食	食	調理作業員				18
5 寄宿舎	合　計	1000 食（材・売）　円	食	食	そ の 他			1	
6 矯正施設 / 7 自衛隊 / 8 一般給食センター / 9 その他（　）	再　掲	職員食　0 食	喫食率　47.0 %		合　計			4	19

Ⅳ 対象者（利用者）の把握

【年１回以上，施設が把握しているもの】

1　対象者（利用者）数の把握　：☑有　□無
2　身長の把握　：☑有　□無
3　体重の把握　：☑有　□無
4　BMI などによる体格の把握
　☑有（肥満 16.2％　やせ 8.1％））　□無
5　身体活動状況の把握　：□有　☑無
6　食物アレルギーの把握　：☑有　□無
　（健診結果 (既往歴含む)
7　食物アレルギーへの対応
　：□有（□除去　□代替　□その他（　））☑無
8　疾病状況の把握（健診結果）　：☑有　□無
9　生活習慣の把握　：□有　☑無
　（給食以外の食事状況，運動・飲酒・喫煙習慣等）

【利用者に関する把握・調査】該当に印をつけ頻度を記入する

1　食事の摂取量把握
　□実施している（□全員　☑一部）
　（□毎日　□___回／月　□___回／年）
　□実施していない
2　嗜好・満足度調査　☑実施している　□実施していない
3　その他（　）

Ⅴ 給食の概要

1　給食の位置づけ	☑ 利用者の健康づくり　☑ 望ましい食習慣の確立　☑ 十分な栄養素の摂取 ☑ 安価での提供　☑ 楽しい食事　□ その他（　）
1－2　健康づくりの一環として給食が機能しているか	□ 十分機能している　☑ まだ十分ではない　□ 機能していない　□ わからない
2　給食会議	☑ 有（頻度：　4　回／年）　□ 無
2－2　有の場合	構成委員　☑管理者　☑管理栄養士・栄養士　□調理師・調理担当者　☑給食利用者 □介護・看護担当者　□その他（　）
3　衛生管理	衛生管理マニュアルの活用　☑有　□無 衛生点検表の活用　☑有　□無
4　非常時危機管理対策	①食中毒発生時マニュアル　☑有　□無 ②災害時マニュアル　☑有　□無 ③食品の備蓄　☑有　□無 ④他施設との連携　☑有　□無
5　健康管理部門と給食部門との連携（事業所のみ記入）	☑ 有　□ 無

＊裏面へ⇒

施設名　××株式会社

Ⅵ 栄養計画

1　対象別に設定した給与栄養目標量の種類	☑　3　種類　□ 作成していない
2　給与栄養目標量の設定対象の食事	□ 朝食　☑ 昼食　□ 夕食　□ 夜食　□ おやつ
3　給与栄養目標量の設定日	2020 年　3 月

4　給与栄養目標量と給与栄養量（最も提供数の多い給食に関して記入）　対象：年齢 18 歳～ 65 歳　性別：□男　□女　☑男女共

	エネルギー（kcal）	たんぱく質（g）	脂質（g）	カルシウム（mg）	鉄（mg）	ビタミン A（μg）（RAE 当量）	ビタミン B_1（mg）	ビタミン B_2（mg）	ビタミン C（mg）	食塩相当量（g）	食物繊維総量（g）	炭水化物エネルギー比率（%）	脂肪エネルギー比率（%）	たんぱく質エネルギー比率（%）
給与栄養目標量	750	23.5	21.0	228	4	717	0.4	0.3	38	3.2	6.9	62	25	13
給与栄養量（実際）	681	25.1	22.1	130	2.7	263	0.2	0.3	28	4.0	4.3	56	29	15

5　給与栄養目標量に対する給与栄養量（実際）の内容確認及び評価　☑ 実施している（☑毎月　□報告月のみ）　□ 実施していない

Ⅶ 栄養・健康情報提供

☑有　□無（有の場合は下記にチェック）

☑栄養成分表示　☑献立表の提供　☑卓上メモ
☑ポスターの掲示　☑給食だより等の配布　□実物展示
□給食時の訪問　☑健康に配慮したメニュー提示
☑推奨組合せ例の提示　□その他（　）

Ⅷ 栄養指導

□有　☑無（有の場合は下記に記入）

	実施内容	実施数
個別		延　人
		延　人
		延　人
		延　人
集団		回　人
		回　人
		回　人

Ⅸ 課題と評価

□有　☑無（有の場合は下記に記入）

（栄養課題）

（栄養課題に対する取組）

（施設の自己評価）

Ⅹ 東京都の栄養関連施策項目（最も提供数の多い給食に対して記入）

（Ⅵ－４の食事について記入）	目標量	提供量
野菜の一人当たりの提供量（☑1 食　□1 日）	140　g	122　g
果物の一人当たりの提供量（☑1 食　□1 日）	30　g	0　g

Ⅺ 委託

☑有　□無（有の場合は下記に記入）

名称　株式会社○○○○フードサービス
電話　○○○○－△△△△　FAX　△△△△－×○×○
委託内容：☑献立作成　☑発注　☑調理　☑盛付　☑配膳　☑食器洗浄　□その他（　）
委託契約内容の書類整備：☑有　□無

責任者と作成者

施設側責任者　役　職　総務部長　氏名　○△　□▽
作成者　所　属　株式会社 ○○○○フードサービス　氏名　○○　△△
電　話　○○○○－△△△△　FAX　△△△△－○×○×
職種：☑管理栄養士　□栄養士　□調理師　□その他（　）

保健所記入欄

特定給食施設・その他の施設（施設番号　）
健康増進法第 21 条による管理栄養士必置指定　□有

② 経営管理の評価

❶ 原価・会計管理

（1）期間純食材料費

実習開始前の在庫食品の金額（期首在庫金額），実習終了後の在庫食品の金額（期末在庫金額）と期間食材料費（支払い額）から期間純食材費を算出する．

期間純食材料費＝期首在庫金額＋期間食材料支払い額－期末在庫金額

期間純食材費を削減するためにも，在庫食品も使用しながら献立を作成する．

（2）収支決算

給食の会計評価のために，給食による収入と給食生産に要した金額を確認する．以下の条件による8回の実習例をもとに，給食運営の収支決算例を示す（これを〈例〉とする）（帳票31の記入例）．

〈例〉

〔収　入〕

利用者が購入する食券（400円）の売上金額（必ず給食を食べる利用者を「固定数」，プロモーションによって給食を食べる利用者を「変動数」とする）．

〔支　出〕

①食材費：期間純食材費
②労務費：実習役割は管理栄養士役，調理士役，調理員役に分けているため，労務費は各担当時給と労働時間から算出する．時給は管理栄養士1,000円，調理師900円，調理員800円に設定した．今回は正社員ではなく非正規職員として設定し，労務費には便宜上交通費などは含めていない．時間数は実習時間のみとし，事前準備は含めない．
③経　費：給食運営に要した消耗品の総金額．食事だけでなく，ポスターや卓上メモの製作費用や販売キャンペーンに要した費用も含まれる．通常の会計では経費として扱う施設使用料，機器の減価償却費，水・光熱費は管理費として補助されていると仮定した．

〔決　算〕

収入576,000円，支出1,431,300円のため，855,300円の赤字である．赤字金額は管理費として委託側企業が負担すると想定した．1食生産のために要した金額は994.0円である．これは実習であるために，とくに作業員数が多くなることによる．よって支出に占める労務費率は53%となる．

〔会計シミュレーション〕

①〈例〉の給食を650円で販売した場合，赤字を出さずに運営するのに必要な作業員数

〈例〉の給食において喫食者に対して給食の適正価格を尋ねたところ，平均価格は650円であった．売値を650円に設定した場合，赤字を出さないためには作業員を何人に設定すればよいか．

表Ⅵ-1に示すように，販売価格を650円に設定した場合に，利益を生じるように経営するためには，1回当たりに使用できる労務費総額は32,310円である．

その金額内で労務費を設定すると8時間勤務の管理栄養士，調理師が各1名，調理員が2名，4時間勤務の調理員が1名となる．4.5

■帳票31の記入例

原価・会計管理報告書

クラス・班	クラス	班
記入者		

■給食経営管理実習における原価構成例
＊この実習では管理費契約（食料料費を除く費用は委託側企業が負担と想定した）

区分	原価構成			
	1食分の平均価格（円）		構成比	全体の食材料費
食材料費	主食	60	15%	86,400 円
	主菜	180	45%	259,200 円
	副菜1	42	11%	60,480 円
	副菜2	20	5%	28,800 円
	汁	35	9%	50,400 円
	デザート	60	15%	86,400 円
	計	400.0	100%	575,100 円
経費	〈消耗品費〉			
	食品用洗剤			9,450 円
	消毒液			2,500 円
	手洗い用洗剤			6,500 円
	アルコール			8,150 円
	〈雑費〉 ＊ラップ、ホイル、食器、温度測定器、ペーパーなど			
	その他			75,600 円
	計			102,200 円
労務費	調理師 (900 円／時給×平均5時間×52人)			234,000 円
	管理栄養士 (1,000 円／時給×平均6時間×52人)			312,000 円
	調理員 (800 円／時給×平均5時間×52人)			208,000 円
	計			754,000 円

損益計算書

種類	項目	費用	
A 収益	売上高	400円 ×（販売価格）	1,440 食（食数）
		計	576,000 円
B 支出	売上原価	食材料費[*1]	575,100 円
		経費	102,200 円
		労務費	754,000 円
		計	1,431,300 円

[*1] 期間純食材料費
期首在庫金額＋期間食材支払い額−期末在庫金額
58,760 ＋ 576,000 − 59,660 ＝ 575,100

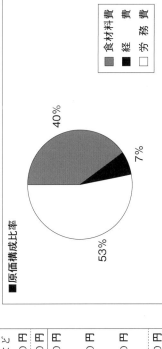

■原価構成比率

40% ／ 7% ／ 53%

■ 食材料費　■ 経費　□ 労務費

名で給食を運営することになる．さらに安定利益がでる経営を行うためには，食材料費や経費を削減することが求められる．

② 〈例〉の給食売価を1,000円にした場合の損益分岐点売上高

〈例〉の給食は喫食者の60％が固定の利用者で，40％が外部からの流動的な利用者である．食材料費と経費の60％を固定費，40％を変動費と考える．また，労務費のうち管理栄養士と調理師と調理員1名は正社員であるため75％を固定費，ほかの調理員は非正規採用であるため25％を変動費と想定すると，損益分岐点売上高はいくらか．

表Ⅵ-2の費用分解基準表に示すように食材料費，労務費および経費に固定費率と変動比率をそれぞれ乗じると，固定費971,880円，変動費459,420円となる．

表Ⅵ-3に示すように，1食単価1,000円で売上数は1,440食であるため，売上高は1,440,000円，損益分岐点売上高は1,429,235円である．売上高が損益分岐点売上高を上回っているため，この経営では利益が出ている．

表Ⅵ-1 販売価格を650円にした場合の収支および労務費

収入（円）		支出（円）	
食券売上げ	936,000	食材費	575,100
(@650 × 1,440)		経費	102,200
		労務費	258,700
	936,000		936,000

1回の給食運営で使用できる金額
258,700 ÷ 8 = 32,337.5 ≒ 32,300（円）
管理栄養士1名（8時間），調理師1名（8時間），調理員2名（8時間），調理員1名（4時間）が給食に従事したと仮定する

労務費（円）		時給×時間×人数
管理栄養士（1名）	8,000	@1,000 × 8 × 1
調理師（1名）	7,200	@ 900 × 8 × 1
調理員（2名）	12,800	@ 800 × 8 × 2
調理員（1名）	3,200	@ 800 × 4 × 1
合計（4.5名）	31,200	

表Ⅵ-2 費用分解基準表

科目	金額（円）	分解基準（％）		分解金額（円）	
		固定比率	変動比率	固定費	変動費
食材料費	575,100	60	40	345,060	230,040
労務費	754,000	75	25	565,500	188,500
経費	102,200	60	40	61,320	40,880
合計	1,431,300			971,880	459,420

表Ⅵ-3 損益分岐点の計算

損益計算書			
種類	項目	費用	
A 収益	売上高	1,000円（販売価格） × 1,440食（食数） 計 1,440,000円	
B 費用	売上原価	食材料費	575,100円
		経費	102,200円
		労務費	754,000円
		計	1,431,300円
C 利益（A－B）	売上総利益	1,440,000円（売上高） － 1,431,300円（売上原価） 計 8,700円	
損益分岐点	■損益分岐点売上高 $\dfrac{固定費}{1-\dfrac{変動費}{売上高}} = \dfrac{971,880}{1-\dfrac{459,420}{1,440,000}} = 1,429,235$円 ■損益分岐点比率 $\dfrac{損益分岐点売上高}{売上高} \times 100 = \dfrac{1,429,235}{1,440,000} \times 100 = 99.3\%$		

損益分岐点比率とは，損益分岐点売上高を売上高で除したものである．100％であれば利益も損失も出ていないということであり，100％未満であれば利益が，100％以上であれば損失がでているということである．この例では損益分岐点比率が99.3％であり，若干の利益が出ている．

（3）ABC分析を用いた食材料費の分析

実習の全期間を通して使用した食材のABC分析を行う．米や調味料など複数回使用しているものは合計値にて計算する．**帳票29**のサブチェックで行った「原価と食材料管理の評価」と同様に累積比率70％以内をAランクとして，食品群や購入先別に分析を行う．Aランクに含まれる食品を安く仕入れる購入方法の確立が必要である．また，精白米のように使用頻度の高い食品は累積金額が高くなるため，安価に購入できる方法を確立することが必要である．

2 給食目標の達成度

（1）栄養管理（給与栄養目標量の達成度）

栄養管理における目標の達成度は，以下の2段階で評価する（p.61 **帳票27** 参照）．
① 実施提供量：栄養計画の値に納品量の誤差，食材料の傷みによるロスおよび生産・盛付けによるロスや誤差を加減した値．
② 摂取量：個人により異なるが，集団を対象にした場合は（提供量）−（残菜量）で求める．

実施献立の各栄養素の摂取量が給与栄養目標量の範囲内にあれば，栄養管理の目標に達したことになる．栄養管理の目標達成度の確認は定期的に実施する．最終的な栄養管理の目標達成度の確認は，各自の栄養アセスメントを参照して評価する．

実習例では毎回の給食の残菜率が3％以下であったため，予定献立と摂取量に差異が少ない．給与栄養目標量の範囲で献立が立てられていたため，摂取の実績も給与栄養目標量の範囲にあった．

（2）品質管理（品質目標との比較）

当初設定した品質目標を達成できたかを評価する．継続的に評価を行い，前年度比較や経年的推移を評価するためには達成率などの数値を用いる．評価を行い品質目標に到達できなかった場合には，食材料や生産方法を見直して改善する．

たとえば，盛付け量に関して品質目標値に到達できなかった場合には，盛付け作業のみに着目するのではなく，料理のでき上がり時間，ほかの料理との機器使用の重複，仕込み作業の負担，献立構成など多方面から改善を検討することが望ましい．

（3）衛生・安全管理（細菌検査，疲労調査）

個人の衛生チェック，ふきとり検査などの簡易細菌検査，清掃点検や作業員の疲労調査等同一の評価項目を用いて，定期的に安全・衛生管理の評価を行う．異物混入などの問題が生じた場合は，作業の見直しと個人の衛生教育を徹底する．

（4）喫食者管理（喫食者満足度）

給食では定期的に喫食者満足度調査を行い，食事内容やサービスの改善を行う．

「図V-2 質問紙調査による喫食者の評価 ①**食事の品質**」（p.57 参照）において，食事の味の評価として「おいしい」という項目を例にあげ

ると，「おいしい」と回答する人の割合の目標値をあらかじめ定めて目標達成の可否を評価する．

喫食者満足度評価を行った場合，回答した人に何らかの対応をしなければならない．アンケート集計結果，意見や質問に対する回答やこれからのアクションプランを提示する．

③ 実習の自己評価

給食経営管理実習では，「給食経営管理」というトータルシステムを構成するさまざまなサブシステムを学んだ．具体的には，栄養管理，食事管理，衛生管理，生産管理，原価・会計管理などであり，各サブシステムには実習で習得したい知識とスキルがあった．しかし給食運営に関する能力は1回の実習で得られるものではなく，さらに続けられる学内実習や臨地実習などで学び深めるものである．

自らの知識やスキルを確かなものにするためには，この実習書で一貫して取り上げてきたPlan-Do-Check-Actのサイクルが必要となる．実習に対するさまざまな準備は「Plan」，給食の運営が「Do」であり，自分の学習を振り返り「Check」した後，これからの実習や臨地実習「Act」につなげる．「帳票32．自己点検表」と「帳票33．総合評価を終えて」を活用して振り返り，自己改善につなげる．

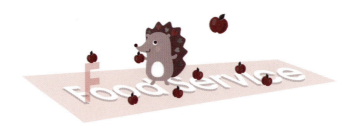

Trainee Guide

応用編

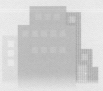
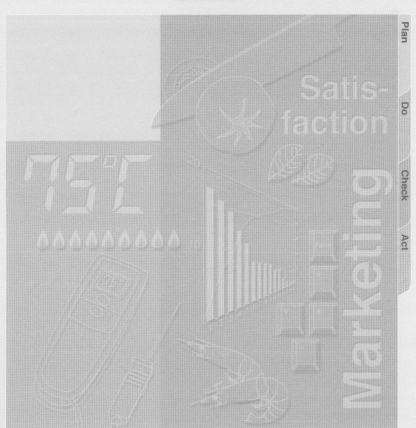

応用編

I 病院給食

1 病院給食における給食経営管理の特徴と課題

1 病院給食の概要

病院給食は，さまざまな疾病やけがの治療のため入院している傷病者を対象としており，対象者ごとに栄養状態に違いがみられる．個々の栄養アセスメントにもとづいた栄養管理を行うため，食事の種類は多岐にわたり，病状の推移によって食事内容の変更も頻繁である．1日3食を継続的に提供しており，入退院による食数の変動も大きい．

2 病院給食運営・経営管理の特徴

病院給食は，「治療食」として位置づけられ，一般治療食と特別治療食に大別される．食事の提供は入院時食事療養制度にもとづいて行われる．各施設の栄養摂取基準として「院内約束食事せん」が用いられる．

食欲が低下した者が多いため，食事のおいしさ，見た目への工夫が大切である．そのため，嗜好調査や残菜調査などを行い，食事の見た目や味の改善に取り組み，栄養状態を良好に保つよう努める．

食事サービスにおいては，選択食や行事食など患者の満足度を高める取り組みが行われている．また，食堂の設置など食環境整備が進められている．有料ではあるが，患者自らの選択により特別メニューを選択できるサービスもあり，喫食率の向上を目指した取り組みが行われている．

3 病院給食運営の課題

(1) 給食管理業務の委託化

近年，効率的な病院運営や経費削減を目的として給食の業務委託が進んでいる．病院と給食受託会社が給食の目的や運営方針を十分に理解し合い，連携を密にして業務を行う．

(2) 個別対応の増加

入院患者の多くは複数の疾患を抱えた高齢者である．原疾患だけでなく低栄養，摂食機能障害や認知症などを併発している場合もあり，疾病別の食事療法や個別対応が必要となる．また，化学療法など食欲や味覚などに影響を及ぼす治療を受けている患者には，きめ細やかな対応が必要である．

2 栄養・食事管理

1 アセスメント

病院給食は，患者の性，年齢，体格，身体活動レベル，症状など個々の状態にもとづき栄養アセスメントを行う．そのうえで給与栄養目標量を設定し，栄養管理計画書を作成する．入院から食事提供までの流れを図Ⅰ-1に示す．

2 栄養管理

栄養管理計画書をもとに栄養管理を実施し，定期的に評価を行う．改善が必要な場合は，計画を見直す．

(1) 病院給食の種類

一般治療食と特別治療食に大別される．一般治療食は，患者ごとの適切な栄養量と食形態への配慮がされた食種であり，常食，軟食，流動食の種類がある（表Ⅰ-1，表Ⅰ-2）．

特別治療食とは，医師が発行する「食事せん」にもとづき，疾病治療を目的としてエネルギー・栄養素を調整した食事であり，疾患別分類と栄養成分別分類がある．表Ⅰ-3に栄養成分別分類と対応する疾患をまとめた．

■図Ⅰ-1 入院から食事提供までの流れ

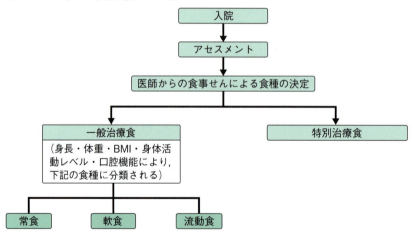

■表Ⅰ-1 一般治療食の種類

常食	栄養状態を改善維持し，全身状態を良好に保つことを目的しており，各種治療食の基本となる	
軟食	軟食，全粥食，分粥食（七分粥，五分粥，三分粥）の種類がある．術前後や消化吸収が低下した患者に提供される．副食は，消化器に負担のかからない料理や食品を用いて軟らかく調整されている	患者の状態に応じて段階的にステップアップする場合が多い．摂取期間が長期になる場合は，栄養量が低いため特別な栄養管理の配慮が必要となる
流動食	固形分をほとんど含まず水分量が多い食種である．術前後，口腔疾患，消化器疾患などの患者が対象となる	

(2) 病院給食の給与栄養目標量の設定

1) 一般治療食の給与栄養目標量（成人および高齢者の場合）

推定エネルギー必要量は「日本人の食事摂取基準（2020年版）」の身体活動レベル（Ⅰ）の値を用いる．

表Ⅰ-4に荷重平均エネルギー算出表の例を示す．策定月の前月15日現在の入院患者の年齢構成表を用いて荷重平均エネルギー量を算出する．1人1日当たりの荷重平均エネルギー量が1,809 kcalであったので，この数字をまるめ，1,800 kcalを基準として200～300 kcalの範囲内で1,600 kcal，1,800 kcal，2,000 kcalの3段階の給与エネルギー目標量を設定する．

その値を用い，一般治療食のたんぱく質，脂質，炭水化物の給与栄養目標量は，エネルギー産生栄養素バランスの比から算出する．

■表Ⅰ-2 粥の配合割合（例）

粥の種類	粥	重湯
全粥	10	0
七分粥	7	3
五分粥	5	5
三分粥	3	7
流動食	0	10

■表Ⅰ-3 栄養成分別分類および対応疾患名

栄養成分別分類	特徴	対象患者・適応疾患
エネルギーコントロール食	エネルギーの増減を行う	糖尿病，肥満症，痛風，慢性肝炎脂肪肝
たんぱく質・食塩コントロール食	たんぱく質と食塩を調整しエネルギー量を確保する	腎臓病，糖尿病性腎症，非代償性肝硬変
脂質コントロール食	脂質の減量を行う	膵臓病，脂質異常症，胆のう炎
食塩コントロール食	食塩の減量を行う	高血圧，心臓病
易消化食	脂質の減量，消化吸収のよい食品を用いる	潰瘍，胃切除術後，検査前・手術前などの低残渣食対象患者

■表Ⅰ-4 荷重平均エネルギー算出表（例）
例：入院患者の身体活動レベルを（Ⅰ）とした場合（成人および高齢者）

年齢	性別	身体活動レベル	人数（人）	推定エネルギー必要量（kcal）	推定エネルギー必要量×人数（kcal）
18～29（歳）	男性	Ⅰ	10	2,300	23,000
	女性	Ⅰ	5	1,700	8,500
30～49（歳）	男性	Ⅰ	15	2,300	34,500
	女性	Ⅰ	10	1,750	17,500
50～64（歳）	男性	Ⅰ	25	2,200	55,000
	女性	Ⅰ	30	1,650	49,500
65～74（歳）	男性	Ⅰ	25	2,050	51,250
	女性	Ⅰ	30	1,550	46,500
75以上（歳）	男性	Ⅰ	15	1,800	27,000
	女性	Ⅰ	35	1,400	49,000
合計			200		361,750
1人1日当たり荷重平均食事摂取基準量					1,809

ビタミン，ミネラルの給与目標量は p.19（基礎編）を参照する．食品構成作成時には，各施設の食品群別荷重平均成分表を用いる．

2）特別治療食の給与栄養目標量

特別治療食は，疾患の特徴やガイドライン・治療指針を参考に，エネルギーや各栄養素を増減した食事である．治療用特殊食品を用いることがあるため，食品構成作成時には特別治療食用の食品群別荷重平均成分表を用いる．

表Ⅰ-5に一般治療食と特別治療食の給与栄養目標量と食品構成表の例を示す．

3 食事計画

(1) 献立計画

各施設では，さまざまな期間のサイクルメニューが立案されている．献立計画時には，対象者の特徴，約束食事せん，厨房設備，調

■表Ⅰ-5 一般治療食・特別治療食の給与栄養目標量と食品構成（例）

食種		一般治療食				特別治療食		
		常食Ⅰ	常食Ⅱ	常食Ⅲ	全粥食	エネルギーコントロール食	たんぱく質コントロール食	脂質コントロール食
エネルギー（kcal）		1,600	1,800	2,000	1,600	1,800	1,800	1,800
たんぱく質（g）		65	75	80	65	70	40	65
脂質（g）		45	50	55	45	50	45	30
穀類	米類	120	140	160	全粥 900	220	80	260
	パン類	40	60	60	0	0	0	0
	めん類	40	60	75	40	0	低たんぱく米 160	0
	その他の穀類	10	15	15	10	10	10	5
いも類	いも類	50	50	50	50	50	40	60
	その他のいも類	20	20	20	10	10	10	20
砂糖類		10	12	12	10	4	12	10
油脂類		10	10	12	10	15	25	6
豆類	みそ	12	12	12	12	8	4	8
	豆・大豆製品	50	70	70	50	100	25	60
魚介類	生もの	60	70	80	60	70	40	60
	塩蔵・缶詰	5	5	5	0	0	0	0
	練り製品	5	5	5	5	0	0	0
肉類	生もの	50	50	60	50	50	40	60
	その他の加工品	10	10	10	10	10	0	0
卵類		40	40	40	40	50	50	50
乳類	牛乳	150	150	150	150	180	100	低脂肪乳 200
	その他の乳類	50	50	50	50	0	0	0
野菜類	緑黄色野菜	150	150	150	150	150	100	150
	その他の野菜	200	200	200	200	200	200	200
果実類		150	150	150	150	150	150	200
種実類		1	1	1	1	1	1	0
海藻類		2	2	2	1	2	1	0
調味料類		15	15	20	15	10	10	10
その他	粉あめ	0	0	0	0	0	30	20
	治療用特殊食品					0	100	0

■表I-6 常食から軟食・特別治療食への展開のポイント

	軟食	エネルギーコントロール食	たんぱく質コントロール食
主食	対象者の消化吸収の程度に応じた軟食, 粥（全粥・分粥）とする	医師の指示量にあわせて増減する	医師の指示量にあわせて増減する. 低たんぱく米, パン, 麺などの治療用特殊食品などを利用する
主菜	かたいもの, 噛みきりにくい食材は避ける	指示量にあわせて主菜量を増減する. 主菜の種類を変更する場合もある	指示量にあわせ, 主菜の量を増減する. エネルギーアップの調理法を選択する場合が多い
副菜	食物繊維が少なく消化のよい食材を利用する	食物繊維の多い食材を積極的に活用する	たんぱく質含有量の多い野菜等の摂取に気をつける. カリウム制限がある場合は, カリウム減少に効果的な調理法を活用する
汁物	のどごしのよい食材を具材とする	1日1杯程度とする. 食塩過剰にならないように注意する	食塩制限があるため, ほかの料理と変更する場合が多い
デザート	栄養補給, 楽しみを備えたものを提供する	糖尿病, 肥満の患者は高エネルギーなデザートは控え, ほかのものに変更する	栄養補給のため, 積極的に利用して不足するエネルギーを補う. 治療用特殊食品を活用してエネルギーアップを図る

理従事者数やその能力などを考慮して献立を作成する．また，効率的な調理を行うために，常食を基本として軟食や特別治療食へ展開する方法が一般的に用いられる．常食からの展開食の例を表I-6に示す．

常食，たんぱく質コントロール食の献立を表I-7に示す．

4 食材料管理

病院給食の食材料購入計画には以下のような特徴がある．

① 食数変動を考慮し，食材料のむだを減らす．とくに食数変動の多い土曜日，日曜日，祝日，連休，年末年始の正確な食数把握に努める．また，施設独自の廃棄率を求めておき，食材料発注に役立てる．

② 食材料・規格の種類や治療用特殊食品の使用が多いため，在庫管理の精度を高める．

■表Ⅰ-7① 病院給食の献立例
メニューA：常食　メニューB：たんぱく質コントロール食（1,800 kcal，たんぱく質 40 g，食塩 5 g 未満）

	料理名		食品名		1人分 純使用量 (g)		廃棄率 (%)		1人分 使用量 (g)		150人分 使用量 (kg)	30人分 使用量 (g)	180人分 使用量 (kg)
	A	B	A	B	A	B	A	B	A	B	A	A	B
朝食	パン	低たんぱくパン	食パン	パン（低たんぱく）	90	100			90	100	13.5	3,000	13.5 3
			いちごジャム（低糖度）	いちごジャム（低糖度）	10	10			10	10	1.5	300	1.8
	ミネストローネ	ミネストローネ	大豆（ゆで）	大豆（ゆで）	40	25			40	25	6	750	6.75
			ベーコン		5				5		0.75		0.75
			キャベツ	キャベツ	20	20	15	15	23.6	23.6	3.54	708	4.25
			たまねぎ	たまねぎ	20	20	6	6	21.2	21.2	3.18	636	3.82
			水	水	130	130			130	130	19.5	3,900	23.4
			固形ブイヨン	固形ブイヨン	1.4	1.4			1.4	1.4	0.21	42	0.25
			トマトピューレー	トマトピューレー	5	5			5	5	0.75	150	0.9
			塩	塩	0.4	0.4			0.4	0.4	0.06	12	0.072
			こしょう（白）	こしょう（白）	0.01	0.01			0.01	0.01	0.002	0.3	0.0023
	サラダ	サラダ	卵	卵	25	50	15	15	29.5	58.8	4.43	1,764	6.19
			じゃがいも	じゃがいも	30	30	10	10	33.3	33.3	5	999	6
			ブロッコリー	ブロッコリー	30	30	50	50	60	60	9	1,800	10.8
			レタス		20				20.4		3.06		3.06
			トマト	トマト	20	20	3	3	20.6	20.6	3.09	618	3.71
			ごまドレッシング	ごまドレッシング	15	15			15	15	2.25	450	2.7
	ヨーグルト	みかんのヨーグルトかけ	ヨーグルト（脱脂加糖）	ヨーグルト（脱脂加糖）	100	20			100	20	15	600	15.6
				みかん（缶詰）		70				70		2,100	2.1
昼食	大根と鶏のそぼろ丼	大根と鶏のそぼろ丼	精白米		80				80		12		12
				低たんぱく米		80				80		2,400	2.4
			水	水	110	95			110	95	16.5	2,850	19.35
			鶏ひき肉	鶏ひき肉	50	30			50	30	7.5	900	8.4
			だいこん	大根	50	70	10	10	55.5	78	8.33	2,340	10.67
			にんじん	にんじん	20	20	3	3	20.6	20.6	3.09	618	3.71
			油	油	5	5			5	5	0.75	150	0.9
			┌だし汁	┌だし汁									
			│ 水	│ 水	20	20			20	20	3	600	3.6
			│ 顆粒和風だし	│ 顆粒和風だし	0.1	0.1			0.1	0.1	0.02	3	0.023
			└しょうゆ		8				8		1.2		1.2
				└しょうゆ（減塩）		8				8		240	0.24
			砂糖	砂糖	5	5			5	5	0.75	150	0.9
			みりん	みりん	3	3			3	3	0.45	90	0.54
			にんにく	にんにく	0.2	0.2	9	9	0.22	0.22	0.033	6.6	0.04
			しょうが	しょうが	0.2	0.2	20	20	0.25	0.25	0.038	7.5	0.046
			ごま油	ごま油									
			┌片栗粉	┌片栗粉	1	1			1	1	0.15	30	0.18
			└水	└水	2	2			2	2	0.3	60	0.36
					5	5			5	5	0.75	150	0.9
			かいわれ大根	かいわれ大根	5	5			5	5	0.75	150	0.9
	酢の物	酢の物	きゅうり	きゅうり	30	30	2	2	30.6	30.6	4.59	918	5.51
			わかめ（乾）	わかめ（乾）	0.6	0.6			0.6	0.6	0.09	18	0.11
			┌酢	┌酢	15	15			15	15	2.25	450	2.7
			│砂糖	│砂糖	5	5			5	5	0.75	150	0.9
			└塩	└塩	0.1	0.1			0.1	0.1	0.02	3	0.023
	かきたま汁		豆腐（木綿）		30				30		4.5		4.5
			水		150				150		22.5		22.5
			しろしょうゆ(だし入り)		1.2				1.2		0.18		0.18
			塩		0.3				0.3		0.05		0.05
			卵		10		15		11.8		1.77		1.77
			あさつき		3				3		0.45		0.45
		春巻き		春雨（乾）		5				5		150	0.15
				たけのこ（ゆで）		15				15		450	0.45
				しいたけ（乾）		1		20		1.3		39	0.04
				ごま油		5				5		150	0.15
				春巻きの皮		12				12		360	0.36
				揚げ油		6				6		180	0.18
	果物		キウイフルーツ		80		15		94.1		14.12		14.12
		紅茶ゼリー		紅茶（抽出液）		80				80		2,400	2.4
				粉あめ		10				10		300	0.3
				ゼラチン		1.5				1.5		45	0.05
				水		6				6		180	0.18
夕食	ごはん	低たんぱくご飯	精白米		80				80		12		12
				低たんぱく米		80				80		2,400	2.4
			水	水	110	95			110	95	16.5	2,850	19.4
	魚のごま焼き	魚のごま焼き	まがれい	まがれい	70	30	50	50	140	60	21	1,800	22.8
			┌酒	┌酒	1	1			1	1	0.15	30	0.18
			│しょうゆ		3				3		0.45		0.45
				│しょうゆ（減塩）		3				3		90	0.09
			└みりん	└みりん	2	2			2	2	0.3	60	0.36
			いりごま	いりごま	0.5	0.5			0.5	0.5	0.08	15	0.10
	大根おろし	大根おろし	青しそ	青しそ	1	1			1	1	0.15	30	0.18
			大根	大根	40	40	10	10	44.4	44.4	6.66	1,332	7.99
			しょうゆ	しょうゆ（減塩）	3	3			3	3	0.45	90	0.54
	なすと豚肉の味噌炒め	なすと豚肉の味噌炒め	豚もも肉	豚もも肉	10	10			10	10	1.5	300	1.8
			なす	なす	50	50	10	10	55.5	55.5	8.33	1,665	9.99
			青ピーマン	青ピーマン	20	20	15	15	23.6	23.6	3.54	708	4.25
			たまねぎ	たまねぎ	20	20	6	6	21	21	3.15	630	3.78
			しょうが	しょうが	1	1	20	20	1.25	1.25	0.188	37.5	0.23
			油	油	3	3			3	3	0.45	90	0.54
			淡色辛みそ	淡色辛みそ	5	5			5	5	0.75	150	0.9
			みりん	みりん	2	2			2	2	0.3	60	0.36
			砂糖	砂糖	2	2			2	2	0.3	60	0.36
			ごま油	ごま油	1	1			1	1	0.15	30	0.18
	ほうれんそうのおかかマヨネーズあえ	ほうれんそうのおかかマヨネーズあえ	ほうれんそう	ほうれんそう	60	60	10	10	66.6	66.6	9.99	1,998	11.99
			かに風味かまぼこ	かに風味かまぼこ	10	10			10	10	1.5	300	1.8
			マヨネーズ	マヨネーズ	8	8			8	8	1.2	240	1.44
			かつお節	かつお節	0.8	0.8			0.8	0.8	0.12	24	0.14
			しょうゆ	しょうゆ（減塩）	1	1			1	1	0.15	30	0.03
	果物	果物	みかん		80		20		100		15		15
				もも（缶詰）		80				80		2,400	2.4

□：個数で発注する場合がある．

■表Ⅰ-7② 病院給食の栄養量・食品構成の例
メニュー🅐：一般食　メニュー🅑：たんぱく質コントロール食（1,800 kcal, たんぱく質40 g, 食塩5 g未満）

		予定食数			
		🅐 150食		🅑 30食	
		給与栄養目標量			
		目標		予定	
		🅐	🅑	🅐	🅑
エネルギー		1,800 kcal	1,800 kcal	1,754 kcal	1,798 kcal
たんぱく質		59～90 g	40 g	72.3 g	39.7 g
脂質		40～60 g	45 g	46.2 g	51 g
炭水化物		225～293 g	300 g	258 g	295 g
食塩相当量		7未満 g	5未満 g	7.0 g	4.7 g
		エネルギー産生栄養素比率			
		目標（%）		予定（%）	
		🅐	🅑	🅐	🅑
たんぱく質エネルギー比		13～20	10以下	16	9
脂質エネルギー比		20～30	25～30	24	26
炭水化物エネルギー比		50～65	65～70	60	65
		その他の栄養比率			
		目標（%）		予定（%）	
		🅐	🅑	🅐	🅑
穀物エネルギー比率		45～55	30～40*3	46	43
動物性たんぱく質比率		45～50	50～60*3	47	55
		食品構成			
		目標（g）		予定（g）	
		🅐	🅑	🅐	🅑
1. 穀類	米類	160	160（低たんぱく米）	160	160（低たんぱく米）
	パン類	60	100（低たんぱくパン）	90	100（低たんぱくパン）
	めん類				
	その他の穀類	15	10		12
2. いも類	いも類*1	30	40	32	32
	その他のいも類*2	10	10		5
3. 砂糖類		12	12	12	12
4. 油脂類	動物性	3	5		
	植物性	9	20	10	20
5. 豆類	みそ	12	4	5	
	豆・大豆製品	50	25	70	25
6. 魚介類	生もの	70	40	81	40
	塩蔵・缶詰	5			
	練り製品	5		10	
7. 肉類	生もの	60	40	60	40
	その他の加工品	10		5	
8. 卵類		40	50	35	50
9. 乳類	牛乳	150	100		
	その他の乳類	50		100	20
10. 野菜類	緑黄色野菜	150	100	159	206
	その他の野菜	200	200	251	266
	漬物				
11. 果実類		150	150	170	150（缶詰）
12. 種実類		1	1	1	1
13. 海藻類		2	1	1	1
14. 調味料類		15	10	67	70
15. 菓子類			粉あめ 30		粉あめ 10
16. 調理加工食品類			治療用特殊食品 100		

*1：じゃがいも、さつまいも、やまいも、ながいも　など　*2：こんにゃく、はるさめ、タピオカパール、でんぷん　など
*3：さまざまな治療用特殊食品を用いるため設定が困難だが、今回は一例を示した。

注意事項

　病院食では、1日に使用する食材料や栄養のバランスに気をつけます。また、喫食者にとってわくわく感のあるバラエティに富んだ献立を心がけます。
　多種類の調理となるため展開食の場合、なるべく献立を大幅に変更するのではなく使用食材の一部を変更したり、分量や内容の違いで栄養量を確保します。
　🅑のたんぱく質コントロール食は、主菜の肉、魚、卵、大豆製品の分量が少ないため、付け合せの野菜やでんぷんなどの食材を利用して見た目にボリュームがあるように配慮します。また、変更する料理を最小限にすることで調理作業の負担が軽減され、ミスの防止につながります。

3 生産管理

1 生産管理

(1) 検収

多種類で多規格の食材が多いため，納品時の温度，数量，規格の確認などは厳格に行い，原材料の保存食の採取を行う．購入先および配送業者への品質管理や衛生管理の指導を行い，安全な食材を購入する．

(2) 保管

食材料別に格納し，適切な温度で管理する．

(3) 下処理

汚れ等を除去した後，洗浄，下処理を行う．各食材料の廃棄量をできるだけ抑える．食種が多く食材の切り方の指示も多様であることから，作業指示書に沿って下処理を行う．廃棄率調査を行い，食品ロスの改善に努める．

(4) 下処理した食材の保管

手指・調理器具による二次汚染や，交差汚染を防止するために，食材別に適切な温度で所定の場所に保管する．

(5) 調理

年間を通じて1日3食提供しており，多品種少量生産のため，厨房内では常に多くの作業が同時に行われている．

一般治療食から展開する特別治療食の生産にあたっては，作業指示書をよく確認し，分量，味付けや食材料を間違えないように細心の注意をはらう．また，中心温度の記録を行い，十分に加熱する．嚥下調整食の調理の際は，とろみ剤や包丁，まな板，ミキサーを使用するなど作業工程が増えるため，衛生面に留意する．また，アレルギー食調理時には，喫食者ごとに使用食材料に違いがあるため，ほかの食事と交差しないように作業場所，調理器具，食器やトレイの色を分ける．病院では，主に管理栄養士・栄養士が特別治療食の調理を行う．

(6) 盛付け

指示量を正確に美しく盛付ける．食欲が低下した患者が多い病院給食では，見た目のでき上がりが摂取量に影響する．

個人対応の場合には盛付け量や品数の増減，食形態の変更などの作業がともなうため，煩雑で多忙な盛付け業務は異物混入のリスクが高い工程であり，とくに注意が必要である．

(7) 配膳・提供

配膳業務担当者は，誤配膳防止のため禁食，検査，外出等の欠食情報を事前に把握し，喫食者本人の確認を行ったうえで配膳する．患者の状況によって喫食終了が下膳時間に間に合わない場合もあるため，病棟に残った食器の回収については確実に行う体制を整える．

2 衛生管理

「大量調理施設衛生管理マニュアル」に準じた衛生管理を行う．喫食者は体力や栄養状態が低下しているため，万全の衛生管理を行い安心安全な食事を提供する．

病院の調理従事者は多人数で勤務体制がシフト制という特徴を考慮したうえで，全員に定期的な衛生教育を実施する体制を整える．

　加熱中心温度の測定や記録を実施する．また，生野菜・果物や器具の洗浄消毒の徹底など二次汚染，異物混入防止に注意する．

3 災害時対策

　継続的に食事提供を行わなければならない病院給食では，自然災害の多い日本においては災害時の対応に関して災害時マニュアルを作成し，定期的に訓練を行うなど万全の体制を整備しなければならない．

　とくに，給食管理業務を外部委託している場合，病院と給食受託会社の双方が災害時マニュアルをよく理解し，合同で訓練を行う必要がある．

　災害時マニュアルには，以下の内容について定めておく．

① 最低限，入院患者や病院職員および給食従事者3日分の食糧と飲料水，ガスボンベなどの調理機材の備蓄と備蓄場所

② 災害時の献立表（一般治療食，特別治療食，アレルギー食，嚥下調整食，経腸栄養剤等）

③ 災害時用備蓄品の一覧表（賞味期限等の明記）

④ 給食従事者の安全確認方法や災害時の食事提供における人員の確保方法

⑤ ライフライン（ガス，電気，水道等）が遮断された場合の調理方法や提供方法

⑥ 食事の下膳方法やごみ等の処分方法

⑦ 災害時の応援・協力体制がとれる施設との連携内容

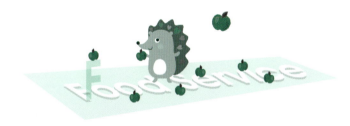

応用編

II 高齢者施設給食

1 高齢者施設給食における給食経営管理の特徴と課題

　高齢者（介護保険・社会福祉）施設給食の対象者は65歳以上の高齢者であり，女性の割合が多い．加齢による機能低下だけではなく，さまざまな疾患を有し，個人差が大きい．ロコモティブシンドロームや，サルコペニア，フレイルティ等の食生活に関わる問題を有している人も多い．

　食事は，入所の場合は朝・昼・夕の3食とおやつ，通所の場合は昼食とおやつの提供となる．入所者にとって施設は「生活の場」であり，食事は楽しみの一つである．

　10名程度の少人数のグループに分けて行うユニットケアでは，1つのユニットを構成し，個室のほかに食事や談話ができる共同生活室を設けて生活するスタイルが増えてきている．ユニットでは，食事も個別の生活リズムに合わせて提供されている．

2 栄養・食事管理

1 アセスメント

　施設入所時には，性，年齢，身体活動レベル，身長・体重，疾病の状況，摂食・嚥下機能，食事摂取状況等についてアセスメントを行い，栄養リスクを判定する．また，本人からだけでは十分な情報が得られないこともあるので，家族からも聞き取り調査を行うことが大切である．

2 栄養管理

　アセスメントの結果から個人の推定エネルギー必要量を算出する．入所者はBMIが18.5未満の中リスク以上が多く，低栄養状態の予防・回復のために個人の参照体重を目標として推定エネルギー必要量を算出することが望ましい．また，身体活動レベルは，ベッド上安静1.2，ベッド外活動1.3，リハビリ中1.4を用い，体重変動を考慮して設定する（基礎編 p.17を参照）．

・推定エネルギー必要量（kcal/日）
　＝参照体重（BMI 22の体重）×基礎代謝基準値
　　×身体活動レベル

　エネルギー産生栄養素バランスは「日本人の食事摂取基準（2020年版）」の値を用いる．

　ビタミン・ミネラル類は食事摂取基準の推奨量をめざす．カルシウムは骨粗しょう症・骨折，亜鉛は褥創，鉄は貧血のリスクを回避するため，多様な食品や特定保健用食品などを上手に用いて推奨量を目指す．

　また，高齢者は以下のような特徴があるため，適切な水分補給が必要である．

①加齢にともない基礎代謝量が減少するため，代謝により生成される水分量が減少す

②筋肉量の低下により，細胞内に蓄えられる水分が減少する．
③腎臓の機能が低下し，水分や電解質の再吸収が低下する．
④利尿作用をもつ薬を服薬しているなど，特別なことがなくても脱水症状に陥りやすい．

1日に必要な水分は体重（kg）× 30 ml 程度とされており，おおよそ食事から 800 〜 1,000 ml，残りを1日の中で数回に分けて摂取する．高齢者はのどの渇きを自覚しにくいため，食事時間以外にも午前中に1回，午後にも1回（午後はおやつと一緒で可）水分補給として飲み物の提供を行うようにする．

3 食事計画

(1) 献立計画

1日分の栄養量を朝・昼・夕の3食とおやつに配分し，毎食栄養バランスが取れるような献立を立案する．おやつは施設での生活の中で楽しみの一つであり，食事量の少ない高齢者にとっては補食としての役割もある．

献立計画にあたっては，利用者にとって施設が「わが家」となるよう家庭的な雰囲気を感じ取れるよう工夫する．高齢者は長年の食習慣や嗜好を変えることが難しいため，個々の嗜好にも配慮することが大切である．施設内で生活する利用者にとって，旬の食材は季節を感じることができ，楽しみにつながるため，旬の食材・地元の食材や郷土料理を取り入れ，話題性をもたせるとよい．また，施設の行事予定に合わせた行事食や誕生日食，バイキングなどのイベントメニューも積極的に導入する（表Ⅱ-1）．

献立の立案にあたっては，通常は単一定食とし，朝・昼・夕の3食の中で食材料や調理方法が重複しないように留意する．また，主食がパン類である利用者も多いことから，ごはんとパンから選択できるような配慮も必要である．

さらに，利用者のさまざまな嗜好に対応するために，定期的に選択食を導入することで利用者へのサービス向上につなげる．

(2) 食形態の種類

利用者の摂食・嚥下機能はさまざまであるため，個人の状態に応じた食事形態に調整する．食事形態を適切なものにするためには，食材の選択と調理操作の工夫が求められる．主食はご飯（おにぎり），軟飯，全粥，粥ムース，副食は常食，刻み食（一口大，みじん切り），ムース食，ミキサー食，とろみ食等，摂食・嚥下機能に応じてできる限り料理，食材を変えずに，調理方法を工夫する．

表Ⅱ-2に高齢者にとって食べにくい食品・料理を示す．高齢者施設給食の給与栄養目標量，食品構成と，一般食，行事食の献立例を表Ⅱ-3に示す．

4 食材料管理

食材料管理については，病院給食に準ずる．

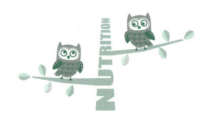

■表Ⅱ-1　高齢者（介護保険・社会福祉）施設給食における行事食（例）

	行事	献立例
1月	正月 七草 鏡開き	雑煮, おせち料理 七草粥 ぜんざい
2月	節分	福豆, いわし料理
3月	桃の節句	てまり寿司, 潮汁, ひなあられ
4月	花見	お花見弁当
5月	端午の節句 母の日	ちまき, 柏餅 ちらし寿司, カーネーションケーキ
6月	父の日	枝豆ごはん, 鶏つくね, ビール風ゼリー
7月	七夕	五色そうめん
8月	土用の丑 夏祭り	うなぎ ビール, 枝豆, 焼きそば（屋台風）
9月	敬老の日 十五夜	赤飯, 天ぷら盛り合わせ きのこごはん, 里芋あんかけ, 月見団子
10月	体育の日	おにぎり, 厚焼き玉子
11月	文化の日	松茸ごはん, 茶碗蒸し
12月	冬至 クリスマス 大晦日	かぼちゃいとこ煮 チキン, クリスマスケーキ 年越しそば
毎月	誕生日会, バイキング	

■表Ⅱ-2　高齢者にとって食べにくい食品・料理

かたいもの, 弾力のあるもの, 滑るもの	こんにゃく, さといも, かまぼこ, たこ, いか, 麺類, 根菜類, 生野菜
水分が多いもの	すいか
口やのどの中でまとまりにくいもの	ナッツ類, とうもろこし, 葉物野菜
貼りつきやすいもの	もち, 板のり, わかめ, きなこ, ウエハース
水を吸ってしまうもの	パン, カステラ,
ぼそぼそするもの	ふかしいも, 焼き魚, ゆで卵（黄身）
酸味の強いもの	柑橘類, 酢の物
さらさらした液体	水, お茶, 汁物
繊維の多いもの	きのこ類

■表Ⅱ-3　高齢者施設給食の献立例　メニュー A：一般食

	料理名	食品名	1人分 純使用量(g)	廃棄率(%)	使用量(g)	100人分 使用量(kg)
朝食	ごはん	精白米	55		55	5.5
		水	85		85	8.5
	高野豆腐の煮物	凍り豆腐	8		8	0.8
		はんぺん	20		20	2
		オクラ	10	15	11.8	1.18
		だし汁 水	70		70	7
		顆粒和風だし	0.5		0.5	0.05
		砂糖	2		2	0.2
		みりん	2		2	0.2
		酒	2		2	0.2
		しょうゆ（うすくち）	3		3	0.3
	じゃこおろし	大根おろし	50		50	5
		しらす干し	5		5	0.5
		酢	2		2	0.2
		砂糖	1		1	0.1
	梅びしお	うめびしお	8		8	0.8
	玉ねぎの味噌汁	玉ねぎ	30	6	32	3.2
		カットわかめ	0.4		0.4	0.04
		淡色辛みそ	6		6	0.6
		だし汁 水	150		150	15
		顆粒和風だし	1		1	0.1
	プレーンヨーグルト	プレーンヨーグルト	80		80	8
間食	牛乳	牛乳	150		150	15
昼食	ごはん	精白米	55		55	5.5
		水	85		85	8.5
	煮込みハンバーグ 温野菜添え	牛ひき肉	20		20	2
		豚ひき肉	20		20	2
		豆腐（ソフト）	10		10	1
		玉ねぎ	15	6	16	1.6
		パン粉	5		5	0.5
		牛乳	10		10	1
		卵	5	15	5.9	0.59
		塩	0.3		0.3	0.03
		こしょう（白）	0.01		0.01	0.001
		ナツメグ	0.01		0.01	0.001
		油	3		3	0.3
		デミグラスソース	10		10	1
		水	50		50	5
		コンソメ（顆粒）	0.5		0.5	0.05
		じゃがいも	30	10	33.4	3.34
		にんじん（皮むき）	20	10	22.3	2.23
	トマトのサラダ	トマト	20		20.6	2.06
		カリフラワー	20	50	40	4
		レタス	10	2	10.2	1.02
		マヨネーズ	4		4	0.4
		ケチャップ	1		1	0.1
	コーンのポタージュ	スイートコーン（クリーム）	40		40	4
		玉ねぎ	20	6	21.3	2.13
		牛乳	50		50	5
		水	100		100	10
		コンソメ（顆粒）	0.6		0.6	0.06
		塩	0.3		0.3	0.03
		パセリ	1	10	1.1	0.11
	デザート	あまなつ（缶）	40		40	4
間食	ごまプリン黒蜜かけ	豆乳	30		30	3
		クリーム（植物性脂肪）	6		6	0.6
		砂糖	2.4		2.4	0.24
		ねりごま	1.8		1.8	0.18
		粉寒天	0.3		0.3	0.03
		黒蜜	1.8		1.8	0.18
	紅茶	紅茶	150		150	15
夕食	ごはん	精白米	55		55	5.5
		水	85		85	8.5
	さんま塩焼き	さんま（3枚おろし）	60		60	6
		塩	0.3		0.3	0.03
		大根	30	10	33.3	3.33
		しょうゆ（うすくち）	2		2	0.2
		レモン	10	3	10.3	1.03
	冬瓜えびあんかけ	冬瓜	70	30	100	10
		しばえび（冷凍）	10		10	1
		あん 酒	2		2	0.2
		しょうゆ（うすくち）	3		3	0.3
		顆粒和風だし	0.5		0.5	0.05
		水	70		70	7
		片栗粉	2		2	0.2
		あさつき	2		2	0.2
	青葉のめかぶ和え	細切りめかぶ	20		20	2
		おろししょうが	1		1	0.1
		小松菜	30	15	35.3	3.53
		にんじん（皮むき）	8	10	8.9	0.89
		砂糖	2		2	0.2
		しょうゆ（うすくち）	2		2	0.2
	さつま汁	若鶏もも肉（皮なし）	10		10	1
		油揚げ	3		3	0.3
		まいたけ	8	10	8.9	0.89
		ねぎ	4	40	6.7	0.67
		しょうゆ	1		1	0.1
		淡色辛みそ	5		5	0.5
		だし汁 水	150		150	15
		顆粒和風だし	1		1	0.1

予定食数　100食

給与栄養目標量（1日当たり）

	目標	予定
エネルギー	1,500 kcal	1,581 kcal
たんぱく質	49～75 g	61.4 g
脂質	33～50 g	48.4 g
炭水化物	188～244 g	217.2 g
食塩相当量	7.5 g 未満	8.5 g

エネルギー産生栄養素比率（1日当たり）

	目標(%)	予定(%)
たんぱく質エネルギー比	13～20	16
脂質エネルギー比	20～30	28
炭水化物エネルギー比	50～65	55

その他の栄養比率（1日当たり）

	目標(%)	予定(%)
穀物エネルギー比率	40～50	40
動物性たんぱく質比率	45～60	58

食品構成（1日当たり）

		目標(g)	予定(g)
1. 穀類	米類	160	165
	パン類	10	5
	めん類		
	その他の穀類	2	
2. いも類	いも類[*1]	20	30
	その他のいも類[*2]	25	2
3. 砂糖類		15	9.2
4. 油脂類	動物性	2	
	植物性	8	7
5. 豆類	みそ	4	11
	豆・大豆製品	60	51
6. 魚介類	生もの	60	70
	塩蔵・缶詰	1	5
	練り製品	10	20
7. 肉類	生もの	50	50
	その他の加工品	12	
8. 卵類		30	5
9. 乳類	牛乳	160	210
	その他の乳類	80	86
10. 野菜類	緑黄色野菜	150	91
	その他の野菜	200	298
	漬物	2	8
11. 果実類		50	50
12. 種実類			1.8
13. 海藻類		5	20.4
14. 調味料類			36
15. 菓子類		40	
16. 調理加工食品類			

*1：じゃがいも，さつまいも，やまいも，ながいも　など
*2：こんにゃく，はるさめ，タピオカパール，でんぷん　など

注意事項

主食は食べやすいように，通常の米と水の割合よりも水分量を増やし，ややわらかめの炊き上がりにします。

参考	状態	水の量
ごはん	ふつうのごはん	米の1.3～1.4倍
軟飯	やわらかめのごはん	米の1.5～1.6倍
全粥	かためのお粥	米の5～6倍

Aの一般食は，食べやすいように食材料は小さめに切り，加熱時間を長めにしてやわらかく仕上げます。かたいものや，大きなものは隠し包丁を入れ，噛み切りやすいよう配慮します。さらに，あんかけやめかぶなどすべりのよい食材料を使い，飲み込みやすい工夫をしています。

：個数で発注する場合がある．

メニュー B：行事食

	料理名	食品名	1人分 純使用量(g)	廃棄率(%)	1人分 使用量(g)	100人分 使用量(kg)
朝食	食パン	食パン	60		60	6
		いちごジャム	15		15	1.5
	目玉焼き	卵	50	15	59	6
		油	1		1	0.1
		塩	0.2		0.2	0.02
	ソーセージ	ウィンナー	30		30	3
		油	1		1	0.1
		ブロッコリー	20	50	40	4
		ケチャップ	3		3	3
	コールスローサラダ	キャベツ	20	15	24	2.4
		きゅうり	10	2	10.2	1.02
		かに風味かまぼこ	15		15	1.5
		フレンチドレッシング	4		4	0.4
	コンソメスープ	たまねぎ	20	6	21.3	2.13
		にんじん（皮むき）	5	10	5.6	0.56
		セロリ	10	35	15.4	1.54
		ぶなしめじ	10	10	11.1	1.11
		水	130		130	13
		コンソメ（顆粒）	1		1	0.1
		酒	2		2	0.2
		塩	0.3		0.3	0.03
		こしょう（白）	0.02		0.02	0.002
	プレーンヨーグルト	プレーンヨーグルト	80		80	8
間食	牛乳	牛乳	150		150	15
昼食	栗入り赤飯	精白米	40		40	4
		もち米	15		15	1.5
		水	80		80	8
		小豆	10		10	1
		炒りごま（黒）	0.1		0.1	0.01
		塩	0.1		0.1	0.01
		むき栗（生）	10		10	1
	たい塩焼き	たい	50		50	5
		塩	0.3		0.3	0.03
		青じそ	1		1	1
		寿司生姜	10		10	1
	炊合せ	がんもどき	20		20	2
		西洋かぼちゃ	40	10	44.5	4.45
		ふき（水煮）	20	10	22.3	2.23
		だし汁 水	70		70	7
		顆粒和風だし	0.4		0.4	0.04
		生しいたけ	8	20	10	1
		砂糖	2		2	0.2
		みりん	2		2	0.2
		酒	2		2	0.2
		しょうゆ（うすくち）	3		3	0.3
	青菜のピーナッツ和え	ほうれんそう	50	10	55.6	5.56
		ピーナッツ和えの素	7		7	0.7
	味噌汁	こまち麩	2		2	0.2
		あさつき	1		1	0.1
		だし汁 水	130		130	13
		顆粒和風だし	1		1	0.1
		淡色辛みそ	7		7	0.7
	ぶどう缶	ぶどう缶	40		40	4
間食	二色芋羊羹	さつまいも（皮むき）	40	9	44	4.4
		砂糖	10		10	1
		塩	0.2		0.2	0.02
		粉寒天	1.2		1.2	0.12
		純ココア	0.6		0.6	0.06
	緑茶	緑茶	150		150	15
夕食	ごはん	精白米	55		55	5.5
		水	85		85	8.5
	なすと鶏肉の煮物	なす	50	10	55.6	5.56
		若鶏もも肉（皮なし）	30		30	3
		さやえんどう（冷）	5		5	0.5
		だし汁 水	50		50	5
		顆粒和風だし	0.3		0.3	0.03
		砂糖	2		2	0.2
		みりん	2		2	0.2
		酒	2		2	0.2
		しょうゆ（うすくち）	3		3	0.3
	さといものみそかけ	さといも（冷）	30		30	3
		にんじん（皮むき）	10	10	11.2	1.12
		赤色辛みそ	4		4	0.4
		砂糖	2		2	0.2
		みりん	2		2	0.2
		グリンピース（冷）	3		3	0.3
	もやしのツナマヨ和え	もやし	30	3	31	3.1
		赤ピーマン	5	10	5.6	0.56
		黄ピーマン	5	10	5.6	0.56
		ツナ	10		10	1
		マヨネーズ	4		4	0.4
	野菜汁	白菜	30	6	32	3.2
		根深ねぎ	4	40	6.7	0.67
		だし汁 水	130		130	13
		顆粒和風だし	1		1	0.1
		しょうゆ（うすくち）	2		2	0.2
		塩	0.1		0.1	0.01
		卵	5	15	5.9	0.59

🍲：個数で発注する場合がある．

予定食数
100食

給与栄養目標量（1日当たり）

	目標	予定
エネルギー	1,500 kcal	1,587 kcal
たんぱく質	49～75 g	67 g
脂 質	33～50 g	42.3 g
炭水化物	188～244 g	231.2 g
食塩相当量	7.5 g 未満	7.8 g

エネルギー産生栄養素比率（1日当たり）

	目標（%）	予定（%）
たんぱく質エネルギー比	13～20	17
脂質エネルギー比	20～30	24
炭水化物エネルギー比	50～65	59

その他の栄養比率（1日当たり）

	目標（%）	予定（%）
穀物エネルギー比率	40～50	35
動物性たんぱく質比率	50～60	58

食品構成（1日当たり）

		目標（g）	予定（g）
1. 穀類	米類	160	110
	パン類	10	60
	めん類		
	その他の穀類	2	2
2. いも類	いも類 *1	20	70
	その他のいも類 *2	25	
3. 砂糖類		15	16
4. 油脂類	動物性	2	
	植物性	8	2
5. 豆類	みそ	4	11
	豆・大豆製品	60	30
6. 魚介類	生もの	60	55
	塩蔵・缶詰	1	10
	練り製品	10	15
7. 肉類	生もの	50	30
	その他の加工品	12	30
8. 卵類		30	55
9. 乳類	牛乳	160	150
	その他の乳類	80	80
10. 野菜類	緑黄色野菜	150	142
	その他の野菜	200	212
	漬物	2	10
11. 果実類		50	55
12. 種実類			10.1
13. 海藻類		5	
14. 調味料類			30.3
15. 菓子類		40	
16. 調理加工食品類			

*1：じゃがいも、さつまいも、やまいも、ながいも　など
*2：こんにゃく、はるさめ、タピオカパール、でんぷん　など

注意事項

Bの行事食は9月の敬老の日の祝い膳です．旬の栗を使った赤飯とたいの塩焼きで長寿のお祝いをします．

おやつは高齢者が好むさつまいもを使った芋ようかんです．2つの味が楽しめるように生地の1/3にココアを混ぜ2層にして固める，または別々に固めて盛り合わせるなど演出を工夫するとよいでしょう．

3 生産管理

1 生産管理

調理操作では，以下の点に注意する．

① かたい食材は皮をむく，細かく切る，繊維に直角に隠し包丁を入れるなど，食材の下処理にひと手間かけて食べやすくする．
② 通常の調理よりも加熱時間を長くする．また，揚げる・焼く・炒めるなどの調理の前に蒸す・ゆでるなどの一次加熱を行うことで，やわらかく仕上がるようにする．
③ 水分が少なくパサパサしたものはあんかけにしたり，パンにはスープや牛乳を添えるようにする．
④ 強い酸味はむせる原因になるので，酢の物等はだし汁等で割るとよい．

なお，常に一定の物性（かたさ，付着性，凝集性）で提供できるよう調理操作（きざみのサイズ，加水量，ミキサーの撹拌時間，増粘剤の濃度）を標準化する．料理の物性は温度に影響されるため，常に適温で提供できるよう配慮する．

2 衛生管理

喫食者は加齢にともない免疫機能が低下しているため，衛生管理への配慮は重要である．

食形態の調整では，常食の調理後に人数分をとり分けるため，異物混入や交差汚染がないよう注意する．また，刻み食やミキサー食等に使用するフードプロセッサやブレンダー等の調理機器は，毎回分解して洗浄・消毒をし，食中毒の原因にならないよう細心の注意をはらう．「大量調理施設衛生管理マニュアル」を遵守する．

3 災害時対策

災害時には電気，ガス，水道といったライフラインが正常に機能しなくなることを想定し，食料と水を備蓄しておく．災害発生直後は混乱の中での提供となるため，備蓄用食品は，個包装でそのまま食べられるものが望ましい．常温で保管できるよう缶詰やレトルト食品を中心にそろえる．主食はアルファ米のほか，お粥，水に浸せばやわらかくなるパン等を，副食には焼き鳥やかば焼き，煮豆等，やわらかく舌でつぶせるようなものがよい．あわせて野菜ジュースやコーンポタージュ等の缶飲料，濃厚流動食，とろみ剤も備蓄しておく．

応用編

III 保育所給食

1 保育所給食における給食経営管理の特徴と課題

　保育所は，健康な乳児または幼児を対象とする児童福祉施設であり，生活時間の多くを保護者と離れて過ごすところである．乳幼児期は「食を営む力」の基礎を培い，それをさらに発展させるための重要な時期であり，この時期に食を通じて得た経験が，心身の成長・発達に影響することに加えて，味覚や食嗜好が形成される．また，この時期の食生活や栄養については，生涯にわたる健康，とくに生活習慣病予防という長期的な視点からも考える必要がある．

　保育所給食の特徴は，食数は少ないが，食種，提供回数が多いことである．その対象者は，集団としての側面をもちつつも，個人差が大きいため，一人ひとりの子どもの食生活に沿って柔軟に対応しなければならない．子どもの健康状態，摂食・嚥下機能を含めた発育・発達状態の把握をもとに，職員間で連携を図りながら，栄養管理と子どもの状態に応じた食事内容への配慮を行う．また，子どもの喫食状況や食事内容等を評価し，家庭への報告を適切に行うとともに，その改善に努めることが必要である．乳幼児期の食物アレルギーの発症の約9割は乳児期であるため，食物アレルギーの対策も徹底する必要がある．

　現在，保育所における食事の提供については，自園調理，外部委託，外部搬入などさまざまな食事提供の方法が存在する．各施設の食育の目標を明確にすることが必要である．

　「楽しく食べる子どもに～保育所における食育に関する指針～」（雇児保発第0329001号，平成16年3月29日）では，以下のような食育の目標をかかげている．

＜食育の目標＞
①お腹がすくリズムのもてる子ども
②食べたいもの，好きなものが増える子ども
③一緒に食べたい人がいる子ども
④食事づくり，準備にかかわる子ども
⑤食べものを話題にする子ども

2 栄養・食事管理

　保育所給食は，乳児と幼児を対象に実施されている．乳幼児期は成長が著しいため，栄養管理は，乳児の月齢，幼児の年齢，発育に合わせて行う必要がある．

1 アセスメント

　乳幼児期の発育状況，身長および体重を計測し，成長曲線を用いて評価する．定期的に個人の成長の程度を観察し，また，口腔機能の発達の程度や，食具への関心・使用なども

含めて多方面からアセスメントを行う．

2 栄養管理

(1) 栄養管理の区分

保育所における栄養管理区分は，乳児期の「調乳」と「離乳食」，幼児期の「1～2歳児」，「3～5歳児」である．また，離乳期では，子どもの成長・発達段階に対応するため6～8カ月，9～11カ月，12～18カ月に区分する．

(2) 給与栄養目標量の設定

保育所における食事計画については，「児童福祉施設における『食事摂取基準』を活用した食事計画について」（雇児母発0331第1号，令和2年3月31日）により，下記が示されている．

①子どもの性，年齢，発育・発達状況，栄養状態，生活状況等を把握・評価し，エネルギーおよび給与栄養量の目標を設定する．

②エネルギー摂取量の計画にあたっては，推定エネルギー必要量を用いてもよいが，定期的なアセスメント結果を考慮する．

③エネルギー産生栄養素は，以下の％エネルギーの範囲を目標とする．

　たんぱく質：13～20％エネルギー
　脂　　　質：20～30％エネルギー
　炭水化物：50～65％エネルギー

④給与栄養目標量は，子どもの生活状況や栄養摂取状況を把握，評価したうえで，1日全体の食事に占める割合を考慮する．

⑤給与栄養目標量が確保できるように，献立を作成すること．

1～2歳児，3～5歳児の給与栄養目標量を**表Ⅲ-1**，**表Ⅲ-2**に示す．

3 食事計画

(1) 献立作成基準

下記に献立作成の手順例を示す．

1) 献立作成基準の作成

給与栄養目標量にもとづき，施設としてめざす食事内容，食事提供の状況などから，献立作成にあたっての基準を作成する．施設の小児の特徴に配慮して食品構成表を作成する．p.98の献立表に保育所における食品構成の例を示す．

2) 品質基準の設定

料理区分ごとの1人当たりの盛付け予定

■表Ⅲ-1　1～2歳児の1日当たりの給与栄養目標量（男子）

	エネルギー (kcal)	たんぱく質 (g)	脂質 (g)	炭水化物 (g)	食物繊維 (g)	ビタミンA (μgRAE)	ビタミンB₁ (mg)	ビタミンB₂ (mg)	ビタミンC (mg)	カルシウム (mg)	鉄 (mg)	食塩相当量 (g)
食事摂取基準(A)（1日当たり）	950	31～48	22～32	119～155	7	400	0.5	0.6	40	450	4.5	3
昼食＋おやつの比率（B）*¹	50%	50%	50%	50%	50%	50%	50%	50%	50%	50%	50%	50%
1食（昼食）の給与栄養目標量（C＝A×B/100）	475	16～24	11～16	60～78	3.5	200	0.25	0.3	20	225	2.3	1.5
保育所における給与栄養目標量（Cを丸めた値）	480	20	14	70	4	200	0.25	0.3	20	225	2.3	1.5

注）*¹ 昼食及び午前・午後のおやつで1日の給与栄養量の50％を給与することを前提とした．

〔日本人の食事摂取基準（2020年版）の実践・運用，第一出版，2020，p.84〕

■表Ⅲ-2　3〜5歳児の1日当たりの給与栄養目標量（男子）

	エネルギー(kcal)	たんぱく質(g)	脂質(g)	炭水化物(g)	食物繊維(g)	ビタミンA(μgRAE)	ビタミンB_1(mg)	ビタミンB_2(mg)	ビタミンC(mg)	カルシウム(mg)	鉄(mg)	食塩相当量(g)
食事摂取基準(A)（1日当たり）	1,300	43〜65	29〜44	163〜212	8	500	0.7	0.8	50	600	5.5	3.5
昼食＋おやつの比率（＝B%）[*1]	45%	45%	45%	45%	45%	45%	45%	45%	45%	45%	45%	45%
1食（昼食）の給与栄養目標量（C＝A×B/100）	585	20〜29	13〜20	74〜96	3.6	225	0.32	0.36	23	270	2.5	1.5
家庭から持参する米飯110gの栄養量（D）[*2]	185	4	0	40	0.3	0	0.02	0.01	0	3	0.1	0
E＝C−D	400	16〜25	13〜20	34〜56	3.3	225	0.3	0.35	23	267	2.4	1.5
保育所における給与栄養目標量（Eを丸めた値）	400	22	17	45	4	225	0.3	0.35	23	267	2.4	1.5

注）[*1] 昼食（主食は家庭より持参）及び午前・午後のおやつで1日の給与栄養量の45%を給与することを前提とした．
　　[*2] 家庭から持参する主食量は，主食調査結果（過去5年間の平均105g）から110gとした．
〔日本人の食事摂取基準（2020年版）の実践・運用，第一出版，2020，p.84〕

量，調味割合，料理の形状などの品質基準を決定する．

　3）期間献立の作成

　行事なども考慮し，一定期間の献立を作成する．この予定献立は給食委員会などで他職種の意見もふまえ，施設として決定する．

(2) 食事区分と食事提供時間

　食事計画を立てるには，提供する食事区分，食事時間（配膳・配食開始時刻，食べ始める時刻など），調理設備，食器・食具の種類，盛付け方法，食べる場の環境を考慮する．

　食事区分ごとに主食，主菜，副菜，汁物，果物，乳・乳製品の組合せを決定する．保育所での食事区分と提供時間例を**表Ⅲ-3**に示す．

　また，保護者の仕事と子育ての両立等を支援するため，通常の保育に加えて保育時間の延長が実施される．延長保育の場合，「保育所における食事の提供ガイドライン」では，夕食では食事摂取基準の25〜30%程度が目安とされている．担任以外がかかわることもあるので，アレルギーなど個別の対応が必要な子どもの状況を把握し，細心の注意をはらう．

(3) 献立計画

　1〜2歳児は，ごはんなどの主食を含む完全給食であり，3〜5歳児は，原則として主食を家庭から持参する補食給食であるが，近年は完全給食も増えている．

　乳児期では，個人差も大きいことから家庭との連携が大切である．乳児の食欲が出るように生活のリズムを一定にし，十分に授乳や食事が行えるよう配慮する．基本的には個別対応とし，「授乳・離乳の支援ガイド」を参照する．

　幼児期では，1〜2歳児の食事は，乳歯は増え始めるが，やわらかく，刻んだものなど消化のよいものから与え始め，徐々に食品の

■表Ⅲ-3　保育所の食事区分と提供時間

区分		8時	9時	10時	11時	12時	13時	14時	15時	16時	17時	18時	19時
離乳期前	0～3カ月		乳汁		乳汁			乳汁				乳汁	
	4～5カ月			乳汁				乳汁				乳汁	
離乳期	6～8カ月			離乳食+乳汁				乳汁				離乳食+乳汁	
	9～11カ月				離乳食+乳汁				乳汁			離乳食+乳汁	
離乳完了期	12～17カ月				離乳食+乳汁				おやつ+乳汁				
1～2歳児	18カ月～			おやつ					おやつ			幼児食	
3～5歳児	3歳～					幼児食			おやつ			幼児食	

🍼：乳汁　　🥄：離乳食　　🍚：幼児食　　🧁：おやつ

注：18時以降は延長保育の場合を示す

種類を増やし，献立に変化をつけていく．よく噛んで食べる習慣がつくようにする．3～5歳児は，運動量が増え，食欲が増してくる．自我の芽生えとともに偏食が始まる頃のため，注意が必要である．

保育所給食では，献立管理を効率化するため3～5歳児用献立を基本とし，1～2歳児，および離乳食用献立へと展開する．展開例を**表Ⅲ-4**に示す．具体的には，1～2歳児用献立では，揚げ物など一部の料理と消化の悪い食品などをほかの料理や食品に代替し，使用量，かたさや切り方を調整する．さらに，離乳食用献立では，より消化のよい食品を用いるとともに，一部の食材をつぶして使用するなど調理形態にも配慮する．

(4) おやつの取り扱い

おやつは栄養補給を目的とするだけでなく，保育所での生活に楽しさを与えるためにも有効である．おやつを選ぶ際の留意事項は，
①子どもの興味をひき，楽しく感じられる．
②消化がよく，胃に滞留する時間が短い．
③穀類，いも類を主材料とするものや果実類を主体にする．
④水分含有量が多い．
⑤比較的容積が大きく，満足感が得られる
⑥保育所で手づくりできるものにする．
　などである．

(5) 行事食などのイベントメニュー

子どもが食事に対して興味をもつよう，日々の献立に行事食やイベントメニューを取り入れるとよい．お誕生会のほか，季節ごとの行事，調理保育にあわせたイベントメニューなどを提供する．また，園内で野菜や芋などを育て，収穫し，給食に用いることで関心をもたせることもよい．

3～5歳児の給食の給与栄養目標量，食品構成と，基本献立，行事食の献立例を**表Ⅲ-5**に示した．

4　食材料管理

乳幼児期は細菌感染に対する抵抗力が弱いため，安全を確保するために，食材料の取扱いには十分に注意する必要がある．

■表Ⅲ-4　保育所給食献立の展開例

		幼児食		離乳食			
		3〜5歳	1〜2歳	12〜18カ月	9〜11カ月	7〜8カ月	5〜6カ月
		白身魚の竜田揚げ	白身魚の竜田揚げ	白身魚の竜田揚げ	白身魚の煮付け	白身魚の煮付け	白身魚のすり流し
主菜	まだら	○	○	○	○	○	○
	しょうが	○	○	○			
	酒	○	○	○			
	みりん	○	○	○			
	しょうゆ	○	○	○	○	○	
	片栗粉	○	○	○			
	油	○	○	○			
	かつおだし	○	○	○	○	○	○
		さつま汁	さつま汁	さつま汁	みそ汁	みそ汁	さつまいものマッシュ
汁物など	さつまいも	○	○	○	○	○	○
	だいこん	○	○	○	○	○	
	にんじん	○	○	○			
	ねぎ	○	○	○			
	鶏もも肉	○	○	○			
	かつおだし	○	○	○	○	○	
	米みそ	○	○	○	○	○	

○：使用できる食品

■表Ⅲ-5　保育所給食の献立例　メニュー A：3～5歳児　メニュー B：行事食

	料理名	食品名	1人分 純使用量(g)	廃棄率(%)	使用量(g)	100人分 使用量(kg)
A 昼食	キャロットライス	精白米	50		50.0	5.0
		コンソメ（顆粒）	0.1		0.1	0.01
		水	63		63	6.3
		たまねぎ	10	6	11	1.1
		にんじん（皮むき）	10	10	11	1.1
		有塩バター	0.5		0.5	0.05
	鶏肉のピカタ	若鶏むね肉（皮なし）	30		30	3.0
		塩	0.1		0.1	0.01
		ぶどう酒（白）	0.5		0.5	0.05
		薄力粉	1.5		1.5	0.15
		卵	7	15	8	0.8
		パルメザンチーズ	2		2	0.2
		ズッキーニ	20	4	21	2.1
		赤ピーマン	5	10	5.6	0.56
		塩	0.1		0.1	0.01
		油	1.5		1.5	0.15
	トマトソース	トマトケチャップ	3		3	0.3
		ウスターソース	1		1	0.1
	大豆サラダ	大豆（ゆで）	30		30	3.0
		きゅうり	15	2	15.3	1.53
		スイートコーン（ホール）	5		5	0.5
		塩	0.1		0.1	0.01
		こしょう（白）	0.01		0.01	0.001
		マヨネーズ	4		4	0.4
	野菜スープ	たまねぎ	15	6	16	1.6
		ほうれんそう	20	10	22	2.2
		洋風だし				
		┌ 水	150		150	15.0
		└ 鶏がら	40		40	4.0
		しょうゆ	0.1		0.1	0.01
A おやつ	黒糖風味の蒸しパン	薄力粉	15		15	1.5
		ベーキングパウダー	0.7		0.7	0.07
		黒砂糖	5		5	0.5
		牛乳	17		17	1.7
		油	1.3		1.3	0.13
	牛乳	牛乳	130		130	13
B 昼食	七夕ちらし寿司	精白米	50		50	5
		水	55		55	5.5
		合わせ酢				
		┌ 昆布	0.3		0.3	0.03
		│ 穀物酢	10		10.0	1.0
		│ 砂糖	3		3.0	0.3
		└ 塩	0.2		0.2	0.02
		さけ	20		20	2
		しばえび	20	50	40	4
		清酒・普通酒	0.3		0.3	0.03
		塩	0.1		0.1	0.01
		しょうゆ	0.1		0.1	0.01
		にんじん（皮むき）	10	10	11	1.1
		凍り豆腐	1.5		1.5	0.15
		乾ししいたけ	1	20	1.3	0.13
		かんぴょう	1		1	0.1
		しょうゆ	1		1	0.1
		酒	0.1		0.1	0.01
		砂糖	0.4		0.4	0.04
		みりん	0.2		0.2	0.02
		かつおだし				
		┌ 水	10		10	1
		└ かつお節	0.3		0.3	30
		れんこん	10	20	13	1.3
		合わせ酢				
		┌ 砂糖	0.1		0.1	0.01
		│ 酢	2		2	0.2
		└ 塩	0.1		0.1	0.01
		卵	10	15	12	1.2
		┌ 砂糖	0.5		0.5	0.05
		│ 酒	0.2		0.2	0.02
		│ 塩	0.1		0.1	0.01
		└ 油	1		1.0	0.1
		オクラ	3	15	3.5	0.35
		塩	0.1		0.1	0.01
	彩り野菜の和え物	かぼちゃ	20	10	22	2.2
		油	0.5		0.5	0.05
		きゅうり	15	2	15	1.5
		塩	0.2		0.2	0.02
		赤ピーマン	5	10	5.6	0.56
		油	0.5		0.5	0.05
		かに風味かまぼこ	5		5	0.5
		マヨネーズ	5		5	0.5
		ヨーグルト	3		3	0.3
		塩	0.1		0.1	0.01
		こしょう（白）	0.01		0.01	0.001
		パルメザンチーズ	1.5		1.5	0.15
	お吸い物	そうめん	7		7	0.7
		焼きふ	0.5		0.5	0.05
		かつおだし				
		┌ 水	150		150	15
		└ かつお節	4.5		4.5	0.45
		しょうゆ	0.3		0.3	0.03
		塩	0.2		0.2	0.02
B おやつ	フルーツ白玉	白玉粉	20		20	2
		絹ごし豆腐	20		20	2
		砂糖	5		5	0.5
		みかん（生）	30		30	3
		パインアップル（缶）⚫	20		20	2
		シロップ				
		┌ 水	13		13	1.3
		└ 砂糖	7		7	0.7
	麦茶	麦茶（浸出液）	130		130	13

⚫：個数で発注する場合がある．

予 定 食 数	A	B
	100 食	100 食

給与栄養目標量（A，1回当たり）

	目標	予定
エネルギー	585 kcal	564 kcal
たんぱく質	19～29 g	26.0 g
脂質	12～20 g	17.5 g
炭水化物	73～95 g	73.4 g
食塩相当量	1.8 未満 g	1.8 g

エネルギー産生栄養素比率（A，1回当たり）

	目標（%）	予定（%）
たんぱく質エネルギー比	13～20	18
脂質エネルギー比	20～30	28
炭水化物エネルギー比	50～65	54

その他の栄養比率（A，1回当たり）

	目標（%）	予定（%）
穀物エネルギー比率	40～45	43
動物性たんぱく質比率	50～55	52

食品構成（A，1回当たり）

		目標（g）	予定（g）
1. 穀類	米類	40	50
	パン類	11	
	めん類	15	
	その他の穀類	5	16.5
2. いも類	いも類[*1]	22	
	その他のいも類[*2]	1	
3. 砂糖類		3	5
4. 油脂類	動物性	0.5	0.5
	植物性	2.5	2.8
5. 豆類	みそ	3	
	豆・大豆製品	18	30
6. 魚介類	生もの	7	
	塩蔵・缶詰	1	
	練り製品	1.5	
7. 肉類	生もの	29	30
	その他の加工品	2.5	
8. 卵類		7	7
9. 乳類	牛乳	130	147
	その他の乳類	5	2
10. 野菜類	緑黄色野菜	10	35
	その他の野菜	50	65
	漬物	3	
11. 果実類		30	
12. 種実類		0.5	
13. 海藻類		1.5	
14. 調味料類		5	9.7
15. 菓子類		5	
16. 調理加工食品類		3	

*1：じゃがいも，さつまいも，やまいも，ながいも　など
*2：こんにゃく，はるさめ，タピオカパール，でんぷん　など

注意事項

A の通常食は，主菜の「鶏肉のピカタ」や，副菜の「大豆サラダ」で「しっかり噛む」ができているかどうかや，箸が使えるようになってきたかなどを確認します。

B の行事食は，7月初旬の七夕メニューです。主食＋主菜の「七夕ちらし寿司」は，トッピングににんじんを星形で抜いたものと，オクラの輪切りを星に見立てて盛り付けます。汁物には天の川に見立てたそうめんを使用し，麩は彩りを考慮して手まり麩などを用いるとよいでしょう。

また，おやつの「フルーツ白玉」の白玉は，子どもたちが調理に参加してつくってもよいでしょう。

行事食は通常の献立よりも，食品数や調理工程が多くなっていますので，事前の生産管理をしっかりと行う必要があります。

3 生産管理

1 生産管理

保育所では，食種や提供回数が多いため，表Ⅲ-3に示すように，月齢，年齢によって離乳食や幼児食の提供時間を少しずつずらして設定する．したがって，各提供時間に合わせて計画的に作業を行う．

(1) 食事提供の現状

外部搬入した食事を再調理する際の留意点として「保育所における食事の提供ガイドライン」（平成24年3月）に以下のことが記されている．

＜再調理する際の留意点＞
①煮詰まると，味が濃くなるので注意する．
②熱すぎてやけどすることのないよう適温にも配慮する．
③料理を刻む場合は，衛生面に細心の注意をはらう．
④摂食機能や喫食への意欲に応じた適切な形態にする．
⑤再調理した料理についても保存食を採取する．

(2) アレルギー対応

保育所給食は，子どもの発育発達段階を考慮し，衛生面，栄養面が確保されるだけでなく，おいしく，楽しく食べられるようにしなくてはならない．また，アレルギー食対応はできるだけ単純化するとよい．保育所で「初めて食べる」食品がないよう，保護者との連携を密にする必要がある．

1) 生活管理指導表の活用

アレルギー疾患と診断された子どもが入所または在籍し，保育所の生活において特別な配慮や管理が必要となった場合に限って，生活管理指導表を以下のように作成し，活用する．
①アレルギー疾患をもつ子どもの把握
②保護者への生活管理指導表の配布
③医師による生活管理指導表の記入
④保護者との面談
⑤生活管理指導表の見直し

2) 誤配・誤食について

保育所での誤配・誤食事故は，給食やおやつの提供時に起こることが大多数である．発生要因として，配膳ミスなどの人的エラーや，その原因として細分化された複雑な食物除去の対応，子どもが幼少のため自己管理できないことなどが考えられる．

3) 保育所における食物アレルギー対策

アレルギー児の調理，配膳，提供まで，コンタミネーションや誤配がないように二重，三重のチェック体制を整え，以下のように実施する．
①食品の原材料表示を必ず確認する．
②食事内容を記載した配膳カードを作成する．
③可能であれば調理スペースを独立させる．
④食器，トレイの色などを変える．

2 衛生管理

「大量調理施設衛生管理マニュアル」に準ずる．施設の衛生に配慮した食事を提供するためには，施設内調理や外部調理の再加工のみならず，食事介助にあたる保育者についても調理従事者と同様の教育や配慮が必要である．さらに，子ども自身が食事の前の手洗い

を習慣づけるなど衛生的な行動がとれるよう働きかける．

3 災害時対策

災害発生に備えて，平常時から食糧等を備蓄する必要がある．ミルクの場合は溶かす水を，離乳食・幼児食の場合は飲料水，食事，おやつを1～3日分用意しておくことが望ましい．大災害の場合は，外部からの支援物資などが供給されないことも予想されるため，1日目はそのまま提供できる食品で対応する．2日目以降は水や確保できる熱源を考慮した献立とする．

災害時の連絡・協力体制を構築し，定期的な確認の実施に努め，給食従事者以外でも対応できるよう，献立表に調理方法や盛付け方法について図や写真を示しておくとよい．

備蓄の例としては，粉ミルク，市販のベビーフード，レトルト食品，ビスケット，あめ，缶詰等がある．

なお，乳児用液体ミルク（乳児用調製液状乳）は平成30年8月8日に特別用途食品の許可基準が設定・施行され，国内での製造・販売が可能になった．ライフラインが断絶された場合でも水や燃料などを使用せずに授乳することができるため，災害時の備えとして今後の活用が期待される．

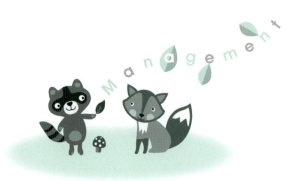

応用編

IV 学校給食

1 学校給食における給食経営管理の特徴と課題

1 学校給食の概要

学校給食は，学校給食法および関連法規にもとづき，給食を学校教育の一環としてとらえ，学校給食の普及充実と食育を目的に，当該学校に在籍するすべての児童または生徒に対して実施されている．

学校給食栄養管理者により，「給食管理」が実施されている．また，給食を通して「食に関する指導」が行われ，給食の時間に校内放送や教室訪問を実施するほか，特別活動や教科指導等，学校教育活動全体の中で給食が「生きた教材」として活用されている．

2 学校給食運営の特徴と課題

学校給食の運営は，実施者である各市区町村教育委員会の指導助言により，当該学校の校長が計画・管理し，職員を指導監督して行うこととされている．

運営経費の内訳は，人件費，光熱水費，食材料費，修繕費などである．そのうち食材料費を給食費として保護者が負担する．

2 栄養・食事管理

1 アセスメント

（1）児童・生徒の体格や健康状態等 （養護教諭・学級担任と連携）

・年齢，性別，身長，体重，身体活動状況，発育の状況，疾病・アレルギーなど．
・成長期であり，学期ごとの状況を把握することが望ましい．

（2）児童・生徒の食事内容（栄養量等摂取状況）の把握

・学校給食の摂取量の把握
・家庭の食事の調査

（3）児童・生徒の食生活の実態調査

・朝食や間食および夜食の摂取状況，共食の状況，食事のマナー，嗜好，運動の状況，就寝・起床時刻等

また，食物アレルギーの有無については，就学時に保護者に対して調査を行い，進級にともない，毎年，年度初めにその状況（継続，あるいは新発症）を確認する．

2 栄養管理

学校給食の栄養管理は，文部科学省が示す「学校給食摂取基準」（表Ⅳ-1）にもとづいて実施されている．その活用にあたっては，「個々の児童生徒の健康状態及び生活活動の実態並びに地域の実情等に十分配慮し，弾力

■表Ⅳ-1　学校給食摂取基準（児童，生徒1人1回当たり）

区　分	基　準　値			
	児童 （6～7歳） の場合	児童 （8～9歳） の場合	児童 （10～11歳） の場合	生徒 （12～14歳） の場合
エネルギー　（kcal）	530	650	780	830
たんぱく質　（％）	学校給食による摂取エネルギー全体の13～20％			
脂質　（％）	学校給食による摂取エネルギー全体の20～30％			
ナトリウム（食塩相当量）（g）	1.5未満	2未満	2未満	2.5未満
カルシウム　（mg）	290	350	360	450
マグネシウム　（mg）	40	50	70	120
鉄　（mg）	2	3	3.5	4.5
ビタミンA　（μgRAE）	160	200	240	300
ビタミンB₁　（mg）	0.3	0.4	0.5	0.5
ビタミンB₂　（mg）	0.4	0.4	0.5	0.6
ビタミンC　（mg）	20	25	30	35
食物繊維　（g）	4以上	4.5以上	5以上	7以上

（注）1：表に掲げるもののほか，次に掲げるものについても示した摂取について配慮すること．
　　　　亜鉛……児童（6～7歳）2mg，児童（8～9歳）2mg，児童（10～11歳）2mg，生徒（12～14歳）3mg
　　　2：この摂取基準は，全国的な平均値を示したものであるから，適用に当たっては，個々の健康及び生活活動等の実態並びに地域の実情等に十分配慮し，弾力的に運用すること．
　　　3：献立の作成に当たっては，多様な食品を適切に組み合わせるよう配慮すること．
　　　（学校給食実施基準．平成21年文部科学省告示第63号，最終改正　令和3年2月12日令和3年文部科学省告示第11号）

的に適用すること」となっており，最近では児童・生徒の実態に合わせて摂取基準を設定する学校が増えている．学期初めの身体計測で得られた児童・生徒の個々の身長，体重，あるいは標準体重より推定エネルギー必要量を算出し，「学校給食摂取基準」に示されている値とすり合わせを行う．その際には，身体測定値の各学年平均値と全国平均値を比較することも重要である．その後，算出した推定エネルギー必要量からエネルギー比率でたんぱく質，脂質，炭水化物の給与目標量を求める（基礎編p.17～19参照）．

各栄養素については，推定平均必要量から不足者の割合の評価を行い，学校給食で補うべき給与量を定める．

献立は，年間給食指導計画にもとづいて行事食などを取り入れ，学校単位で作成する場合と，市区町村で統一献立を採用している場合がある．小学校の献立は，低学年（6～7歳），中学年（8～9歳），高学年（10～11歳）の3区分に分けて計画する．

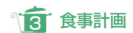 食事計画

「学校給食摂取基準」では，成長期に必要かつ，家庭において不足しがちなカルシウムは1日の食事摂取基準の2分の1を目標とする．また，微量栄養素のマグネシウムや亜鉛などの摂取についても配慮されている．それ

■表Ⅳ-2　学校給食における食品構成の考え方

- 多様な食品を適切に組み合わせて，児童生徒が各栄養素をバランス良く摂取しつつ，様々な食に触れることができるようにすること．また，これらを活用した食に関する指導や食事内容の充実を図ること
- 各地域の実情や家庭における食生活の実態把握のうえ，日本型食生活の実践，わが国の伝統的な食文化の継承について十分配慮すること
- カルシウム摂取に効果的である牛乳等についての使用に配慮すること．なお，家庭の食事においてカルシウムの摂取が不足している地域にあっては，積極的に牛乳，調理用牛乳，乳製品，小魚等についての使用に配慮すること

(学校給食実施基準の一部改正について．令和3年2月12日文部科学省通知（2文科初第1684号）をもとに作成)

■表Ⅳ-3　学校給食における食物アレルギー対応

レベル1 （詳細な献立表対応）	給食の原材料を詳細に記した献立表を事前に配布し，それをもとに保護者や担任などの指示または児童生徒自身の判断で，給食から原因食品を除いて食べる
レベル2 （弁当対応）	・一部弁当対応 　除去または代替食対応において，当該献立が給食の中心的献立，かつその代替提供が給食で困難な場合，その献立に対してのみ部分的に弁当を持参する ・完全弁当対応 　食物アレルギー対応が困難なため，すべて弁当持参する
レベル3 （除去食対応）	広義の除去食は，原因食物を給食から除いて提供する給食を指し，調理の有無は問わない
レベル4 （代替食対応）	広義の代替食は，除去した食物に対して何らかの食材を代替して提供する給食を指し，除去した食材や献立の栄養価等の考慮の有無は問わない．本来の代替食は，除去した食材や献立の栄養量を考慮し，それを代替して1食分の完全な給食を提供することを指す

(文部科学省：学校給食における食物アレルギー対応指針，2015より作成)

らをふまえて，学校給食における食品構成について考える必要がある（**表Ⅳ-2**）．

さらに，食物アレルギーやその他の疾患をもつ児童・生徒用の献立作成や個別の相談・指導，保護者への「献立表」や「給食だより」の配布を行う．

食物アレルギー対応については，全教職員で確認しながら共通理解を図るための指針「学校給食における食物アレルギー対応指針」が策定された（**表Ⅳ-3**）．

通常食とアレルギー対応食の献立例を**表Ⅳ-4**に示す．

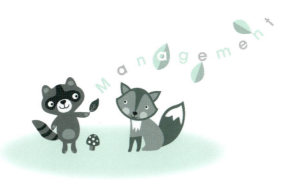

4 食材料管理

学校給食で扱う食材料は「物資（学校給食用物資）」とよばれ，「基本物資（主食と牛乳）」と「一般物資（基本物資以外）」に分けられる（**図Ⅳ-1**）.

これら物資は，食品衛生法，日本農林規格（JAS）に関する法律等の諸規制に適合し，基本的に国内産原料または国内生産のもので，食品添加物，遺伝子組換えおよび農薬の使用を極力抑えたものなどが選定されている．さらに，地場産の食材料を用いた地産地消が実践されている．

給食の実施にあたっては，当日納品，当日使い切りを原則とし，一部の調味料を除き，食品庫に在庫食品として保管しないことが特徴である．

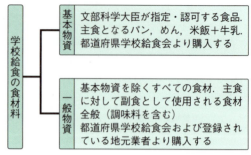

■図Ⅳ-1　学校給食の食材料

学校給食の食材料
- 基本物資：文部科学大臣が指定・認可する食品．主食となるパン，めん，米飯＋牛乳．都道府県学校給食会より購入する
- 一般物資：基本物資を除くすべての食材．主食に対して副食として使用される食材全般（調味料を含む）都道府県学校給食会および登録されている地元業者より購入する

※自治体ごと，あるいは単独校方式と調理場方式の違いにより，確保する量や費用が異なる

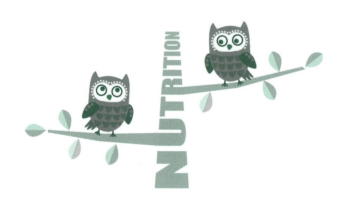

表Ⅳ-4 学校給食の献立例

メニューⒶ：通常食　メニューⒷ：アレルギー対応食（牛乳・卵・鶏肉・りんご・ごま除去食，8～9歳児）

		料理名		食品名		1人分 純使用量(g)		廃棄率(%)		1人分 使用量(g)		500人分 使用量(kg)	10人分 使用量(g)	510人分 使用量(kg)
		Ⓐ	Ⓑ	Ⓐ	Ⓑ	Ⓐ	Ⓑ	Ⓐ	Ⓑ	Ⓐ	Ⓑ			
昼食		ごはん	ごはん	精白米	精白米	70	70			70	70	35	700	35.7
				強化米	強化米	0.21	0.21			0.21	0.21	0.105	2.1	0.107
				水	水	90	90			90	90	45	900	45.9
		大豆入り筑前煮	筑前煮	鶏もも肉（皮なし）		20				20		10		
					いか（冷凍）		40				40		400	
				じゃがいも	じゃがいも	30	50	10	10	33.3	55.6	16.65	556	17.2
				にんじん	にんじん	20	20	10	10	22.2	22.2	11.1	222	11.32
				ごぼう	ごぼう	15	15	10	10	16.7	16.7	8.35	167	8.52
				れんこん	れんこん	15	15	20	20	18.8	18.8	9.4	188	9.59
				たけのこ（水煮）	たけのこ（水煮）	10	10			10	10	5	100	5.1
				こんにゃく	こんにゃく	20	20			20	20	10	200	10.2
				大豆（水煮）		15				15		7.5		
				さやいんげん	さやいんげん	10	10	3	3	10.3	10.3	5.15	103	5.25
				しいたけ（スライス）	しいたけ（スライス）	1	1			1	1	0.5	10	0.51
				油	油	1.3	1.5			1.3	1.5	0.65	15	0.67
				砂糖	砂糖	3	3			3	3	1.5	30	1.53
				みりん	みりん	1.5	1.5			1.5	1.5	0.75	15	0.77
				しょうゆ	しょうゆ	5	5			5	5	2.5	25	2.53
				だし汁 ┌水	だし汁 ┌水	55	55			55	55	27.5	550	28.55
				└かつお節	└かつお節	1	1			1	1	0.5	10	0.51
		小松菜とツナのごまマヨネーズ和え	小松菜とツナのフレンチドレッシング和え	まぐろ油漬け（缶）	まぐろ油漬け（缶）	10	15			10	15	5	150	5.15
				小松菜	小松菜	20	20	15	15	23.5	23.5	11.75	235	11.99
				もやし	もやし	20	20	3	3	20.6	20.6	10.3	206	10.51
				スイートコーン（ホール）	スイートコーン（ホール）	8	8			8	8	4	80	4.08
				あえ衣 ┌いりごま		0.5				0.5		0.25		
				│しょうゆ		1.5				1.5		0.75		
				│酢		0.5				0.5		0.25		
				└マヨネーズ		6				6		3		
					フレンチドレッシング		15				15		150	
		りんご		りんご皮つき▣		40		8		43.5		21.75		
			みかん		みかん ▣		60		20		75		750	
		牛乳		牛乳		206				206		103		
					麦茶		200				200		2000	

▣：個数で発注する場合がある

予定食数

	Ⓐ	Ⓑ
	500食	10食

給与栄養目標量（Ⓐ，1回当たり）

	目標	予定
エネルギー	650 kcal	535 kcal
たんぱく質	21.1～32.5 g	17.5 g
脂質	14.4～21.9 g	12.6 g
炭水化物	81.3～10.9 g	86.1 g
食塩相当量	2未満 g	1.5 g

エネルギー産生栄養素比率（Ⓐ，1回当たり）

	目標（%）	予定（%）
たんぱく質エネルギー比	13～20	13.1
脂質エネルギー比	20～30	21.2
炭水化物エネルギー比	50～67	64.6

その他の栄養比率（Ⓐ，1回当たり）

	目標（%）	予定（%）
穀物エネルギー比率	45～50	46.9
動物性たんぱく質比率	50～55	52.0

食品構成

		目標(g)	予定(g) Ⓐ	予定(g) Ⓑ
1. 穀類	米類	70	70	70
	パン類	60		
	めん類			
	その他の穀類	3		
2. いも類	いも類[*1]	30	30	50
	その他のいも類[*2]	1	20	20
3. 砂糖類		3	3	3
4. 油脂類	動物性	1		
	植物性	2	1.3	1.5
5. 豆類	みそ	5		
	豆・大豆製品	16	15	
6. 魚介類	生もの	15		40
	塩蔵・缶詰	3	10	15
	練り製品	1		
7. 肉類	生もの	14	20	
	その他の加工品	1		
8. 卵類		6		
9. 乳類	牛乳	206	206	
	その他の乳類	4		
10. 野菜類	緑黄色野菜	23	50	50
	その他の野菜	70	69	69
	漬物			
11. 果実類		32	40	60
12. 種実類		3	0.5	
13. 海藻類		2		
14. 調味料類		10	14	21.5
15. 菓子類				
16. 調理加工食品類		10		

*1：じゃがいも，さつまいも，やまいも，ながいも　など
*2：こんにゃく，はるさめ，タピオカパール，でんぷん　など

注意事項

学校給食で除去対応が多いと考えられる牛乳，卵，鶏肉，りんご，ごまを除去した例です．学校給食摂取基準児童（8～9歳）の場合を目標として設定してあります．

■アレルギー対応のポイント

- 牛乳の代替品として，豆乳やオレンジジュース，麦茶がありますが，今回はデザートがつくので麦茶としました．
- 通常食の筑前煮は鶏肉（20 g），大豆（15 g）を使用しています．アレルギー対応食では鶏と大豆の代わりにいか（40 g）などの代替品を使用しました．
- 和え物の味付けは，通常食のいりごまとマヨネーズを除去し，フレンチドレッシング和えにしました．
- 通常食のりんごを，今回は小玉みかんに代替しましたが，加熱（焼きりんごや煮りんごなど）により食べることが可能となる場合があります．

3 生産管理

1 生産管理

生産方式は，学校給食を調理場で区別すると4つの方式に分類されるが，いずれもクックサーブ方式である．

● 単独調理場方式（自校方式）

　学校内の敷地に調理場があるため，調理から喫食までの時間・距離が短く，児童・生徒が調理過程に接することが可能である．

● 共同調理場方式（センター方式）

　複数の学校の給食を大規模調理場で一括調理し，給食時間までに配送する．単独調理場方式に比べて調理から喫食までの時間・距離が長くなるが，食材料の大量購入によるコスト削減が期待でき，経済的負担が軽減できる．

● 親子方式

　調理場をもつ単独調理場方式の学校（親）が，調理場をもたない学校（子）の給食調理も行う．一般に，距離の近い学校同士で実施されている．

● 業者弁当方式（弁当併用外注方式，ランチボックス方式）

　民間業者が自社の施設で食事を作って学校に届ける方式で，市町村によって「給食」，「昼食対策」などとして位置づけられている．自宅から持参する弁当と自由選択させているところもある．

学校給食における給食提供の特徴については，以下のとおりである．

(1) 配食

　学校給食は，一般的に単一定食形式で提供される．ほかに，年間計画にもとづいてランチルームのある学校ではバイキング給食，あらかじめ提示された料理から選択予約するリザーブ給食などがある．また，食事を通してコミュニケーションを深めることを目的に，学内では異クラス，異学年，学外では小学校と中学校の交流給食なども行われている．

(2) 配膳（クラス単位）

　調理された給食は，クラス単位で配缶される．配缶時に使用する食缶やフライ缶などに保温機能が高いものや蓄冷剤を使用するなど，適温での配缶努力がなされている．小学校の場合，区分ごと（表Ⅳ-1 参照）に栄養計画がされているが献立は同じであるため，パンや肉・魚などの切り身は重量で分け，そのほかは中学年の量を1として，低学年0.9，高学年1.1と設定した係数計算をして配缶を行っている．

　クラス単位で料理と食器がセットされ，給食室または配膳室まで給食当番の児童・生徒が取りにくる場合と，教室前まで給食調理員が配膳コンテナなどで配膳する場合がある．

(3) アレルギー対応

　新築の給食施設では，食物アレルギーに対応するための専用の調理室を設けるところが増えている．しかし，そのような調理室がない場合は，厨房の一角に専用のスペースを設け，コンタミネーションが起こらないよう作業を行っている．食物アレルギー対象の児童・生徒には，学年組・氏名・対応内容等を明記した容器などを使用している．

2 衛生管理

「学校給食衛生管理基準」によると，野菜類の使用にあたっては原則として加熱調理することや，給食従事者の検便は毎月2回以上実施するなど，ほかの給食施設より厳しい衛生管理が求められている．

ノロウイルスに関する対策（給食従事者，食材の扱い，消毒等）に関しては，文部科学省から各市区町村に「大量調理施設衛生管理マニュアル」を遵守するよう通達されている．

食材（物資）の衛生管理としては，細菌検査，放射性物質（放射性セシウム）の検査を含む化学検査が実施され，食材の製造工場等の環境衛生面が良好であることの確認等が行われている．

配膳時は，毎日，給食当番の児童・生徒に対して，下痢，発熱，腹痛の有無などの健康状態と衛生的な服装であることを，クラス担任とクラスメイトが協力して確認する．上記の症状があったり，服装が不適切だったりした場合には，給食当番を交代させる．手洗いを励行し，清潔な手指で食器や食品を扱うことの大切さをクラス全体で認識し徹底させている．給食当番以外の児童・生徒に対しても手洗いを励行させる．箸等を児童・生徒の家庭から持参させる場合は，不衛生にならないように，毎日洗浄し清潔なものを持参するよう指導する．

3 災害時対策

公共施設でもある学校は，災害発生時には児童・生徒や教職員の安全確保の場所であるとともに，地域住民の応急的な避難所としての役割を担っている．

通常，避難所には，県や市区町村の予算で災害時の食品などが備蓄されていることから，学校の給食設備と職員を活用した食事の提供も，都道府県および市区町村で検討されている．

9月1日の「防災の日」の学校給食での取り組みとして，上記の備蓄食品を用いて教育の一環として災害食を提供している．

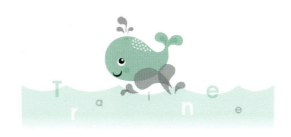

応用編

V 事業所給食

1 事業所給食における給食経営管理の特徴と課題

1 事業所給食の概要

（1）給食の目的
　企業が従業員に対して福利厚生の一環として食事提供を行うとともに，従業員の健康の保持・増進，生活習慣病の予防，QOLの向上を目的としている．

（2）喫食対象者
　20～60歳前後の健康人で企業（組織体）に勤務する従業員であり，年齢の幅が広いのが特徴である．事業所の業種・業態により，男女の構成比や身体活動レベルが異なる．

（3）事業所給食の種類
　オフィス給食，工場給食，寮・寄宿舎給食など．

（4）提供方法
　事業所給食は，オフィス給食はカフェテリア方式，工場や寮・寄宿舎は定食方式が多い．構内の敷地が広い工場や食堂をもたない事業所は，弁当方式により提供している．

●カフェテリア方式
　セルフサービスで提供する．主食，主菜，副菜，汁物，小鉢類，麺類，丼物，デザートなどを喫食者が自由に組み合わせる．オフィス給食で多くみられる提供方法である．このように，利用者の自主性により料理の選択が行われる場合には，モデル的な料理の組み合わせを提示するよう努める．

●定食方式
　定食形式のメニューで提供する．単一，複数の定食があるが，いずれも料理の組み合わせが決まっている．

●弁当方式
　弁当の形式により配食サービスを行う．

2 事業所給食運営・経営管理の特徴

①喫食者の年齢構成，男女構成比，身体活動レベルが幅広いため，給与栄養目標量の設定がむずかしい．

②提供する食事の内容・献立の種類は，提供方法に影響される．企業主の食事に対する方針や経済状態により給食運営に投入する資源，給食従事者数，厨房や食堂などの設備・機器，原価（食材料費）などが異なる．例えば，カフェテリア方式（セルフサービス）での提供は多品目の献立を対面で販売するため，盛付け後に保管する温・冷ショーケースなどの設備の充実が必要となる．

③特定健康診査・特定保健指導の制度化により，給食には生活習慣病予防を目的とした健康支援が強く求められるようになった．日々提供する食事は，単においしさだけを

追求したものでなく，従業員の健康づくりを目的とする．

④事業所給食は，95％以上が外部委託による経営である．給食委託の契約方式は主として，食単価契約と管理費契約があるが，近年，委託側企業の経費削減により，食単価契約が多くなっている．

⑤外部委託の場合，パートタイマーによる人的依存度が高く，給食従事者の採用の諸経費と人件費の高騰が経営を圧迫している．

3 事業所給食運営の課題

①フードサービス事業における利益の追求という企業使命があるなかで，喫食者の栄養管理と顧客満足度の向上という相反する側面があり，顧客ニーズを把握するために，マーケティングを活用した経営戦略が求められる．また，近隣に一般飲食店などがある場合は，給食利用率の低下を招きやすく，リサーチと対応策が不可欠である．

②委託側企業の福利厚生費の削減のため，給食業務委託料の削減が求められている．受託側は限られた費用の中で調理員をパート化するなど人件費（労務費）や食材料費，経費を削減し対応している．管理栄養士には，経営的な視点から給食の原価意識をもち給食業務を遂行するスキルが求められる．

③ノロウイルスやO157による集団食中毒事故が頻発しているため，給食従事者の衛生教育，徹底した衛生管理が求められている．

④カフェテリア方式が多いオフィス給食は，喫食者が自由に料理を組み合わせるため，栄養面での偏りが生じやすい．健康イベントの計画やモデル献立を提示し，卓上メモ・ポスターなどを利用した継続的な栄養情報の提供が重要である．

これらのことからも，事業所給食では喫食者のニーズを把握して，顧客満足度を向上させるためにマーケティングの手法を取り入れた給食運営管理が必要となる．

4 事業所給食におけるマーケティング戦略

(1) マーケティングの観点から商品とサービスを検討する

①食堂を利用する時間帯，食環境，嗜好，満足度などをリサーチする．

②①の結果をふまえ，マーケティングの4P（Product，Price，Place，Promotion）にもとづいて計画する（図V-1）．

(2) 栄養教育の観点からメニューの選択方法や栄養情報の提供方法を検討する

利用者の自主性により料理の選択が行われる場合には，モデル献立の提示や卓上メモ・ポスターなどを利用し栄養情報を提供する．

■図V-1　事業所給食におけるマーケティング戦略（例）
テーマ：ウェルネスフェア
目　的：健康イベント週間でヘルシーランチを販売する

Product：どのような食品を販売するか
①提供方法：定食として提供する ②商品名　：食物繊維たっぷりメニュー ③販売食数：100食
Price：いくらで販売するか
①販売価格　　：650円（利用者負担） ②食材料原価率：40％ ③目標売上　　：650円×100食＝65,000円
Place：どこで販売するか
日替わり定食コーナーで販売する．
Promotion：どのように周知するか
①1カ月前にウェルネスフェアのポスターを掲示する ②1週間前に食堂の各テーブルに予告媒体（卓上メモ）を設置する ③当日はサンプルケースの最も目立つ場所に実物を展示する

2 栄養・食事管理

事業所給食では喫食者が健康人であるため，満足度は栄養面よりも嗜好や価格面が重要視されやすい．栄養管理された食事を提供するためには，定期的なアンケートの実施やご意見箱の設置によりニーズを把握し，結果を給食委員会などを通じてフィードバックする．

1 アセスメント

事業所給食では個人の身体情報の入手が難しいのが特徴である．そのため，喫食者の男女比，食堂の利用率や利用時間帯などの情報を参考にする．健康管理部門や総務部門と連携し，従業員の健康づくり対策への参画や，精算システムを利用した個人の食事の選択状況，管理栄養士による栄養相談の実施などにより情報を得る．

2 栄養管理

給与栄養目標量は喫食者の性，年齢，身体活動レベルの情報をもとに，「日本人の食事摂取基準（2020年版）」を用いて設定する．

(1) 給与エネルギー目標量の設定

喫食者の性，年齢，身体活動レベルごとの推定エネルギー必要量を確認し，その最大値と最小値のすべてが網羅されるように，複数の給与エネルギー必要量の区分を設定する．**表V-1**では喫食者500名（男性140名，女性360名）の事業所の例を示している．1日の給与エネルギー必要量の幅は，1,950〜3,050 kcalである．昼食からの栄養摂取比率を35％とした場合，目標量を50 kcal単位でまるめると，昼食のエネルギー目標量の幅は700〜1,100 kcalとなる．給与エネルギー目標量を区分A：700±100 kcal，区分B：900±100 kcal，C：1,100±100 kcalの3区分に設定すると，すべての喫食者の身長から算出した個人の推定エネルギーはこのいずれかの区分に入る．事業所給食では喫食者全員の身体測定値を入手することが困難であるため，喫食者の特性に配慮した給与エネルギー目標量の区分を設定する．区分の特徴をみると，区分Aには男女が混在するが，区分Bと区分Cは男性のみである．

しかし，この設定方法では喫食者の体格が考慮されていない．事業所給食ではBMIの正常値を逸脱している者を減らすことを目的としているため，痩せや肥満者には1つ上もしくは下の区分の食事を選択するように誘導することが求められる．

(2) エネルギー産生栄養素の給与目標量

たんぱく質，脂質，炭水化物の給与目標量は上記の給与栄養目標量の中央値，すなわち区分Aでは700 kcal，区分Bでは900 kcal，区分Cでは1,100 kcalを用いて，％エネルギーから算出する（**表V-2**）．

(3) ビタミンおよびミネラル

ビタミンとミネラルの給与目標量は，各区分の喫食者の特性を考慮し，「日本人の食事摂取基準（2020年版）」を用いて，推定平均必要量を下回る者が少なくなるように設定する．具体的には，推奨量や目安量付近の値を目指す．区分Bと区分Cでは男性の食事摂取基準を参考とするが，区分Aでは男女が混在するため，いずれにおいても不足しないように設定する．おおむね男性の食事摂取基

■表V-1　事業所給食における給与エネルギー目標量の設定（例）

年齢(歳)	性別	身体活動レベル		人数(人)	推定エネルギー必要量(kcal/日)	まるめの推定エネルギー必要量(kcal/昼食)*	給与エネルギー目標量の区分		
							区分A 700±100 kcal	区分B 900±100 kcal	区分C 1,100±100 kcal
18～29	男	Ⅰ	低い	0	2,300				
		Ⅱ	ふつう	35	2,650	950		○	
		Ⅲ	高い	6	3,050	1,050			○
	女	Ⅰ	低い	0	1,700				
		Ⅱ	ふつう	140	2,000	700	○		
		Ⅲ	高い	5	2,300	800	○		
30～49	男	Ⅰ	低い	0	2,300				
		Ⅱ	ふつう	45	2,700	950		○	
		Ⅲ	高い	4	3,050	1,100			○
	女	Ⅰ	低い	0	1,750				
		Ⅱ	ふつう	90	2,050	700	○		
		Ⅲ	高い	5	2,350	800	○		
50～64	男	Ⅰ	低い	20	2,200	750	○		
		Ⅱ	ふつう	20	2,600	900		○	
		Ⅲ	高い	0	2,950				
	女	Ⅰ	低い	0	1,650				
		Ⅱ	ふつう	130	1,950	700	○		
		Ⅲ	高い	0	2,250				
合計				500					

＊　昼食の1日に対する比率を35％として算出した

■表V-2　給与エネルギー目標量の区分別 エネルギー産生栄養素の給与栄養目標量

	給与目標量				
	エネルギー(kcal)	たんぱく質(g)	脂質(g)	飽和脂肪酸	炭水化物(g)
		%エネルギー 13～20%	%エネルギー 20～30%	%エネルギー 7%以下	%エネルギー 50～65%
区分A	700±100	23～35	16～23	5以下	88～114
区分B	900±100	29～45	20～30	7以下	113～146
区分C	1,100±100	36～55	24～37	8以下	138～179

（「日本人の食事摂取基準（2020年版）」より作成）

準を用いるが，鉄の給与目標量は月経ありの女性の値が男性を上回るため，女性の値を用いる．また，食塩相当量の給与目標量は男性の値を採用すると女性にとって過剰摂取となるため，女性の値を用いる．

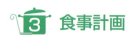

3　食事計画

　給食運営を委託している場合は，給食会社の本社のメニュー管理部門で献立作成を行い，これを統一献立として事業所に配信し，それぞれの事業所で利用者の嗜好や目標原価

にもとづいて修正した独自の献立を採用している場合が多い．通常の献立は，サイクルメニューを基本として，旬の食材などを加えながら，季節感やメニューに変化をもたせている．また，マンネリ化防止をはじめ顧客満足度の向上と売り上げの拡大を目的に，定期的に健康イベントの日を設けて特色のある献立を提供している．事業所では，ヘルシーメニューの提供など従業員の健康づくりに力を注いでいる．事業所における健康イベントおよび提供献立の例を示す（表V-3）．

また，あらかじめ週間単位で予定献立表を掲示し，喫食者に対して周知を行っている．週間献立の例を示す（表V-4）．

献立作成にあたっては，サイクルメニューを活用する．一般には4～6週間を1サイクルとする．食品構成表の食品群や主菜の調理法をサイクルに組み込む．

食品構成表は献立のサイクル期間を参考に作成する．事業所給食の給与栄養目標量，食品構成と，セットメニューおよびヘルシーメニューの献立例を表V-5に示した．

4 食材料管理

事業所給食では喫食者数の予測が難しいため，追加生産を原則とする．したがって，予定と実施の食数が異なる場合が多いので，食材日計表の正確な記録を行い，日々の食材料の使用量を管理する．廃棄のある食材料については下処理作業を標準化し，廃棄率の変動を最小限にする．カット野菜，冷凍食品，缶詰，調理済み食品などを生産工程に合わせて導入する．調味料類（しょうゆ，ドレッシングなど）やごはん，茶を喫食者のセルフサービスで提供する場合は，利用状況に応じて欠品のないようにする．

■表V-3　事業所給食における健康イベントおよび提供献立（例）

	ヘルスアップフェア・イベント	提供献立例
1月	新年お祝い	七草粥，鏡開きおしるこ（低糖）
2月	節分 ヘルシーデザートフェア	恵方巻き 低カロリーチョコレートケーキ
3月	春のヘルシーランチ週間 管理栄養士による栄養相談	豚肉の塩麹焼き
4月	桜まつり	桜ちらしずし
5月	郷土料理フェア（沖縄）	ゴーヤチャンプルー
6月	骨密度測定 健康講演会	五穀米カレー＆ビーンズサラダ
7月	夏のヘルシーランチ週間 管理栄養士による栄養相談	骨ごとがっつりあじの南蛮漬け
8月	納涼会 屋台実演	野菜たっぷりお好み焼き
9月	創立記念	ステーキフェア
10月	秋のヘルシーランチ週間 管理栄養士による栄養相談	ヘルシー小鉢バイキング
11月	勤労感謝週間 マグロの解体ショー	鉄火丼
12月	クリスマスイベント	タンドリーチキン（ミニいちごショートケーキ付き）

■表V-4　週間献立計画（例）

	カテゴリー	月	火	水	木	金	
セットメニュー	A定食	鯖の味噌煮	豚肉の生姜焼き	鮭のムニエル	鶏肉の照り焼き	とんかつ	
	肉・魚	かぼちゃサラダ	青菜のおひたし	筑前煮	きんぴらごぼう	なす田楽	
	エネルギー（kcal）食塩相当量（g）	840 kcal 2.1 g	797 kcal 2.2 g	689 kcal 2.0 g	676 kcal 2.2 g	817 kcal 2.1 g	煮／焼／焼／焼／揚
	B定食	八宝菜	天ぷら	チリコンカン	コロッケ	五目豆腐	
	卵・大豆・他	春雨サラダ	なます	マカロニサラダ	わかめの酢の物	ひじきの煮物	
	エネルギー（kcal）食塩相当量（g）	784 kcal 2.2 g	749 kcal 2.0 g	691 kcal 2.2 g	740 kcal 2.2 g	732 kcal 2.1 g	炒／揚／煮／揚／炒
単品メニュー	カレーライス	ビーフカレー	チキンカレー	季節の野菜カレー	ポークカレー	シーフードカレー	
	エネルギー（kcal）食塩相当量（g）	652 kcal 1.8 g	623 kcal 1.8 g	646 kcal 1.7 g	654 kcal 1.8 g	637 kcal 1.9 g	
	丼	サラダ丼	スタミナ丼	親子丼	牛丼	かつ丼	
	エネルギー（kcal）食塩相当量（g）	502 kcal 1.2 g	678 kcal 1.4 g	598 kcal 1.4 g	609 kcal 1.5 g	694 kcal 1.5 g	
	麺	タンメン	おかめうどん	みそラーメン	スパゲッティミートソース	山菜そば	
	エネルギー（kcal）食塩相当量（g）	556 kcal 13.3 g	539 kcal 8.3 g	568 kcal 10 g	534 kcal 2.0 g	329 kcal 5.9 g	
アラカルト	汁	すまし汁	みそ汁	豚汁	みそ汁	スープ	
	エネルギー（kcal）食塩相当量（g）	45 kcal 0.5 g	45 kcal 0.5 g	69 kcal 0.5 g	45 kcal 0.5 g	52 kcal 0.4 g	
	サラダ	野菜サラダ	マカロニサラダ	春雨サラダ	パンプキンサラダ	ツナサラダ	
	エネルギー（kcal）食塩相当量（g）	62 kcal 0.3 g	100 kcal 0.4 g	62 kcal 0.3 g	105 kcal 0.3 g	80 kcal 0.5 g	

・上記の定食の栄養量には，ごはん並盛り200gと汁が含まれます．
・カレー・丼物の栄養量はごはん200gの計算です．
・麺類の食塩相当量は汁をすべて飲んだとして計算しました．
・サラダの食塩相当量はドレッシング等の使用量により異なります．
・ごはんを大盛り260gにすると約100kcalアップします．
・事務職：女性700kcal　男性850kcal，立ち仕事の場合：男女ともプラス+100kcalを目安に摂取しましょう．

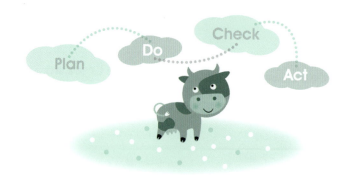

■表V-5 事業所給食の献立例　メニュー🅐：鯖の味噌煮定食　メニュー🅑：五穀米カレー

	料理名	食品名	純使用量 (g)	廃棄率 (%)	使用量 (g)	使用量 (kg)
			1人分			100人分
🅐 昼食	ごはん	精白米	90		90	9
		水	120		120	12
	鯖の味噌煮　焼き葱添え	さば	80		80	8
		淡色辛みそ	4		4	0.4
		砂糖	3		3	0.3
		酒	3		3	0.3
		しょうゆ	1		1	0.1
		みりん	2		2	0.2
		水	20		20	2
		しょうが	1	20	1.3	0.13
		根深ねぎ	30	40	50	5
	かぼちゃの煮物	西洋かぼちゃ	50	10	56	5.6
		だし汁				
		水	30		30	3
		かつお節	0.6		0.6	0.06
		昆布	0.3		0.3	0.03
		砂糖	5		5	0.5
		みりん	1		1	0.1
		しょうゆ	1		1	0.1
		オクラ	10	15	11	1.1
	ミモザサラダ	キャベツ	10	15	12	1.2
		きゅうり	20	2	20	2.04
		にんじん（皮むき）	5	10	5.6	0.56
		卵	10	15	12	1.18
		油	0.5		0.5	0.05
		ドレッシング				
		油	3.5		3.5	0.35
		酢	2		2	0.2
		砂糖	1		1	0.1
		塩	0.3		0.3	0.03
	豆腐とみつばのすまし汁	木綿豆腐	30		30	3
		だし汁				
		水	120		120	12
		かつお節	2.4		2.4	0.24
		昆布	1.2		1.2	0.12
		しょうゆ（うすくち）	3		3	0.3
		塩	0.3		0.3	0.03
		みつば	1		1	0.1
🅑 昼食	五穀米	精白米	83		83	8.3
		五穀米	2		2	0.2
		水	120		120	12
	ドライカレー	豚ひき肉	30		30	3
		牛ひき肉	30		30	3
		にんにく	1	9	1.1	0.11
		しょうが	3	20	3.8	0.38
		油	2		2	0.2
		ぶどう酒（赤）	3		3	0.3
		たまねぎ	30	6	32	3.2
		にんじん（皮むき）	10	10	11	1.1
		セロリ	5	35	7.5	0.75
		赤ピーマン	10	10	11	1.1
		プルーン（乾）	8		8	0.8
		カレー粉	1		1	0.1
		トマトケチャップ	5		5	0.5
		ウスターソース	3		3	0.3
		コンソメ（顆粒）	1.5		1.5	0.15
		タイム（粉）	0.01		0.01	0.001
		塩	0.3		0.3	0.03
		こしょう（黒）	0.01		0.01	0.001
		バター	3		3	0.3
		グリーンピース	5		5	0.5
	ビーンズサラダ	大豆（ゆで）	15		15	1.5
		えだまめ（ゆで）	15		15	1.5
		スイートコーン（ホール）	10		10	1
		じゃがいも	30	10	33.3	3.3
		ドレッシング				
		油	2		2	0.2
		酢	2		2	0.2
		塩	0.3		0.3	0.03
		こしょう（黒）	0.01		0.01	0.001

予定食数

🅐	🅑
100食	100食

給与栄養目標量（🅐, 1回当たり）

	目標	予定
エネルギー	700 kcal	695 kcal
たんぱく質	23〜35 g	28.3 g
脂質	16〜23 g	17.2 g
炭水化物	88〜113 g	100.4 g
食塩相当量	2.3 g 未満	2.0 g

エネルギー産生栄養素比率（🅐, 1回当たり）

	目標（%）	予定（%）
たんぱく質エネルギー比	13〜20	17
脂質エネルギー比	20〜30	23
炭水化物エネルギー比	50〜65	60

その他の栄養比率（🅐, 1回当たり）

	目標（%）	予定（%）
穀物エネルギー比率	40〜50	45
動物性たんぱく質比率	45〜60	60

食品構成（🅐, 1回当たり）

		目標（g）	予定（g）
1. 穀類	米類	90	90
	パン類		
	めん類		
	その他の穀類	1	1
2. いも類	いも類*1	25	
	その他のいも類*2	2	
3. 砂糖類		5	9
4. 油脂類	動物性	1	
	植物性	3	4
5. 豆類	みそ	7	4
	豆・大豆製品	35	30
6. 魚介類	生もの	30	70
	塩蔵・缶詰		
	練り製品	2	
7. 肉類	生もの		30
	その他の加工品	3	
8. 卵類		15	10
9. 乳類	牛乳	15	
	その他の乳類	3	
10. 野菜類	緑黄色野菜	45	66
	その他の野菜	85	61
	漬物	5	
11. 果実類		30	
12. 種実類		1	
13. 海藻類		0.5	
14. 調味料類		10	14
15. 菓子類			
16. 調理加工食品類		30	

🟩：個数で発注する場合がある。

*1：じゃがいも，さつまいも，やまいも，ながいも　など
*2：こんにゃく，はるさめ，タピオカパール，でんぷん　など

注意事項

🅐は定食セットメニューです．季節を考慮し，一汁二菜を基本に，生活習慣病の予防・改善を目的として普段の食事で取り入れたい食材料を用いています．

🅑は食物繊維を多く含むメニューです．人気メニューのカレーを使って，五穀米や枝豆・コーンで食物繊維の摂取量を増やしています．香辛料を使用したドライカレーは食欲の低下する夏におすすめです．ビーンズサラダの枝豆は「冷凍むき枝豆」，大豆は水煮缶を使用すると下処理の時間を短縮でき衛生的です．

3 生産管理

1 生産管理

　事業所給食の生産は多品種大量生産であるため，各作業を標準化し，一定の品質で提供する．

　カフェテリア方式では，料理のトレイセットは喫食者のセルフサービスによるため，生産者側はトレイセットなど配食・配膳にかかる時間を短縮できる．対面式で提供する場合は，提供時刻の盛付け配置人数を調整して配膳時刻を一定にする．

　下膳方法や洗浄作業の音など，食事環境に影響を及ぼす因子を満足度調査などで調べ，食器洗浄や清掃などの工程を管理する．

　定食方式では，提供時刻に応じて盛付け配置人数を調整する．

　弁当方式は，配送エリアや配送時間，弁当容器の回収時間を加味した生産工程を計画する．

2 衛生管理

　大量調理施設衛生管理マニュアル，食品衛生法，その他の関係法令を遵守する．食数規模の大きい施設は，調理終了後から提供・喫食までの時間が長いため，料理の保管設備が十分でない場合はとくに十分な加熱と調理後の取り扱いが重要である．

3 災害時対策

　従業員はもちろんのこと，来社中の顧客に対しても備蓄が必要となる．施設の他部門と情報共有して，災害時の対応策についてマニュアルを作成し，訓練を行う．備蓄食材料の管理については，備蓄品目，備蓄量，保管場所について計画する．

　東京都帰宅困難者対策条例第7条2項では備蓄について，事業主に**表V-6**のように求めている．備蓄の目安を**表V-7**に示す．

■表V-6　東京都帰宅困難者対策条例第7条2項（抜粋）

事業者は，前項に規定する従業者の施設内での待機を維持するために，知事が別に定めるところにより，従業者の3日分の飲料水，食糧その他災害時における必要な物資を備蓄するよう努めなければならない．

（平成25年4月施行）

■表V-7　備蓄の目安（東京都）

1．3日分の備蓄量の目安 　（1）水については，1人当たり1日3リットル，計9リットル 　（2）主食については，1人当たり1日3食，計9食 2．備蓄品目の例示 　（1）水：ペットボトル入り飲料水 　（2）主食：アルファ化米，クラッカー，乾パン，カップ麺 ※水や食料の選択に当たっては，賞味期限に留意する必要がある．

（東京都防災ホームページ）

付 表

付表1
日本人の食事摂取基準（2020年版）

付表2
食品分類表

付表3
大量調理施設衛生管理マニュアル

付表1　日本人の食事摂取基準（2020年版）

年齢等	参照体位（参照身長, 参照体重）[1]			
	男性		女性[2]	
	参照身長 (cm)	参照体重 (kg)	参照身長 (cm)	参照体重 (kg)
0〜5（月）	61.5	6.3	60.1	5.9
6〜11（月）	71.6	8.8	70.2	8.1
6〜8（月）	69.8	8.4	68.3	7.8
9〜11（月）	73.2	9.1	71.9	8.4
1〜2（歳）	85.8	11.5	84.6	11.0
3〜5（歳）	103.6	16.5	103.2	16.1
6〜7（歳）	119.5	22.2	118.3	21.9
8〜9（歳）	130.4	28.0	130.4	27.4
10〜11（歳）	142.0	35.6	144.0	36.3
12〜14（歳）	160.5	49.0	155.1	47.5
15〜17（歳）	170.1	59.7	157.7	51.9
18〜29（歳）	171.0	64.5	158.0	50.3
30〜49（歳）	171.0	68.1	158.0	53.0
50〜64（歳）	169.0	68.0	155.8	53.8
65〜74（歳）	165.2	65.0	152.0	52.1
75以上（歳）	160.8	59.6	148.0	48.8

[1] 0〜17歳は，日本小児内分泌学会・日本成長学会合同標準値委員会による小児の体格評価に用いる身長，体重の標準値を基に，年齢区分に応じて，当該月齢及び年齢区分の中央時点における中央値を引用した．ただし，公表数値が年齢区分と合致しない場合は，同様の方法で算出した値を用いた．18歳以上は，平成28年国民健康・栄養調査における当該の性及び年齢区分における身長・体重の中央値を用いた．
[2] 妊婦，授乳婦を除く．

- エネルギーの摂取量及び消費量のバランス（エネルギー収支バランス）の維持を示す指標として BMI 及び体重の変化を用いる．
- BMI については目標とする範囲を定めた．

目標とする BMI の範囲（18歳以上）[1,2]

年齢（歳）	目標とする BMI（kg/m²）
18〜49	18.5〜24.9
50〜64	20.0〜24.9
65〜74[3]	21.5〜24.9
75以上[3]	21.5〜24.9

[1] 男女共通．あくまでも参考として使用すべきである．
[2] 観察疫学研究において報告された総死亡率が最も低かった BMI を基に，疾患別の発症率と BMI の関連，死因と BMI との関連，喫煙や疾患の合併による BMI や死亡リスクへの影響，日本人の BMI の実態に配慮し，総合的に判断し目標とする範囲を設定．
[3] 高齢者では，フレイルの予防及び生活習慣病の発症予防の両者に配慮する必要があることも踏まえ，当面目標とする BMI の範囲を 21.5〜24.9 kg/m² とした．

（参考）

年齢等	推定エネルギー必要量（kcal/日）					
	男性			女性		
	身体活動レベル[1]			身体活動レベル[1]		
	Ⅰ	Ⅱ	Ⅲ	Ⅰ	Ⅱ	Ⅲ
0〜5（月）	—	550	—	—	500	—
6〜8（月）	—	650	—	—	600	—
9〜11（月）	—	700	—	—	650	—
1〜2（歳）	—	950	—	—	900	—
3〜5（歳）	—	1,300	—	—	1,250	—
6〜7（歳）	1,350	1,550	1,750	1,250	1,450	1,650
8〜9（歳）	1,600	1,850	2,100	1,500	1,700	1,900
10〜11（歳）	1,950	2,250	2,500	1,850	2,100	2,350
12〜14（歳）	2,300	2,600	2,900	2,150	2,400	2,700
15〜17（歳）	2,500	2,800	3,150	2,050	2,300	2,550
18〜29（歳）	2,300	2,650	3,050	1,700	2,000	2,300
30〜49（歳）	2,300	2,700	3,050	1,750	2,050	2,350
50〜64（歳）	2,200	2,600	2,950	1,650	1,950	2,250
65〜74（歳）	2,050	2,400	2,750	1,550	1,850	2,100
75以上（歳）[2]	1,800	2,100	—	1,400	1,650	—
妊婦[3] 初期				＋50	＋50	＋50
中期				＋250	＋250	＋250
後期				＋450	＋450	＋450
授乳婦				＋350	＋350	＋350

[1] 身体活動レベルは，低い，ふつう，高いの3つのレベルとして，それぞれⅠ，Ⅱ，Ⅲで示した．
[2] レベルⅡは自立している者，レベルⅠは自宅にいてほとんど外出しない者に相当する．レベルⅠは高齢者施設で自立に近い状態で過ごしている者にも適用できる値である．
[3] 妊婦個々の体格や妊娠中の体重増加量及び胎児の発育状況の評価を行うことが必要である．

注1：活用に当たっては，食事摂取状況のアセスメント，体重及び BMI の把握を行い，エネルギーの過不足は，体重の変化又は BMI を用いて評価すること．
注2：身体活動レベルⅠの場合，少ないエネルギー消費量に見合った少ないエネルギー摂取量を維持することになるため，健康の保持・増進の観点からは，身体活動量を増加させる必要がある．

〔編集部注：本資料において，妊婦及び授乳婦の基準値欄で＋（プラス）記号とともに示される値は付加量をさす．〕

年齢等	たんぱく質 (g/日, 目標量：%エネルギー)								脂質（%エネルギー）			
	男性				女性				男性		女性	
	推定平均必要量	推奨量	目安量	目標量[1]	推定平均必要量	推奨量	目安量	目標量[1]	目安量	目標量[5]	目安量	目標量[5]
0～5（月）	—	—	10	—	—	—	10	—	50	—	50	—
6～8（月）	—	—	15	—	—	—	15	—	—	—	—	—
6～11（月）	—	—	—	—	—	—	—	—	40	—	40	—
9～11（月）	—	—	25	—	—	—	25	—	—	—	—	—
1～2（歳）	15	20	—	13～20	15	20	—	13～20	—	20～30	—	20～30
3～5（歳）	20	25	—	13～20	20	25	—	13～20	—	20～30	—	20～30
6～7（歳）	25	30	—	13～20	25	30	—	13～20	—	20～30	—	20～30
8～9（歳）	30	40	—	13～20	30	40	—	13～20	—	20～30	—	20～30
10～11（歳）	40	45	—	13～20	40	50	—	13～20	—	20～30	—	20～30
12～14（歳）	50	60	—	13～20	45	55	—	13～20	—	20～30	—	20～30
15～17（歳）	50	65	—	13～20	45	55	—	13～20	—	20～30	—	20～30
18～29（歳）	50	65	—	13～20	40	50	—	13～20	—	20～30	—	20～30
30～49（歳）	50	65	—	13～20	40	50	—	13～20	—	20～30	—	20～30
50～64（歳）	50	65	—	14～20	40	50	—	14～20	—	20～30	—	20～30
65～74（歳）	50[2]	60[2]	—	15～20[2]	40[2]	50[2]	—	15～20[2]	—	20～30	—	20～30
75 以上（歳）	50[2]	60[2]	—	15～20[2]	40[2]	50[2]	—	15～20[2]	—	20～30	—	20～30
妊婦 初期					＋0	＋0	—	—[3]			—	20～30
中期					＋5	＋5	—	—[3]			—	20～30
後期					＋20	＋25	—	—[4]			—	20～30
授乳婦					＋15	＋20	—	—[4]			—	20～30

[1] 範囲に関しては，おおむねの値を示したものであり，弾力的に運用すること．
[2] 65歳以上の高齢者について，フレイル予防を目的とした量を定めることは難しいが，身長・体重が参照体位に比べて小さい者や，特に75歳以上であって加齢に伴い身体活動量が大きく低下した者など，必要エネルギー摂取量が低い者では，下限が推奨量を下回る場合があり得る．この場合でも，下限は推奨量以上とすることが望ましい．
[3] 妊婦（初期・中期）の目標量は，13～20%エネルギーとした．
[4] 妊婦（後期）及び授乳婦の目標量は，15～20%エネルギーとした．
[5] 範囲に関しては，おおむねの値を示したものである．

年齢等	飽和脂肪酸（%エネルギー）[1,2]		n-6系脂肪酸（g/日）		n-3系脂肪酸（g/日）		炭水化物（%エネルギー）		食物繊維（g/日）	
	男性	女性	男性	女性	男性	女性	男性	女性	男性	女性
	目標量	目標量	目安量	目安量	目安量	目安量	目標量[3,4]	目標量[3,4]	目標量	目標量
0～5（月）	—	—	4	4	0.9	0.9	—	—	—	—
6～11（月）	—	—	4	4	0.8	0.8	—	—	—	—
1～2（歳）	—	—	4	4	0.7	0.8	50～65	50～65	—	—
3～5（歳）	10以下	10以下	6	6	1.1	1.0	50～65	50～65	8以上	8以上
6～7（歳）	10以下	10以下	8	7	1.5	1.3	50～65	50～65	10以上	10以上
8～9（歳）	10以下	10以下	8	7	1.5	1.3	50～65	50～65	11以上	11以上
10～11（歳）	10以下	10以下	10	8	1.6	1.6	50～65	50～65	13以上	13以上
12～14（歳）	10以下	10以下	11	9	1.9	1.6	50～65	50～65	17以上	17以上
15～17（歳）	8以下	8以下	13	9	2.1	1.6	50～65	50～65	19以上	18以上
18～29（歳）	7以下	7以下	11	8	2.0	1.6	50～65	50～65	21以上	18以上
30～49（歳）	7以下	7以下	10	8	2.0	1.6	50～65	50～65	21以上	18以上
50～64（歳）	7以下	7以下	10	8	2.2	1.9	50～65	50～65	21以上	18以上
65～74（歳）	7以下	7以下	9	8	2.2	2.0	50～65	50～65	20以上	17以上
75 以上（歳）	7以下	7以下	8	7	2.1	1.8	50～65	50～65	20以上	17以上
妊婦		7以下		9		1.6		50～65		18以上
授乳婦		7以下		10		1.8		50～65		18以上

[1] 飽和脂肪酸と同じく，脂質異常症及び循環器疾患に関与する栄養素としてコレステロールがある．コレステロールに目標量は設定しないが，これは許容される摂取量に上限が存在しないことを保証するものではない．また，脂質異常症の重症化予防の目的からは，200 mg/日未満に留めることが望ましい．
[2] 飽和脂肪酸と同じく，冠動脈疾患に関与する栄養素としてトランス脂肪酸がある．日本人の大多数は，トランス脂肪酸に関する世界保健機関（WHO）の目標（1%エネルギー未満）を下回っており，トランス脂肪酸の摂取による健康への影響は，飽和脂肪酸の摂取によるものと比べて小さいと考えられる．ただし，脂質に偏った食事をしている者では，留意する必要がある．トランス脂肪酸は人体にとって不可欠な栄養素ではなく，健康の保持・増進を図る上で積極的な摂取は勧められないことから，その摂取量は1%エネルギー未満に留めることが望ましく，1%エネルギー未満でもできるだけ低く留めることが望ましい．
[3] 範囲に関しては，おおむねの値を示したものである．
[4] アルコールを含む．ただし，アルコールの摂取を勧めるものではない．

年齢等	エネルギー産生栄養素バランス（％エネルギー）							
	男性 目標量[1,2]				女性 目標量[1,2]			
	たんぱく質[3]	脂質[4]		炭水化物[5,6]	たんぱく質[3]	脂質[4]		炭水化物[5,6]
		脂質	飽和脂肪酸			脂質	飽和脂肪酸	
0～11（月）	—	—	—	—	—	—	—	—
1～2（歳）	13～20	20～30	—	50～65	13～20	20～30	—	50～65
3～5（歳）	13～20	20～30	10以下	50～65	13～20	20～30	10以下	50～65
6～7（歳）	13～20	20～30	10以下	50～65	13～20	20～30	10以下	50～65
8～9（歳）	13～20	20～30	10以下	50～65	13～20	20～30	10以下	50～65
10～11（歳）	13～20	20～30	10以下	50～65	13～20	20～30	10以下	50～65
12～14（歳）	13～20	20～30	10以下	50～65	13～20	20～30	10以下	50～65
15～17（歳）	13～20	20～30	8以下	50～65	13～20	20～30	8以下	50～65
18～29（歳）	13～20	20～30	7以下	50～65	13～20	20～30	7以下	50～65
30～49（歳）	13～20	20～30	7以下	50～65	13～20	20～30	7以下	50～65
50～64（歳）	14～20	20～30	7以下	50～65	14～20	20～30	7以下	50～65
65～74（歳）	15～20	20～30	7以下	50～65	15～20	20～30	7以下	50～65
75以上（歳）	15～20	20～30	7以下	50～65	15～20	20～30	7以下	50～65
妊婦　初期					13～20	20～30	7以下	50～65
中期					13～20			
後期					15～20			
授乳婦					15～20			

[1] 必要なエネルギー量を確保した上でのバランスとすること．
[2] 範囲に関しては，おおむねの値を示したものであり，弾力的に運用すること．
[3] 65歳以上の高齢者について，フレイル予防を目的とした量を定めることは難しいが，身長・体重が参照体位に比べて小さい者や，特に75歳以上であって加齢に伴い身体活動量が大きく低下した者など，必要エネルギー摂取量が低い者では，下限が推奨量を下回る場合があり得る．この場合でも，下限は推奨量以上とすることが望ましい．
[4] 脂質については，その構成成分である飽和脂肪酸など，質への配慮を十分に行う必要がある．
[5] アルコールを含む．ただし，アルコールの摂取を勧めるものではない．
[6] 食物繊維の目標量を十分に注意すること．

◎脂溶性ビタミン

年齢等	ビタミンA（μgRAE/日）[1]							
	男性				女性			
	推定平均必要量[2]	推奨量[2]	目安量[3]	耐容上限量[3]	推定平均必要量[2]	推奨量[2]	目安量[3]	耐容上限量[3]
0～5（月）	—	—	300	600	—	—	300	600
6～11（月）	—	—	400	600	—	—	400	600
1～2（歳）	300	400	—	600	250	350	—	600
3～5（歳）	350	450	—	700	350	500	—	850
6～7（歳）	300	400	—	950	300	400	—	1,200
8～9（歳）	350	500	—	1,200	350	500	—	1,500
10～11（歳）	450	600	—	1,500	400	600	—	1,900
12～14（歳）	550	800	—	2,100	500	700	—	2,500
15～17（歳）	650	900	—	2,500	500	650	—	2,800
18～29（歳）	600	850	—	2,700	450	650	—	2,700
30～49（歳）	650	900	—	2,700	500	700	—	2,700
50～64（歳）	650	900	—	2,700	500	700	—	2,700
65～74（歳）	600	850	—	2,700	500	700	—	2,700
75以上（歳）	550	800	—	2,700	450	650	—	2,700
妊婦　初期					＋0	＋0	—	—
中期					＋0	＋0	—	—
後期					＋60	＋80	—	—
授乳婦					＋300	＋450	—	—

[1] レチノール活性当量（μgRAE）
＝レチノール（μg）＋β-カロテン（μg）×1/12＋α-カロテン（μg）×1/24
＋β-クリプトキサンチン（μg）×1/24＋その他のプロビタミンAカロテノイド（μg）×1/24
[2] プロビタミンAカロテノイドを含む．
[3] プロビタミンAカロテノイドを含まない．

年齢等	ビタミン D (μg/日)[1]				ビタミン E (mg/日)[2]				ビタミン K (μg/日)	
	男性		女性		男性		女性		男性	女性
	目安量	耐容上限量	目安量	耐容上限量	目安量	耐容上限量	目安量	耐容上限量	目安量	目安量
0〜5（月）	5.0	25	5.0	25	3.0	−	3.0	−	4	4
6〜11（月）	5.0	25	5.0	25	4.0	−	4.0	−	7	7
1〜2（歳）	3.0	20	3.5	20	3.0	150	3.0	150	50	60
3〜5（歳）	3.5	30	4.0	30	4.0	200	4.0	200	60	70
6〜7（歳）	4.5	30	5.0	30	5.0	300	5.0	300	80	90
8〜9（歳）	5.0	40	6.0	40	5.0	350	5.0	350	90	110
10〜11（歳）	6.5	60	8.0	60	5.5	450	5.5	450	110	140
12〜14（歳）	8.0	80	9.5	80	6.5	650	6.0	600	140	170
15〜17（歳）	9.0	90	8.5	90	7.0	750	5.5	650	160	150
18〜29（歳）	8.5	100	8.5	100	6.0	850	5.0	650	150	150
30〜49（歳）	8.5	100	8.5	100	6.0	900	5.5	700	150	150
50〜64（歳）	8.5	100	8.5	100	7.0	850	6.0	700	150	150
65〜74（歳）	8.5	100	8.5	100	7.0	850	6.5	650	150	150
75 以上（歳）	8.5	100	8.5	100	6.5	750	6.5	650	150	150
妊 婦			8.5	−			6.5	−		150
授乳婦			8.5	−			7.0	−		150

[1] 日照により皮膚でビタミン D が産生されることを踏まえ，フレイル予防を図る者はもとより，全年齢区分を通じて，日常生活において可能な範囲内での適度な日光浴を心掛けるとともに，ビタミン D の摂取については，日照時間を考慮に入れることが重要である．
[2] α-トコフェロールについて算定した．α-トコフェロール以外のビタミン E は含んでいない．

◎水溶性ビタミン

年齢等	ビタミン B_1 (mg/日)[1,2]						ビタミン B_2 (mg/日)[3]					
	男性			女性			男性			女性		
	推定平均必要量	推奨量	目安量	推定平均必要量	推奨量	目安量	推定平均必要量	推奨量	目安量	推定平均必要量	推奨量	目安量
0〜5（月）	−	−	0.1	−	−	0.1	−	−	0.3	−	−	0.3
6〜11（月）	−	−	0.2	−	−	0.2	−	−	0.4	−	−	0.4
1〜2（歳）	0.4	0.5	−	0.4	0.5	−	0.5	0.6	−	0.5	0.5	−
3〜5（歳）	0.6	0.7	−	0.6	0.7	−	0.7	0.8	−	0.6	0.8	−
6〜7（歳）	0.7	0.8	−	0.7	0.8	−	0.8	0.9	−	0.7	0.9	−
8〜9（歳）	0.8	1.0	−	0.8	0.9	−	0.9	1.1	−	0.9	1.0	−
10〜11（歳）	1.0	1.2	−	0.9	1.1	−	1.1	1.4	−	1.0	1.3	−
12〜14（歳）	1.2	1.4	−	1.1	1.3	−	1.3	1.6	−	1.2	1.4	−
15〜17（歳）	1.3	1.5	−	1.0	1.2	−	1.4	1.7	−	1.2	1.4	−
18〜29（歳）	1.2	1.4	−	0.9	1.1	−	1.3	1.6	−	1.0	1.2	−
30〜49（歳）	1.2	1.4	−	0.9	1.1	−	1.3	1.6	−	1.0	1.2	−
50〜64（歳）	1.1	1.3	−	0.9	1.1	−	1.2	1.5	−	1.0	1.2	−
65〜74（歳）	1.1	1.3	−	0.9	1.1	−	1.2	1.5	−	1.0	1.2	−
75 以上（歳）	1.0	1.2	−	0.8	0.9	−	1.1	1.3	−	0.9	1.0	−
妊 婦				＋0.2	＋0.2	−				＋0.2	＋0.3	−
授乳婦				＋0.2	＋0.2	−				＋0.5	＋0.6	−

[1] チアミン塩化物塩酸塩（分子量＝337.3）の重量として示した．
[2] 身体活動レベルⅡの推定エネルギー必要量を用いて算定した．
特記事項：推定平均必要量は，ビタミン B_1 の欠乏症である脚気を予防するに足る最小必要量からではなく，尿中にビタミン B_1 の排泄量が増大し始める摂取量（体内飽和量）から算定．
[3] 身体活動レベルⅡの推定エネルギー必要量を用いて算定した．
特記事項：推定平均必要量は，ビタミン B_2 の欠乏症である口唇炎，口角炎，舌炎などの皮膚炎を予防するに足る最小量からではなく，尿中にビタミン B_2 の排泄量が増大し始める摂取量（体内飽和量）から算定．

年齢等	ナイアシン (mgNE/日)[1,2]								ビタミン B_6 (mg/日)[5]							
	男性				女性				男性				女性			
	推定平均必要量	推奨量	目安量	耐容上限量[3]	推定平均必要量	推奨量	目安量	耐容上限量[3]	推定平均必要量	推奨量	目安量	耐容上限量[6]	推定平均必要量	推奨量	目安量	耐容上限量[6]
0〜5（月）	−	−	2[4]	−	−	−	2[4]	−	−	−	0.2	−	−	−	0.2	−
6〜11（月）	−	−	3	−	−	−	3	−	−	−	0.3	−	−	−	0.3	−
1〜2（歳）	5	6	−	60(15)	4	5	−	60(15)	0.4	0.5	−	10	0.4	0.5	−	10
3〜5（歳）	6	8	−	80(20)	6	7	−	80(20)	0.5	0.6	−	15	0.5	0.6	−	15
6〜7（歳）	7	9	−	100(30)	7	8	−	100(30)	0.7	0.8	−	20	0.6	0.7	−	20
8〜9（歳）	9	11	−	150(35)	8	10	−	150(35)	0.8	0.9	−	25	0.8	0.9	−	25
10〜11（歳）	11	13	−	200(45)	10	10	−	150(45)	1.0	1.1	−	30	1.0	1.1	−	30
12〜14（歳）	12	15	−	250(60)	12	14	−	250(60)	1.2	1.4	−	40	1.0	1.3	−	40
15〜17（歳）	14	17	−	300(70)	11	13	−	250(65)	1.2	1.5	−	50	1.0	1.3	−	45
18〜29（歳）	13	15	−	300(80)	9	11	−	250(65)	1.1	1.4	−	55	1.0	1.1	−	45
30〜49（歳）	13	15	−	350(85)	10	12	−	250(65)	1.1	1.4	−	60	1.0	1.1	−	45
50〜64（歳）	12	14	−	350(85)	9	11	−	250(65)	1.1	1.4	−	55	1.0	1.1	−	45
65〜74（歳）	12	14	−	300(80)	9	11	−	250(65)	1.1	1.4	−	50	1.0	1.1	−	40
75以上（歳）	11	13	−	300(75)	9	10	−	250(60)	1.1	1.4	−	50	1.0	1.1	−	40
妊婦					+0	+0	−	−					+0.2	+0.2	−	−
授乳婦					+3	+3	−	−					+0.3	+0.3	−	−

[1] ナイアシン当量（NE）＝ナイアシン＋1/60 トリプトファンで示した．
[2] 身体活動レベルⅡの推定エネルギー必要量を用いて算定した．
[3] ニコチンアミドの重量（mg/日），（ ）内はニコチン酸の重量（mg/日）．
[4] 単位は mg/日．
[5] たんぱく質の推奨量を用いて算定した（妊婦・授乳婦の付加量は除く）．
[6] ピリドキシン（分子量＝169.2）の重量として示した．

年齢等	ビタミン B_{12} (μg/日)[1]						葉酸 (μg/日)[2]							
	男性			女性			男性				女性			
	推定平均必要量	推奨量	目安量	推定平均必要量	推奨量	目安量	推定平均必要量	推奨量	目安量	耐容上限量[3]	推定平均必要量	推奨量	目安量	耐容上限量[3]
0〜5（月）	−	−	0.4	−	−	0.4	−	−	40	−	−	−	40	−
6〜11（月）	−	−	0.5	−	−	0.5	−	−	60	−	−	−	60	−
1〜2（歳）	0.8	0.9	−	0.8	0.9	−	80	90	−	200	90	90	−	200
3〜5（歳）	0.9	1.1	−	0.9	1.1	−	90	110	−	300	90	110	−	300
6〜7（歳）	1.1	1.3	−	1.1	1.3	−	110	140	−	400	110	140	−	400
8〜9（歳）	1.3	1.6	−	1.3	1.6	−	130	160	−	500	130	160	−	500
10〜11（歳）	1.6	1.9	−	1.6	1.9	−	160	190	−	700	160	190	−	700
12〜14（歳）	2.0	2.4	−	2.0	2.4	−	200	240	−	900	200	240	−	900
15〜17（歳）	2.0	2.4	−	2.0	2.4	−	220	240	−	900	200	240	−	900
18〜29（歳）	2.0	2.4	−	2.0	2.4	−	200	240	−	900	200	240	−	900
30〜49（歳）	2.0	2.4	−	2.0	2.4	−	200	240	−	1,000	200	240	−	1,000
50〜64（歳）	2.0	2.4	−	2.0	2.4	−	200	240	−	1,000	200	240	−	1,000
65〜74（歳）	2.0	2.4	−	2.0	2.4	−	200	240	−	900	200	240	−	900
75以上（歳）	2.0	2.4	−	2.0	2.4	−	200	240	−	900	200	240	−	900
妊婦				+0.3	+0.4	−					+200[4,5]	+240[4,5]	−	−
授乳婦				+0.7	+0.8	−					+80	+100	−	−

[1] シアノコバラミン（分子量＝1,355.37）の重量として示した．
[2] プテロイルモノグルタミン酸（分子量＝441.40）の重量として示した．
[3] 通常の食品以外の食品に含まれる葉酸（狭義の葉酸）に適用する．
[4] 妊娠を計画している女性，妊娠の可能性がある女性及び妊娠初期の妊婦は，胎児の神経管閉鎖障害のリスク低減のために，通常の食品以外の食品に含まれる葉酸（狭義の葉酸）を 400 μg/日摂取することが望まれる．
[5] 付加量は，中期及び後期にのみ設定した．

年齢等	パントテン酸(mg/日)		ビオチン (μg/日)		ビタミンC (mg/日)[1]					
	男性	女性	男性	女性	男性			女性		
	目安量	目安量	目安量	目安量	推定平均必要量	推奨量	目安量	推定平均必要量	推奨量	目安量
0〜5（月）	4	4	4	4	—	—	40	—	—	40
6〜11（月）	5	5	5	5	—	—	40	—	—	40
1〜2（歳）	3	4	20	20	35	40	—	35	40	—
3〜5（歳）	4	4	20	20	40	50	—	40	50	—
6〜7（歳）	5	5	30	30	50	60	—	50	60	—
8〜9（歳）	6	5	30	30	60	70	—	60	70	—
10〜11（歳）	6	6	40	40	70	85	—	70	85	—
12〜14（歳）	7	6	50	50	85	100	—	85	100	—
15〜17（歳）	7	6	50	50	85	100	—	85	100	—
18〜29（歳）	5	5	50	50	85	100	—	85	100	—
30〜49（歳）	5	5	50	50	85	100	—	85	100	—
50〜64（歳）	6	5	50	50	85	100	—	85	100	—
65〜74（歳）	6	5	50	50	80	100	—	80	100	—
75以上（歳）	6	5	50	50	80	100	—	80	100	—
妊婦		5		50				+10	+10	—
授乳婦		6		50				+40	+45	—

[1] L-アスコルビン酸（分子量＝176.12）の重量で示した.
特記事項：推定平均必要量は，ビタミンCの欠乏症である壊血病を予防するに足る最小量からではなく，心臓血管系の疾病予防効果及び抗酸化作用の観点から算定.

◎多量ミネラル

年齢等	ナトリウム（mg/日，（ ）は食塩相当量 [g/日]）[1]						カリウム（mg/日）			
	男性			女性			男性		女性	
	推定平均必要量	目安量	目標量	推定平均必要量	目安量	目標量	目安量	目標量	目安量	目標量
0〜5（月）	—	100（0.3）	—	—	100（0.3）	—	400	—	400	—
6〜11（月）	—	600（1.5）	—	—	600（1.5）	—	700	—	700	—
1〜2（歳）	—	—	(3.0未満)	—	—	(3.0未満)	900	—	900	—
3〜5（歳）	—	—	(3.5未満)	—	—	(3.5未満)	1,000	1,400以上	1,000	1,400以上
6〜7（歳）	—	—	(4.5未満)	—	—	(4.5未満)	1,300	1,800以上	1,200	1,800以上
8〜9（歳）	—	—	(5.0未満)	—	—	(5.0未満)	1,500	2,000以上	1,500	2,000以上
10〜11（歳）	—	—	(6.0未満)	—	—	(6.0未満)	1,800	2,200以上	1,800	2,000以上
12〜14（歳）	—	—	(7.0未満)	—	—	(6.5未満)	2,300	2,400以上	1,900	2,400以上
15〜17（歳）	—	—	(7.5未満)	—	—	(6.5未満)	2,700	3,000以上	2,000	2,600以上
18〜29（歳）	600（1.5）	—	(7.5未満)	600（1.5）	—	(6.5未満)	2,500	3,000以上	2,000	2,600以上
30〜49（歳）	600（1.5）	—	(7.5未満)	600（1.5）	—	(6.5未満)	2,500	3,000以上	2,000	2,600以上
50〜64（歳）	600（1.5）	—	(7.5未満)	600（1.5）	—	(6.5未満)	2,500	3,000以上	2,000	2,600以上
65〜74（歳）	600（1.5）	—	(7.5未満)	600（1.5）	—	(6.5未満)	2,500	3,000以上	2,000	2,600以上
75以上（歳）	600（1.5）	—	(7.5未満)	600（1.5）	—	(6.5未満)	2,500	3,000以上	2,000	2,600以上
妊婦				600（1.5）	—	(6.5未満)			2,000	2,600以上
授乳婦				600（1.5）	—	(6.5未満)			2,200	2,600以上

[1] 高血圧及び慢性腎臓病（CKD）の重症化予防のための食塩相当量の量は，男女とも6.0g/日未満とした.

年齢等	カルシウム（mg/日）								マグネシウム（mg/日）							
	男性				女性				男性				女性			
	推定平均必要量	推奨量	目安量	耐容上限量	推定平均必要量	推奨量	目安量	耐容上限量	推定平均必要量	推奨量	目安量	耐容上限量[1]	推定平均必要量	推奨量	目安量	耐容上限量[1]
0〜5（月）	−	−	200	−	−	−	200	−	−	−	20	−	−	−	20	−
6〜11（月）	−	−	250	−	−	−	250	−	−	−	60	−	−	−	60	−
1〜2（歳）	350	450	−	−	350	400	−	−	60	70	−	−	60	70	−	−
3〜5（歳）	500	600	−	−	450	550	−	−	80	100	−	−	80	100	−	−
6〜7（歳）	500	600	−	−	450	550	−	−	110	130	−	−	110	130	−	−
8〜9（歳）	550	650	−	−	600	750	−	−	140	170	−	−	140	160	−	−
10〜11（歳）	600	700	−	−	600	750	−	−	180	210	−	−	180	220	−	−
12〜14（歳）	850	1,000	−	−	700	800	−	−	250	290	−	−	240	290	−	−
15〜17（歳）	650	800	−	−	550	650	−	−	300	360	−	−	260	310	−	−
18〜29（歳）	650	800	−	2,500	550	650	−	2,500	280	340	−	−	230	270	−	−
30〜49（歳）	600	750	−	2,500	550	650	−	2,500	310	370	−	−	240	290	−	−
50〜64（歳）	600	750	−	2,500	550	650	−	2,500	310	370	−	−	240	290	−	−
65〜74（歳）	600	750	−	2,500	550	650	−	2,500	290	350	−	−	230	280	−	−
75以上（歳）	600	700	−	2,500	500	600	−	2,500	270	320	−	−	220	260	−	−
妊婦					+0	+0	−	−					+30	+40	−	−
授乳婦					+0	+0	−	−					+0	+0	−	−

[1] 通常の食品以外からの摂取量の耐容上限量は，成人の場合350 mg/日，小児では5 mg/kg体重/日とした．それ以外の通常の食品からの摂取の場合，耐容上限量は設定しない．

◎微量ミネラル

年齢等	リン（mg/日）				鉄（mg/日）								
	男性		女性		男性				女性				
									月経なし		月経あり			
	目安量	耐容上限量	目安量	耐容上限量	推定平均必要量	推奨量	目安量	耐容上限量	推定平均必要量	推奨量	推定平均必要量	推奨量	目安量	耐容上限量
0〜5（月）	120	−	120	−	−	−	0.5	−	−	−	−	−	0.5	−
6〜11（月）	260	−	260	−	3.5	5.0	−	−	3.5	4.5	−	−	−	−
1〜2（歳）	500	−	500	−	3.0	4.5	−	25	3.0	4.5	−	−	−	20
3〜5（歳）	700	−	700	−	4.0	5.5	−	25	4.0	5.5	−	−	−	25
6〜7（歳）	900	−	800	−	5.0	5.5	−	30	4.5	5.5	−	−	−	30
8〜9（歳）	1,000	−	1,000	−	6.0	7.0	−	35	6.0	7.5	−	−	−	35
10〜11（歳）	1,100	−	1,000	−	7.0	8.5	−	35	7.0	8.5	10.0	12.0	−	35
12〜14（歳）	1,200	−	1,000	−	8.0	10.0	−	40	7.0	8.5	10.0	12.0	−	40
15〜17（歳）	1,200	−	900	−	8.0	10.0	−	50	5.5	7.0	8.5	10.5	−	40
18〜29（歳）	1,000	3,000	800	3,000	6.5	7.5	−	50	5.5	6.5	8.5	10.5	−	40
30〜49（歳）	1,000	3,000	800	3,000	6.5	7.5	−	50	5.5	6.5	9.0	10.5	−	40
50〜64（歳）	1,000	3,000	800	3,000	6.5	7.5	−	50	5.5	6.5	9.0	11.0	−	40
65〜74（歳）	1,000	3,000	800	3,000	6.0	7.5	−	50	5.0	6.0	−	−	−	40
75以上（歳）	1,000	3,000	800	3,000	6.0	7.0	−	50	5.0	6.0	−	−	−	40
妊婦 初期			800	−					+2.0	+2.5	−	−	−	−
中期・後期									+8.0	+9.5	−	−	−	−
授乳婦			800	−					+2.0	+2.5	−	−	−	−

年齢等	亜鉛（mg/日）							銅（mg/日）							マンガン（mg/日）			
	男性				女性				男性				女性				男性		女性	
	推定平均必要量	推奨量	目安量	耐容上限量	推定平均必要量	推奨量	目安量	耐容上限量	推定平均必要量	推奨量	目安量	耐容上限量	推定平均必要量	推奨量	目安量	耐容上限量	目安量	耐容上限量	目安量	耐容上限量
0～5（月）	－	－	2	－	－	－	2	－	－	－	0.3	－	－	－	0.3	－	0.01	－	0.01	－
6～11（月）	－	－	3	－	－	－	3	－	－	－	0.3	－	－	－	0.3	－	0.5	－	0.5	－
1～2（歳）	3	3	－	－	2	3	－	－	0.3	0.3	－	－	0.2	0.3	－	－	1.5	－	1.5	－
3～5（歳）	3	4	－	－	3	3	－	－	0.3	0.4	－	－	0.3	0.3	－	－	1.5	－	1.5	－
6～7（歳）	4	5	－	－	3	4	－	－	0.4	0.4	－	－	0.4	0.4	－	－	2.0	－	2.0	－
8～9（歳）	5	6	－	－	4	5	－	－	0.4	0.5	－	－	0.4	0.5	－	－	2.5	－	2.5	－
10～11（歳）	6	7	－	－	5	6	－	－	0.5	0.6	－	－	0.5	0.6	－	－	3.0	－	3.0	－
12～14（歳）	9	10	－	－	7	8	－	－	0.7	0.8	－	－	0.6	0.8	－	－	4.0	－	4.0	－
15～17（歳）	10	12	－	－	7	8	－	－	0.8	0.9	－	－	0.6	0.7	－	－	4.5	－	3.5	－
18～29（歳）	9	11	－	40	7	8	－	35	0.7	0.9	－	7	0.6	0.7	－	7	4.0	11	3.5	11
30～49（歳）	9	11	－	45	7	8	－	35	0.7	0.9	－	7	0.6	0.7	－	7	4.0	11	3.5	11
50～64（歳）	9	11	－	45	7	8	－	35	0.7	0.9	－	7	0.6	0.7	－	7	4.0	11	3.5	11
65～74（歳）	9	11	－	40	7	8	－	35	0.7	0.9	－	7	0.6	0.7	－	7	4.0	11	3.5	11
75以上（歳）	9	10	－	40	6	8	－	30	0.7	0.8	－	7	0.6	0.7	－	7	4.0	11	3.5	11
妊婦					＋1	＋2	－	－					＋0.1	＋0.1	－	－			3.5	－
授乳婦					＋3	＋4	－	－					＋0.5	＋0.6	－	－			3.5	－

年齢等	ヨウ素（µg/日）							セレン（µg/日）							
	男性				女性				男性				女性			
	推定平均必要量	推奨量	目安量	耐容上限量	推定平均必要量	推奨量	目安量	耐容上限量	推定平均必要量	推奨量	目安量	耐容上限量	推定平均必要量	推奨量	目安量	耐容上限量
0～5（月）	－	－	100	250	－	－	100	250	－	－	15	－	－	－	15	－
6～11（月）	－	－	130	250	－	－	130	250	－	－	15	－	－	－	15	－
1～2（歳）	35	50	－	300	35	50	－	300	10	10	－	100	10	10	－	100
3～5（歳）	45	60	－	400	45	60	－	400	10	15	－	100	10	10	－	100
6～7（歳）	55	75	－	550	55	75	－	550	15	15	－	150	15	15	－	150
8～9（歳）	65	90	－	700	65	90	－	700	15	20	－	200	15	20	－	200
10～11（歳）	80	110	－	900	80	110	－	900	20	25	－	250	20	25	－	250
12～14（歳）	95	140	－	2,000	95	140	－	2,000	25	30	－	350	25	30	－	300
15～17（歳）	100	140	－	3,000	100	140	－	3,000	30	35	－	400	20	25	－	350
18～29（歳）	95	130	－	3,000	95	130	－	3,000	25	30	－	450	20	25	－	350
30～49（歳）	95	130	－	3,000	95	130	－	3,000	25	30	－	450	20	25	－	350
50～64（歳）	95	130	－	3,000	95	130	－	3,000	25	30	－	450	20	25	－	350
65～74（歳）	95	130	－	3,000	95	130	－	3,000	25	30	－	450	20	25	－	350
75以上（歳）	95	130	－	3,000	95	130	－	3,000	25	30	－	400	20	25	－	350
妊婦					＋75	＋110	－	－[1]					＋5	＋5	－	－
授乳婦					＋100	＋140	－	－[1]					＋15	＋20	－	－

[1] 妊婦及び授乳婦の耐容上限量は，2,000 µg/日とした．

年齢等	クロム（µg/日）				モリブデン（µg/日）							
	男性		女性		男性				女性			
	目安量	耐容上限量	目安量	耐容上限量	推定平均必要量	推奨量	目安量	耐容上限量	推定平均必要量	推奨量	目安量	耐容上限量
0～5（月）	0.8	－	0.8	－	－	－	2	－	－	－	2	－
6～11（月）	1.0	－	1.0	－	－	－	5	－	－	－	5	－
1～2（歳）	－	－	－	－	10	10	－	－	10	10	－	－
3～5（歳）	－	－	－	－	10	10	－	－	10	10	－	－
6～7（歳）	－	－	－	－	10	15	－	－	10	15	－	－
8～9（歳）	－	－	－	－	15	20	－	－	15	15	－	－
10～11（歳）	－	－	－	－	15	20	－	－	15	20	－	－
12～14（歳）	－	－	－	－	20	25	－	－	20	25	－	－
15～17（歳）	－	－	－	－	25	30	－	－	20	25	－	－
18～29（歳）	10	500	10	500	20	30	－	600	20	25	－	500
30～49（歳）	10	500	10	500	25	30	－	600	20	25	－	500
50～64（歳）	10	500	10	500	25	30	－	600	20	25	－	500
65～74（歳）	10	500	10	500	20	30	－	600	20	25	－	500
75以上（歳）	10	500	10	500	20	25	－	600	20	25	－	500
妊　婦			10	－					＋0	＋0	－	－
授乳婦			10	－					＋3	＋3	－	－

付表2　食品分類表

食品群名		内容
1. 穀類	米類	精白米
	パン類	パン類（市販）
	めん類	うどん（ゆで），中華めん（ゆで），マカロニ・スパゲッティ（乾），そば（ゆで）など
	その他の穀類	薄力粉（1等），パン粉（乾燥），七分つき押麦，もちなど
2. いも類	いも類	じゃがいも，さといも，さつまいもなど
	その他のいも類	板こんにゃく（精粉），しらたき
3. 砂糖類		砂糖（上白），いちごジャム（高糖度）など
4. 油脂類	動物性	バター（有塩）
	植物性	植物油（なたね油），マヨネーズ（全卵），マーガリンなど
5. 豆類	みそ	米みそ（淡色辛みそ）・（赤色辛みそ）
	豆・大豆製品	豆腐（木綿）・（絹），生揚げ，糸引納豆，油揚げ，豆乳（調整豆乳），焼き豆腐，いんげんまめ（乾）など
6. 魚介類	生もの	いか（するめいか），さば（まさば），さんま，さけ（しろさけ），かれい（まがれい），たら（まだら），まいわし，さわら，くるまえび，まぐろ（くろまぐろ，赤身）など
	塩蔵・缶詰	あじ開き干し，しろさけ（塩ざけ），しろさけ（新巻き），まぐろ缶詰（油漬）・（フレーク味つけ），さんま開き干し，いわし生干し（まいわし），かつお節，いかなごつくだ煮など
	練り製品	さつま揚げ，焼き竹輪，蒸しかまぼこ，はんぺんなど
7. 肉類	生もの	豚もも脂身つき（大型種），若鶏むね皮つき，若鶏もも皮つき，豚ばら脂身つき（大型種），豚ひき肉，豚ロース脂身つき（大型種），鶏ひき肉，牛もも脂身つき（乳用肥育雄牛）など
	その他の加工品	ハム（プレス），ソーセージ（ウィンナー），ハム（ロース），ソーセージ（フランクフルト），ベーコンなど
8. 卵類		鶏卵
9. 乳類	牛乳	普通牛乳
	その他の乳類	乳酸菌飲料（乳製品），ヨーグルト（脱脂加糖），乳酸菌飲料（非乳製品）・（殺菌乳製品）など
10. 野菜類	緑黄色野菜	にんじん，ほうれんそう，トマト，かぼちゃ，こまつな，ピーマン，さやいんげんなど
	その他の野菜	キャベツ，玉ねぎ，大根，白菜，きゅうり，ブラックマッペもやし，根深ねぎ，レタス，たけのこ水煮缶詰など
	漬物	たくあん漬（干し大根漬），白菜（塩漬け），きゅうり（塩漬け），大根（ぬかみそ漬け），福神漬，なすしば漬，のざわな（塩漬け）など
11. 果実類		バナナ，うんしゅうみかん，じょうのう（普通），りんご，すいか，なつみかん，うんしゅうみかん缶詰（果実）など
12. 種実類		ごま，ピーナッツ，くるみ，アーモンドなど
13. 海藻類		生わかめ，こんぶつくだ煮，まこんぶ・素干し，ところてん，のりつくだ煮，干しひじき，乾燥わかめ素干しなど
14. 調味料類		しょうゆ（こいくち），トマト加工品（ケチャップ），食酢（穀物酢），みりん（本みりん），カレー（ルウ）など
15. 菓子類		カスタードプディング，あんパン，ババロア，クリームパン，チョココロネ，中華まんじゅう（肉），カステラなど
16. 調理加工食品類		コロッケ・冷凍（ポテトタイプ），ハンバーグ・冷凍，しゅうまい・冷凍，ぎょうざ・冷凍，フレンチフライドポテト・冷凍（じゃがいもフライドポテト）など

注）食品群の内容について，とくに細分表示していないものは「生」を使用．

付表3　大量調理施設衛生管理マニュアル (大規模食中毒対策等について：平成9年3月24日衛食第85号・最終改正　平成29年6月16日生食発第0616第1号)

I　趣　旨

本マニュアルは，集団給食施設等における食中毒を予防するために，HACCPの概念に基づき，調理過程における重要管理事項として，
① 原材料受入れ及び下処理段階における管理を徹底すること．
② 加熱調理食品については，中心部まで十分加熱し，食中毒菌等（ウイルスを含む．以下同じ）を死滅させること．
③ 加熱調理後の食品及び非加熱調理食品の二次汚染防止を徹底すること．
④ 食中毒菌が付着した場合に菌の増殖を防ぐため，原材料及び調理後の食品の温度管理を徹底すること．
等を示したものである．

集団給食施設等においては，衛生管理体制を確立し，これらの重要管理事項について，点検・記録を行うとともに，必要な改善措置を講じる必要がある．また，これを遵守するため，更なる衛生知識の普及啓発に努める必要がある．

なお，本マニュアルは同一メニューを1回300食以上又は1日750食以上を提供する調理施設に適用する．

II　重要管理事項

1．原材料の受入れ・下処理段階における管理

(1) 原材料については，品名，仕入元の名称及び所在地，生産者（製造又は加工者を含む）の名称及び所在地，ロットが確認可能な情報（年月日表示又はロット番号）並びに仕入れ年月日を記録し，1年間保管すること．

(2) 原材料について納入業者が定期的に実施する微生物及び理化学検査の結果を提出させること．その結果については，保健所に相談するなどして，原材料として不適と判断した場合には，納入業者の変更等適切な措置を講じること．検査結果については，1年間保管すること．

(3) 加熱せずに喫食する食品（牛乳，発酵乳，プリン等容器包装に入れられ，かつ，殺菌された食品を除く）については，乾物や摂取量が少ない食品も含め，製造加工業者の衛生管理の体制について保健所の監視票，食品等事業者の自主管理記録票（別添）等により確認するとともに，製造加工業者が従事者の健康状態の確認等ノロウイルス対策を適切に行っているかを確認すること．

(4) 原材料の納入に際しては調理従事者等が必ず立ち合い，検収場で品質，鮮度，品温（納入業者が運搬の際，別添1に従い，適切な温度管理を行っていたかどうかを含む），異物の混入等につき，点検を行い，その結果を記録すること．

(5) 原材料の納入に際しては，缶詰，乾物，調味料等常温保存可能なものを除き，食肉類，魚介類，野菜類等の生鮮食品については1回で使い切る量を調理当日に仕入れるようにすること．

(6) 野菜及び果物を加熱せずに供する場合には，別添2に従い，流水（食品製造用水[注1]として用いるもの．以下同じ）で十分洗浄し，必要に応じて次亜塩素酸ナトリウム等で殺菌[注2]した後，流水で十分すすぎ洗いを行うこと．特に高齢者，若齢者及び抵抗力の弱い者を対象とした食事を提供する施設で，加熱せずに供する場合（表皮を除去する場合を除く）には，殺菌を行うこと．

注1：従前の「飲用適の水」に同じ．（「食品，添加物等の規格基準」（昭和34年厚生省告示第370号）の改正により用語のみ読み替えたもの．定義については同告示の「第1食品B食品一般の製造，加工及び調理基準」を参照のこと）

注2：次亜塩素酸ナトリウム溶液又はこれと同等の効果を有する亜塩素酸水（きのこ類を除く），亜塩素酸ナトリウム溶液（生食用野菜に限る），過酢酸製剤，次亜塩素酸水並びに食品添加物として使用できる有機酸溶液．これらを使用する場合，食品衛生法で規定する「食品，添加物等の規格基準」を遵守すること．

2．加熱調理食品の加熱温度管理

加熱調理食品は，別添2に従い，中心部温度計を用いるなどにより，中心部が75℃で1分間以上（二枚貝等ノロウイルス汚染のおそれのある食品の場合は85～90℃で90秒間以上）又はこれと同等以上まで加熱されていることを確認するとともに，温度と時間の記録を行うこと．

3．二次汚染の防止

(1) 調理従事者等（食品の盛付け・配膳等，食品に接触する可能性のある者及び臨時職員を含む．以下同じ）は，次に定める場合には，別添2に従い，必ず流水・石けんによる手洗いによりしっかりと2回（その他の時には丁寧に1回）手指の洗浄及び消毒を行うこと．なお，使い捨て手袋を使用する場合にも，原則として次に定める場合に交換を行うこと．

① 作業開始前及び用便後
② 汚染作業区域から非汚染作業区域に移動する場合
③ 食品に直接触れる作業にあたる直前
④ 生の食肉類，魚介類，卵殻等微生物の汚染源となるおそれのある食品等に触れた後，他の食品や器具等に触れる場合
⑤ 配膳の前

(2) 原材料は，隔壁等で他の場所から区分された専用の保管場に保管設備を設け，食肉類，魚介類，野菜類等，食材の分類ごとに区分して保管すること．

この場合，専用の衛生的なふた付き容器に入れ替えるなどにより，原材料の包装の汚染を保管設備に持ち込まないようにするとともに，原材料の相互汚染を防ぐこと．

(3) 下処理は汚染作業区域で確実に行い，非汚染作業区域を汚染しないようにすること．

(4) 包丁，まな板などの器具，容器等は用途別及び食品別（下処理用にあっては，魚介類用，食肉類用，野菜類用の別，調理用にあっては，加熱調理済み食品用，生食野菜用，生食魚介類用の別）にそれぞれ専用のものを用意し，混用しないようにして使用すること．

(5) 器具，容器等の使用後は，別添2に従い，全面を流水で洗浄し，さらに80℃，5分間以上の加熱又はこれと同等の効果を有する方法[注3]で十分殺菌した後，乾燥させ，清潔な保管庫を用いるなどして衛生的に保管すること．

なお，調理場内における器具，容器等の使用後の洗浄・殺菌は，原則として全ての食品が調理場から搬出された後に行うこと．

また，器具，容器等の使用中も必要に応じ，同様の方法で熱湯殺菌を行うなど，衛生的に使用すること．この場合，洗浄水等が飛散しないように行うこと．なお，原材料用に使用した器具，容器等をそのまま調理後の食品用に使用するようなことは，けっして行わないこと．

(6) まな板，ざる，木製の器具は汚染が残存する可能性が高

いので，特に十分な殺菌注4に留意すること．なお，木製の器具は極力使用を控えることが望ましい．
(7) フードカッター，野菜切り機等の調理機械は，最低1日1回以上，分解して洗浄・殺菌注5した後，乾燥させること．
(8) シンクは原則として用途別に相互汚染しないように設置すること．特に，加熱調理用食材，非加熱調理用食材，器具の洗浄等に用いるシンクを必ず別に設置すること．また，二次汚染を防止するため，洗浄・殺菌注5し，清潔に保つこと．
(9) 食品並びに移動性の器具及び容器の取り扱いは，床面からの跳ね水等による汚染を防止するため，床面から60cm以上の場所で行うこと．ただし，跳ね水等からの直接汚染が防止できる食缶等で食品を取り扱う場合には，30cm以上の台にのせて行うこと．
(10) 加熱調理後の食品の冷却，非加熱調理食品の下処理後における調理場等での一時保管等は，他からの二次汚染を防止するため，清潔な場所で行うこと．
(11) 調理終了後の食品は衛生的な容器にふたをして保存し，他からの二次汚染を防止すること．
(12) 使用水は食品製造用水を用いること．また，使用水は，色，濁り，におい，異物のほか，貯水槽を設置している場合や井戸水等を殺菌・ろ過して使用する場合には，遊離残留塩素が0.1mg/l以上であることを始業前及び調理作業終了後に毎日検査し，記録すること．
注3：塩素系消毒剤（次亜塩素酸ナトリウム，亜塩素酸水，次亜塩素酸水等）やエタノール系消毒剤には，ノロウイルスに対する不活化効果を期待できるものがある．使用する場合，濃度・方法等，製品の指示を守って使用すること．浸漬により使用することが望ましいが，浸漬が困難な場合にあっては，不織布等に十分浸み込ませて清拭すること．
（参考文献）「平成27年度ノロウイルスの不活化条件に関する調査報告書」
（http://www.mhlw.go.jp/file/06-Seisakujouhou-11130500-Shokuhinanzenbu/0000125854.pdf）
注4：大型のまな板やざる等，十分な洗浄が困難な器具については，亜塩素酸水又は次亜塩素酸ナトリウム等の塩素系消毒剤に浸漬するなどして消毒を行うこと．
注5：80℃で5分間以上の加熱又はこれと同等の効果を有する方法（注3参照）．

4．原材料及び調理済み食品の温度管理
(1) 原材料は，別添1に従い，戸棚，冷凍又は冷蔵設備に適切な温度で保存すること．
　また，原材料搬入時の時刻，室温及び冷凍又は冷蔵設備内温度を記録すること．
(2) 冷凍又は冷蔵設備から出した原材料は，速やかに下処理，調理を行うこと．非加熱で供される食品については，下処理後速やかに調理に移行すること．
(3) 調理後直ちに提供される食品以外の食品は，食中毒菌の増殖を抑制するために，10℃以下又は65℃以上で管理することが必要である．（別添3参照）
　① 加熱調理後，食品を冷却する場合には，食中毒菌の発育至適温度帯（約20℃〜50℃）の時間を可能な限り短くするため，冷却機を用いたり，清潔な場所で衛生的な容器に小分けするなどして，30分以内に中心温度を20℃付近（又は60分以内に中心温度を10℃付近）まで下げるよう工夫すること．
　　この場合，冷却開始時刻，冷却終了時刻を記録すること．
　② 調理が終了した食品は速やかに提供できるよう工夫すること．
　　調理終了後30分以内に提供できるものについては，調理終了時刻を記録すること．また，調理終了後提供まで30分以上を要する場合は次のア及びイによること．
　ア　温かい状態で提供される食品については，調理終了後速やかに保温食缶等に移し保存すること．この場合，食缶等へ移し替えた時刻を記録すること．
　イ　その他の食品については，調理終了後提供まで10℃以下で保存すること．この場合，保冷設備への搬入時刻，保冷設備内温度及び保冷設備からの搬出時刻を記録すること．
　③ 配送過程においては保冷又は保温設備のある運搬車を用いるなど，10℃以下又は65℃以上の適切な温度管理を行い配送し，配送時刻の記録を行うこと．
　　また，65℃以上で提供される食品以外の食品については，保冷設備への搬入時刻及び保冷設備内温度の記録を行うこと．
　④ 共同調理施設等で調理された食品を受け入れ，提供する施設においても，温かい状態で提供される食品以外の食品であって，提供まで30分以上を要する場合は提供まで10℃以下で保存すること．
　　この場合，保冷設備への搬入時刻，保冷設備内温度及び保冷設備からの搬出時刻を記録すること．
(4) 調理後の食品は，調理終了後から2時間以内に喫食することが望ましい．

5．その他
(1) 施設設備の構造
　① 隔壁等により，汚水溜，動物飼育場，廃棄物集積場等不潔な場所から完全に区別されていること．
　② 施設の出入口及び窓は極力閉めておくとともに，外部に開放される部分には網戸，エアカーテン，自動ドア等を設置し，ねずみや昆虫の侵入を防止すること．
　③ 食品の各調理過程ごとに，汚染作業区域（検収場，原材料の保管場，下処理場），非汚染作業区域（さらに準清潔作業区域（調理場）と清潔作業区域（放冷・調製場，製品の保管場）に区分される）を明確に区別すること．なお，各区域を固定し，それぞれを壁で区画する，床面を色別する，境界にテープをはる等により明確に区画することが望ましい．
　④ 手洗い設備，履き物の消毒設備（履き物の交換が困難な場合に限る）は，各作業区域の入り口手前に設置すること．
　　なお，手洗い設備は，感知式の設備等で，コック，ハンドル等を直接手で操作しない構造のものが望ましい．
　⑤ 器具，容器等は，作業動線を考慮し，予め適切な場所に適切な数を配置しておくこと．
　⑥ 床面に水を使用する部分にあっては，適当な勾配（100分の2程度）及び排水溝（100分の2から4程度の勾配を有するもの）を設けるなど排水が容易に行える構造であること．
　⑦ シンク等の排水口は排水が飛散しない構造であること．
　⑧ 全ての移動性の器具，容器等を衛生的に保管するため，外部から汚染されない構造の保管設備を設けるこ

⑨ 便所等
　ア　便所，休憩室及び更衣室は，隔壁により食品を取り扱う場所と必ず区分されていること．なお，調理場等から3m以上離れた場所に設けられていることが望ましい．
　イ　便所には，専用の手洗い設備，専用の履き物が備えられていること．また，便所は，調理従事者等専用のものが設けられていることが望ましい．
⑩ その他
　施設は，ドライシステム化を積極的に図ることが望ましい．

(2) 施設設備の管理
① 施設・設備は必要に応じて補修を行い，施設の床面（排水溝を含む），内壁のうち床面から1mまでの部分及び手指の触れる場所は1日に1回以上，施設の天井及び内壁のうち床面から1m以上の部分は1月に1回以上清掃し，必要に応じて，洗浄・消毒を行うこと．施設の清掃は全ての食品が調理場内から完全に搬出された後に行うこと．
② 施設におけるねずみ，昆虫等の発生状況を1月に1回以上巡回点検するとともに，ねずみ，昆虫の駆除を半年に1回以上（発生を確認した時にはその都度）実施し，その実施記録を1年間保管すること．また，施設及びその周囲は，維持管理を適切に行うことにより，常に良好な状態に保ち，ねずみや昆虫の繁殖場所の排除に努めること．
　なお，殺そ剤又は殺虫剤を使用する場合には，食品を汚染しないようその取扱いに十分注意すること．
③ 施設は，衛生的な管理に努め，みだりに部外者を立ち入らせたり，調理作業に不必要な物品等を置いたりしないこと．
④ 原材料を配送用包装のまま非汚染作業区域に持ち込まないこと．
⑤ 施設は十分な換気を行い，高温多湿を避けること．調理場は湿度80％以下，温度は25℃以下に保つことが望ましい．
⑥ 手洗い設備には，手洗いに適当な石けん，爪ブラシ，ペーパータオル，殺菌液等を定期的に補充し，常に使用できる状態にしておくこと．
⑦ 水道事業により供給される水以外の井戸水等の水を使用する場合には，公的検査機関，厚生労働大臣の登録検査機関等に依頼して，年2回以上水質検査を行うこと．検査の結果，飲用不適とされた場合は，直ちに保健所長の指示を受け，適切な措置を講じること．なお，検査結果は1年間保管すること．
⑧ 貯水槽は清潔を保持するため，専門の業者に委託して，年1回以上清掃すること．
　なお，清掃した証明書は1年間保管すること．
⑨ 便所については，業務開始前，業務中及び業務終了後等定期的に清掃及び消毒剤による消毒を行って衛生的に保つこと[注6]．
⑩ 施設（客席等の飲食施設，ロビー等の共用施設を含む．）において利用者等が嘔吐した場合には，消毒剤を用いて迅速かつ適切に嘔吐物の処理を行うこと[注6]により，利用者及び調理従事者等へのノロウイルス感染及び施設の汚染防止に努めること．

注6：「ノロウイルスに関するQ&A」（厚生労働省）を参照のこと．

(3) 検食の保存
検食は，原材料及び調理済み食品を食品ごとに50g程度ずつ清潔な容器（ビニール袋等）に入れ，密封し，−20℃以下で2週間以上保存すること．
なお，原材料は，特に，洗浄・殺菌等を行わず，購入した状態で，調理済み食品は配膳後の状態で保存すること．

(4) 調理従事者等の衛生管理
① 調理従事者等は，便所及び風呂等における衛生的な生活環境を確保すること．
　また，ノロウイルスの流行期には十分に加熱された食品を摂取する等により感染防止に努め，徹底した手洗いの励行を行うなど自らが施設や食品の汚染の原因とならないように措置するとともに，体調に留意し，健康な状態を保つように努めること．
② 調理従事者等は，毎日作業開始前に，自らの健康状態を衛生管理者に報告し，衛生管理者はその結果を記録すること．
③ 調理従事者等は臨時職員も含め，定期的な健康診断及び月に1回以上の検便を受けること．検便検査[注7]には，腸管出血性大腸菌の検査を含めることとし，10月から3月までの間には月に1回以上又は必要に応じて[注8]ノロウイルスの検便検査に努めること．
④ ノロウイルスの無症状病原体保有者であることが判明した調理従事者等は，検便検査においてノロウイルスを保有していないことが確認されるまでの間，食品に直接触れる調理作業を控えるなど適切な措置をとることが望ましいこと．
⑤ 調理従事者等は下痢，嘔吐，発熱などの症状があった時，手指等に化膿創があった時は調理作業に従事しないこと．
⑥ 下痢又は嘔吐等の症状がある調理従事者等については，直ちに医療機関を受診し，感染性疾患の有無を確認すること．ノロウイルスを原因とする感染性疾患による症状と診断された調理従事者等は，検便検査においてノロウイルスを保有していないことが確認されるまでの間，食品に直接触れる調理作業を控えるなど適切な処置をとることが望ましいこと．
⑦ 調理従事者等が着用する帽子，外衣は毎日専用で清潔なものに交換すること．
⑧ 下処理場から調理場への移動の際には，外衣，履き物の交換等を行うこと．（履き物の交換が困難な場合には履き物の消毒を必ず行うこと）
⑨ 便所には，調理作業時に着用する外衣，帽子，履き物のまま入らないこと．
⑩ 調理，点検に従事しない者が，やむを得ず，調理施設に立ち入る場合には，専用の清潔な帽子，外衣及び履き物を着用させ，手洗い及び手指の消毒を行わせること．
⑪ 食中毒が発生した時の原因究明を確実に行うため，原則として，調理従事者等は当該施設で調理された食品を喫食しないこと．
　ただし，原因究明に支障を来さないための措置が講じられている場合はこの限りでない．（試食担当者を限定すること等）

注7：ノロウイルスの検査に当たっては，遺伝子型によらず，概ね便1g当たり105オーダーのノロウイルスを検

出できる検査法を用いることが望ましい．ただし，検査結果が陰性であっても検査感度によりノロウイルスを保有している可能性を踏まえた衛生管理が必要である．
注8：ノロウイルスの検便検査の実施に当たっては，調理従事者の健康確認の補完手段とする場合，家族等に感染性胃腸炎が疑われる有症者がいる場合，病原微生物検出情報においてノロウイルスの検出状況が増加している場合などの各食品等事業者の事情に応じ判断すること．

(5) その他
① 加熱調理食品にトッピングする非加熱調理食品は，直接喫食する非加熱調理食品と同様の衛生管理を行い，トッピングする時期は提供までの時間が極力短くなるようにすること．
② 廃棄物（調理施設内で生じた廃棄物及び返却された残渣をいう）の管理は，次のように行うこと．
　ア 廃棄物容器は，汚臭，汚液がもれないように管理するとともに，作業終了後は速やかに清掃し，衛生上支障のないように保持すること．
　イ 返却された残渣は非汚染作業区域に持ち込まないこと．
　ウ 廃棄物は，適宜集積場に搬出し，作業場に放置しないこと．
　エ 廃棄物集積場は，廃棄物の搬出後清掃するなど，周囲の環境に悪影響を及ぼさないよう管理すること．

Ⅲ 衛生管理体制

1．衛生管理体制の確立

(1) 調理施設の経営者又は学校長等施設の運営管理責任者（以下「責任者」という）は，施設の衛生管理に関する責任者（以下「衛生管理者」という）を指名すること．
なお，共同調理施設等で調理された食品を受け入れ，提供する施設においても，衛生管理者を指名すること．
(2) 責任者は，日頃から食材の納入業者についての情報の収集に努め，品質管理の確かな業者から食材を購入すること．また，継続的に購入する場合は，配送中の保存温度の徹底を指示するほか，納入業者が定期的に行う原材料の微生物検査等の結果の提出を求めること．
(3) 責任者は，衛生管理者に別紙点検表に基づく点検作業を行わせるとともに，そのつど点検結果を報告させ，適切に点検が行われたことを確認すること．点検結果については，1年間保管すること．
(4) 責任者は，点検の結果，衛生管理者から改善不能な異常の発生の報告を受けた場合，食材の返品，メニューの一部削除，調理済み食品の回収等必要な措置を講ずること．
(5) 責任者は，点検の結果，改善に時間を要する事態が生じた場合，必要な応急処置を講じるとともに，計画的に改善を行うこと．
(6) 責任者は，衛生管理者及び調理従事者等に対して衛生管理及び食中毒防止に関する研修に参加させるなど必要な知識・技術の周知徹底を図ること．
(7) 責任者は，調理従事者等を含め職員の健康管理及び健康状態の確認を組織的・継続的に行い，調理従事者等の感染及び調理従事者等からの施設汚染の防止に努めること．
(8) 責任者は，衛生管理者に毎日作業開始前に，各調理従事者等の健康状態を確認させ，その結果を記録させること．
(9) 責任者は，調理従事者等に定期的な健康診断及び月に1回以上の検便を受けさせること．検便検査には，腸管出血性大腸菌の検査を含めることとし，10月から3月の間には月に1回以上又は必要に応じてノロウイルスの検便検査を受けさせるよう努めること．
(10) 責任者は，ノロウイルスの無症状病原体保有者であることが判明した調理従事者等を，検便検査においてノロウイルスを保有していないことが確認されるまでの間，食品に直接触れる調理作業を控えさせるなど適切な措置をとることが望ましいこと．
(11) 責任者は，調理従事者等が下痢，嘔吐，発熱などの症状があった時，手指等に化膿創があった時は調理作業に従事させないこと．
(12) 責任者は，下痢又は嘔吐等の症状がある調理従事者等について，直ちに医療機関を受診させ，感染性疾患の有無を確認すること．ノロウイルスを原因とする感染性疾患による症状と診断された調理従事者等は，検便検査においてノロウイルスを保有していないことが確認されるまでの間，食品に直接触れる調理作業を控えさせるなど適切な処置をとることが望ましいこと．
(13) 責任者は，調理従事者等について，ノロウイルスにより発症した調理従事者等と一緒に感染の原因と考えられる食事を喫食するなど，同一の感染機会があった可能性がある調理従事者等について速やかにノロウイルスの検便検査を実施し，検査の結果ノロウイルスを保有していないことが確認されるまでの間，調理に直接従事することを控えさせる等の手段を講じることが望ましいこと．
(14) 献立の作成に当たっては，施設の人員等の能力に余裕を持った献立作成を行うこと．
(15) 献立ごとの調理工程表の作成に当たっては，次の事項に留意すること．
　ア 調理従事者等の汚染作業区域から非汚染作業区域への移動を極力行わないようにすること．
　イ 調理従事者等の一日ごとの作業の分業化を図ることが望ましいこと．
　ウ 調理終了後速やかに喫食されるよう工夫すること．
　　また，衛生管理者は調理工程表に基づき，調理従事者等と作業分担等について事前に十分な打合せを行うこと．
(16) 施設の衛生管理全般について，専門的な知識を有する者から定期的な指導，助言を受けることが望ましい．また，従事者の健康管理については，労働安全衛生法等関係法令に基づき産業医等から定期的な指導，助言を受けること．
(17) 高齢者や乳幼児が利用する施設等においては，平常時から施設長を責任者とする危機管理体制を整備し，感染拡大防止のための組織対応を文書化するとともに，具体的な対応訓練を行っておくことが望ましいこと．また，従業員あるいは利用者において下痢・嘔吐等の発生を迅速に把握するために，定常的に有症者数を調査・監視することが望ましいこと．

(別添1) 原材料，製品等の保存温度（p.130参照）
(別添2) 標準作業書
(手洗いマニュアル)
1. 水で手をぬらし石けんをつける．
2. 指，腕を洗う．特に，指の間，指先をよく洗う．（30秒程度）
3. 石けんをよく洗い流す．（20秒程度）
4. 使い捨てペーパータオル等でふく．（タオル等の共用はしないこと．）
5. 消毒用のアルコールをかけて手指によくすりこむ．

（本文のⅡ3(1)で定める場合には，1から3までの手順を2回実施する．）

（器具等の洗浄・殺菌マニュアル）

1. 調理機械
   ① 機械本体・部品を分解する．なお，分解した部品は床にじか置きしないようにする．
   ② 食品製造用水（40℃程度の微温水が望ましい．）で3回水洗いする．
   ③ スポンジタワシに中性洗剤又は弱アルカリ性洗剤をつけてよく洗浄する．
   ④ 食品製造用水（40℃程度の微温水が望ましい．）でよく洗剤を洗い流す．
   ⑤ 部品は80℃で5分間以上の加熱又はこれと同等の効果を有する方法[注1]で殺菌を行う．
   ⑥ よく乾燥させる．
   ⑦ 機械本体・部品を組み立てる．
   ⑧ 作業開始前に70％アルコール噴霧又はこれと同等の効果を有する方法で殺菌を行う．

2. 調理台
   ① 調理台周辺の片づけを行う．
   ② 食品製造用水（40℃程度の微温水が望ましい．）で3回水洗いする．
   ③ スポンジタワシに中性洗剤又は弱アルカリ性洗剤をつけてよく洗浄する．
   ④ 食品製造用水（40℃程度の微温水が望ましい．）でよく洗剤を洗い流す．
   ⑤ よく乾燥させる．
   ⑥ 70％アルコール噴霧又はこれと同等の効果を有する方法[注1]で殺菌を行う．
   ⑦ 作業開始前に⑥と同様の方法で殺菌を行う．

3. まな板，包丁，へら等
   ① 食品製造用水（40℃程度の微温水が望ましい．）で3回水洗いする．
   ② スポンジタワシに中性洗剤又は弱アルカリ性洗剤をつけてよく洗浄する．
   ③ 食品製造用水（40℃程度の微温水が望ましい．）でよく洗剤を洗い流す．
   ④ 80℃で5分間以上の加熱又はこれと同等の効果を有する方法[注2]で殺菌を行う．
   ⑤ よく乾燥させる．
   ⑥ 清潔な保管庫にて保管する．

4. ふきん，タオル等
   ① 食品製造用水（40℃程度の微温水が望ましい．）で3回水洗いする．
   ② 中性洗剤又は弱アルカリ性洗剤をつけてよく洗浄する．
   ③ 食品製造用水（40℃程度の微温水が望ましい．）でよく洗剤を洗い流す．
   ④ 100℃で5分間以上煮沸殺菌を行う．
   ⑤ 清潔な場所で乾燥，保管する．

   注1：塩素系消毒剤（次亜塩素酸ナトリウム，亜塩素酸水，次亜塩素酸水等）やエタノール系消毒剤には，ノロウイルスに対する不活化効果を期待できるものがある．使用する場合，濃度・方法等，製品の指示を守って使用すること．浸漬により使用することが望ましいが，浸漬が困難な場合にあっては，不織布等に十分浸み込ませて清拭すること．

（参考文献）「平成27年度ノロウイルスの不活化条件に関する調査報告書」
（http://www.mhlw.go.jp/file/06-Seisakujouhou-11130500-Shokuhinanzenbu/0000125854.pdf）

注2：大型のまな板やざる等，十分な洗浄が困難な器具については，亜塩素酸水又は次亜塩素酸ナトリウム等の塩素系消毒剤に浸漬するなどして消毒を行うこと．

（原材料等の保管管理マニュアル）

1. 野菜・果物[注3]
   ① 衛生害虫，異物混入，腐敗・異臭等がないか点検する．異常品は返品又は使用禁止とする．
   ② 各材料ごとに，50g程度ずつ清潔な容器（ビニール袋等）に密封して入れ，−20℃以下で2週間以上保存する．（検食用）
   ③ 専用の清潔な容器に入れ替えるなどして，10℃前後で保存する．（冷凍野菜は−15℃以下）
   ④ 流水で3回以上水洗いする．
   ⑤ 中性洗剤で洗う．
   ⑥ 流水で十分すすぎ洗いする．
   ⑦ 必要に応じて，次亜塩素酸ナトリウム等[注4]で殺菌[注5]した後，流水で十分すすぎ洗いする．
   ⑧ 水切りする．
   ⑨ 専用のまな板，包丁でカットする．
   ⑩ 清潔な容器に入れる．
   ⑪ 清潔なシートで覆い（容器がふた付きの場合を除く），調理まで30分以上を要する場合には，10℃以下で冷蔵保存する．

   注3：表面の汚れが除去され，分割・細切されずに皮付きで提供されるみかん等の果物にあっては，③から⑧までを省略して差し支えない．
   注4：次亜塩素酸ナトリウム溶液（200mg/lで5分間又は100mg/lで10分間）又はこれと同等の効果を有する亜塩素酸水（きのこ類を除く），亜塩素酸ナトリウム溶液（生食用野菜に限る），過酢酸製剤，次亜塩素酸水並びに食品添加物として使用できる有機酸溶液．これらを使用する場合，食品衛生法で規定する「食品，添加物等の規格基準」を遵守すること．
   注5：高齢者，若齢者及び抵抗力の弱い者を対象とした食事を提供する施設で，加熱せずに供する場合（表皮を除去する場合を除く）には，殺菌を行うこと．

2. 魚介類，食肉類
   ① 衛生害虫，異物混入，腐敗・異臭等がないか点検する．異常品は返品又は使用禁止とする．
   ② 各材料ごとに，50g程度ずつ清潔な容器（ビニール袋等）に密封して入れ，−20℃以下で2週間以上保存する．（検食用）
   ③ 専用の清潔な容器に入れ替えるなどして，食肉類については10℃以下，魚介類については5℃以下で保存する（冷凍で保存するものは−15℃以下）．
   ④ 必要に応じて，次亜塩素酸ナトリウム等[注6]で殺菌した後，流水で十分すすぎ洗いする．
   ⑤ 専用のまな板，包丁でカットする．
   ⑥ 速やかに調理へ移行させる．

   注6：次亜塩素酸ナトリウム溶液（200mg/lで5分間又は100mg/lで10分間）又はこれと同等の効果を有する亜塩素酸水，亜塩素酸ナトリウム溶液（魚介類を除く），過酢酸製剤（魚介類を除く），次亜塩素酸水，次亜臭素

酸水（魚介類を除く）並びに食品添加物として使用できる有機酸溶液．これらを使用する場合，食品衛生法で規定する「食品，添加物等の規格基準」を遵守すること．

(加熱調理食品の中心温度及び加熱時間の記録マニュアル)

1．揚げ物
① 油温が設定した温度以上になったことを確認する．
② 調理を開始した時間を記録する．
③ 調理の途中で適当な時間を見はからって食品の中心温度を校正された温度計で3点以上測定し，全ての点において75℃以上に達していた場合には，それぞれの中心温度を記録するとともに，その時点からさらに1分以上加熱を続ける（二枚貝等ノロウイルス汚染のおそれのある食品の場合は85～90℃で90秒間以上）．
④ 最終的な加熱処理時間を記録する．
⑤ なお，複数回同一の作業を繰り返す場合には，油温が設定した温度以上であることを確認・記録し，①～④で設定した条件に基づき，加熱処理を行う．油温が設定した温度以上に達していない場合には，油温を上昇させるため必要な措置を講ずる．

2．焼き物及び蒸し物
① 調理を開始した時間を記録する．
② 調理の途中で適当な時間を見はからって食品の中心温度を校正された温度計で3点以上測定し，全ての点において75℃以上に達していた場合には，それぞれの中心温度を記録するとともに，その時点からさらに1分以上加熱を続ける（二枚貝等ノロウイルス汚染のおそれのある食品の場合は85～90℃で90秒間以上）．
③ 最終的な加熱処理時間を記録する．
④ なお，複数回同一の作業を繰り返す場合には，①～③で設定した条件に基づき，加熱処理を行う．この場合，中心温度の測定は，最も熱が通りにくいと考えられる場所の一点のみでもよい．

3．煮物及び炒め物
調理の順序は食肉類の加熱を優先すること．食肉類，魚介類，野菜類の冷凍品を使用する場合には，十分解凍してから調理を行うこと．
① 調理の途中で適当な時間を見はからって，最も熱が通りにくい具材を選び，食品の中心温度を校正された温度計で3点以上（煮物の場合は1点以上）測定し，全ての点において75℃以上に達していた場合には，それぞれの中心温度を記録するとともに，その時点からさらに1分以上加熱を続ける（二枚貝等ノロウイルス汚染のおそれのある食品の場合は85～90℃で90秒間以上）．
なお，中心温度を測定できるような具材がない場合には，調理釜の中心付近の温度を3点以上（煮物の場合は1点以上）測定する．
② 複数回同一の作業を繰り返す場合にも，同様に点検・記録を行う．

（別添3）p.46 図Ⅳ-6 参照

別添1：原材料，製品等の保存温度

食品名	保存温度
穀類加工品（小麦粉，デンプン） 砂糖	室温
食肉・鯨肉 細切した食肉・鯨肉を凍結したものを容器包装に入れたもの	10℃以下 -15℃以下
食肉製品 鯨肉製品 冷凍食肉製品 冷凍鯨肉製品	10℃以下 10℃以下 -15℃以下 -15℃以下
ゆでだこ 冷凍ゆでだこ 生食用かき 生食用冷凍かき 冷凍食品	10℃以下 -15℃以下 10℃以下 -15℃以下 -15℃以下
魚肉ソーセージ，魚肉ハム及び特殊包装かまぼこ 冷凍魚肉ねり製品	10℃以下 -15℃以下
液状油脂 固形油脂 （ラード，マーガリン，ショートニング，カカオ脂）	室温 10℃以下
殻付卵 液卵 凍結卵 乾燥卵	10℃以下 8℃以下 -18℃以下 室温
ナッツ類 チョコレート	15℃以下
生鮮果実・野菜 生鮮魚介類（生食用鮮魚介類を含む）	10℃前後 5℃以下
乳・濃縮乳 脱脂乳 クリーム	10℃以下
バター チーズ 練乳	15℃以下
清涼飲料水 （食品衛生法の食品，添加物等の規格基準に規定のあるものについては，当該保存基準に従うこと）	室温

Trainee Guide

帳票編

帳票No	帳票名	ページ
1	実習スケジュール	5
2	給食の経営計画	6
3	厨房レイアウトと調理機器	7
4	栄養アセスメント	8
5	給与栄養目標量	9
6	食品構成表の作成	10
7	食品構成表	11
8	栄養教育計画	12
9	期間献立表	13
10	献立表（予定・実施）	14
11	作業指示書（予定・実施）	15
12	作業工程表（予定・実施）	16
13	食材日計表	17
14	在庫食品受払い簿	18
15	発注書	19
16	個人衛生管理点検表	20
17	検収記録表	21
18	下処理室・調理室点検表①	22
19	調理室点検表②	23
20	製品の加熱・冷却記録表	24
21	配膳室点検表	25
22	洗浄室点検表	26
23	検食簿	27
24	給食日誌	28
25	廃棄率調査	29
26	残菜記録表	30
27	栄養量算定表	31
28	栄養教育の評価	32
29	原価と食材料管理の評価	33
30	栄養出納表	34
31	原価・会計管理報告書	36
32	自己点検表	37
33	総合評価を終えて―感想と今後の課題	38

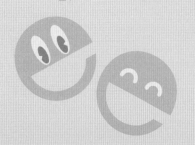

実習の計画から評価までの流れと関連帳票類

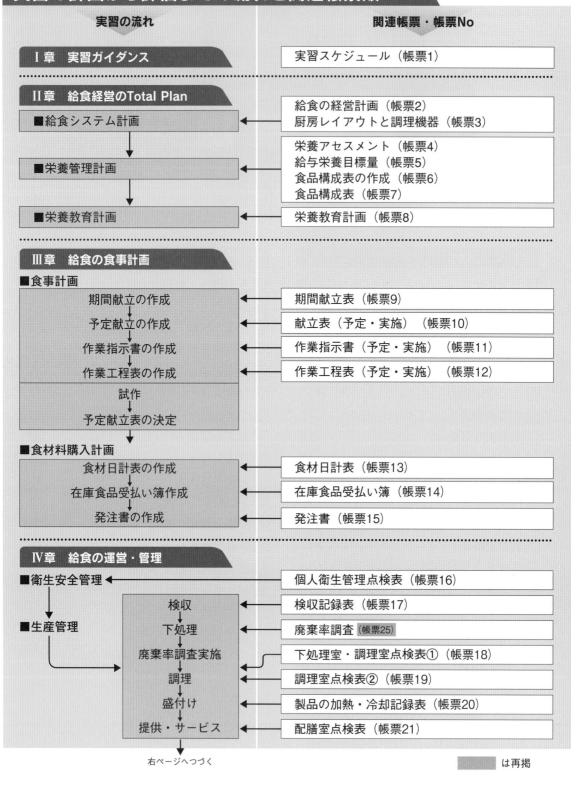

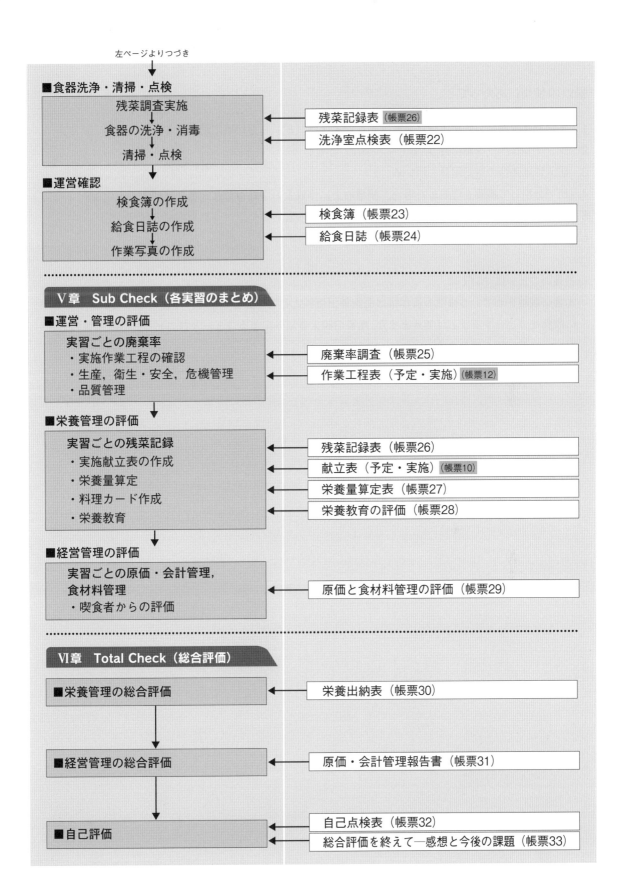

帳票の使用にあたって

1. 本帳票は原本とし，提出用は適宜適当なサイズにコピーした用紙に記入する．
2. ファイルはページ順に行う．
3. 記入には油性の筆記用具を用いる．
4. 班で分担して帳票を作成した場合，帳票右上に作成者の学籍番号と氏名を記載する．
5. 訂正は定規を用いて赤線で消した後，上に正しい内容を書く．
6. 数値は小数点を揃えて記入する．

※帳票のコピーについて※

　本書に収載されている帳票の著作権は医歯薬出版株式会社が保有します．本書の購入者自身が実習用に帳票をコピーすることはできますが，本書の購入者以外によるコピー及びコピーされた帳票の譲渡・配布・送信は固く禁じます．

実習スケジュール

実施日	月　　　日（　　）
クラス・班	クラス　　　　　班
記入者	

実習計画（予定）

授業回数	月　日	班	作業	内　容
第1回				
第2回				
第3回				
第4回				
第5回				
第6回				
第7回				
第8回				
第9回				
第10回				
第11回				
第12回				
第13回				
第14回				
第15回				

組織・班分け

班	組織・役割名	担当者		
		リーダー	サブリーダー	

© 医歯薬出版

給食の経営計画

実施日	月　　日（　　）
クラス・班	クラス　　　　班
記入者	

● 給食の理念と目標

理念
・
目標
・
・
・

● 給食提供システム

対象者
食数
提供方法
提供回数
提供時間
食堂回転数
給食費
栄養教育

実習生

危機対応
給与栄養目標量：帳票5を参照
食品構成表　　：帳票7を参照
施設・設備　　：帳票3を参照

● 品質基準

評価項目	品質基準

● 給食経営計画

収入		支出		
項　目	金額（円）	項　目	比率（％）	金額（円）

© 医歯薬出版

厨房レイアウトと調理機器

実施日	月　　日（　　）
クラス・班	クラス　　　　班
記入者	

●施設の厨房レイアウト図を汚染作業区域(赤),準清潔作業区域(黄),清潔作業区域(緑)で色分けしよう.

●おもな加熱・冷却機器および料理と作業内容

加熱機器			冷却機器		
調理機器	料理	内容	調理機器	料理	内容

© 医歯薬出版

栄養アセスメント

クラス・班	クラス　　　　班
記入者	

●栄養アセスメントの対象

属性 { 学生　　：　　名　　{ 男性　：　　名　　身体活動 { Ⅰ　　名
　　　 { 教職員　：　　名　　{ 女性　：　　名　　レベル　 { Ⅱ　　名
　　　　　　　　　　　　　　　　　　　　　　　　　　　　　 { Ⅲ　　名

対象者	性別	年齢 (歳)	基礎代謝量 (kcal/日)	身体活動 レベル	推定エネルギー 必要量 (kcal/日)	まるめの 推定エネルギー 必要量 (kcal/日)	まるめの 推定エネルギー 必要量 (kcal/昼食)

●推定エネルギー必要量の分布

・推定エネルギー必要量の幅

A.　　　±　　　kcal（　　　～　　　）
　　　　　　　　　　　　　　　　　　　名

B.　　　±　　　kcal（　　　～　　　）
　　　　　　　　　　　　　　　　　　　名

推定エネルギー必要量分布グラフ

© 医歯薬出版

給与栄養目標量

	クラス・班	クラス　　　　班
	記入者	

● エネルギー区分ごとのエネルギー産生栄養素：エネルギー比より設定する

区分	推定エネルギー必要量（kcal）	たんぱく質（g）	脂質（g）	飽和脂肪酸	炭水化物（g）
	分布からみた設定	%エネルギー（14〜20%）	%エネルギー（20〜30%）	%エネルギー（7%以下）	%エネルギー（50〜65%）
A					
B					

● ビタミン，ミネラルなどの設定：性，年齢アセスメント結果から食事摂取量を確認して，EARを下回る者が少なくなるよう設定する

区分	カルシウム(mg)	鉄(mg)	食塩相当量(g)	食物繊維(g)
	EAR〜UL	EAR〜UL	DG付近を目指す	DG付近を目指す
男性				
女性				
給与目標量				

区分	ビタミンA(μgRAE)	ビタミンB_1(mg)	ビタミンB_2(mg)	ビタミンC(mg)
	EAR〜UL	EAR〜	EAR〜	EAR〜
男性				
女性				
給与目標量				

© 医歯薬出版

食品構成表の作成

	クラス・班	クラス　　　　班
	記入者	

● ステップ1：食事計画を立てる
　　　給与栄養目標量には幅があるが，食品構成作成時には中央値を参考にする

エネルギー区分　　　　kcal の例

栄養素	算出根拠		給与栄養目標量	
			中央値	幅
給与栄養目標量				
エネルギー	推定エネルギー必要量（kcal）			～　　　kcal
穀類	穀類エネルギー比	50%		～　　　kcal
たんぱく質	たんぱく質エネルギー比	14～20%		～　　　g
動物性たんぱく質	動物性たんぱく質比	45%		～　　　g
脂質	脂質エネルギー比	20～30%		～　　　g
期間献立	食事提供回数		回	イベント食　　　回
	主食の内容と割合		米：　回　パン：　回　めん：　回　他：　回	
	主菜の内容と割合		肉：　回　魚：　回　卵：　回　豆：　回	

● ステップ2：穀類の1日当たりの使用量を定める
　　　食品構成の穀物エネルギー合計量が，給与目標量を満たしているか確認する

	1回当たり使用量（g）	期間献立での使用回数	1日当たり使用量（g）
米類		／	
パン類		／	
めん類		／	
その他の穀類		／	

＊1日当たり使用量＝1回当たり使用量×期間献立での使用回数÷3（1日3回食）

● ステップ3：動物性食品の1日当たりの使用量を定める
　　　食品構成の動物性たんぱく質量が動物性たんぱく質の給与目標量を満たしているか確認する

	1回当たり使用量（g）	期間献立での使用回数	1日当たり使用量（g）
肉類			
魚介類			
卵			
乳類　牛乳			
その他の乳類			

● ステップ4：その他の食品（植物性食品）の1日当たり使用量を定める

	1回当たり使用量（g）	期間献立での使用回数	1日当たり使用量（g）
いも			
その他のいも			
みそ			
豆・大豆製品			
緑黄色野菜			
その他の野菜			
果実			
種実			
海藻			

● ステップ5：油脂の1日当たり使用量を定める
　　　油脂類からの脂質量＝脂質の給与目標量－（穀類からの脂質量＋動物性食品からの脂質量＋植物性食品からの脂質量
　　　〔　　　　　〕＝〔　　　　　〕－（〔　　　　　〕＋〔　　　　　〕＋〔　　　　　〕）
　　　動物性油脂量＝　　　（油脂からの脂質）×　　　（動物性脂質％）×100/81.0＝〔　　　〕≒〔　　　〕
　　　植物性油脂量＝　　　（油脂からの脂質）×　　　（植物性脂質％）×100/97.2＝〔　　　〕≒〔　　　〕

● ステップ6：その他の食品のエネルギー量を算出する
　　　各施設における菓子類，調味料類，調理加工食品類の実績値を用いる

● ステップ7：エネルギー給与目標量から砂糖量を算出する
　　　砂糖からのエネルギー量＝給与エネルギー目標量－（穀類からのエネルギー＋動物性食品からのエネルギー
　　　＋植物性食品からのエネルギー＋油脂類からのエネルギー＋その他の食品からのエネルギー）
　　　〔　　　　　〕＝〔　　　　　〕－（〔　　　　　〕
　　　＋〔　　　　　〕＋〔　　　　　〕＋〔　　　　　〕）
　　　砂糖量＝砂糖からのエネルギー×100/360＝〔　　　〕≒〔　　　〕

● ステップ8：食品構成の合計エネルギー量，たんぱく質量，脂質量が給与栄養目標量の範囲内にあることを確認する

© 医歯薬出版

食品構成表

			クラス・班	クラス 班
			記入者	

	食品群		分量(g)	エネルギー(kcal)	たんぱく質(g)	脂質(g)
ステップ2 穀類	①穀類	米類				
		パン類				
		めん類				
		その他の穀類				
	①計					
ステップ3 動物性食品	②魚介類	生もの				
		塩蔵・缶詰				
		練り製品				
	③肉類	生もの				
		その他の加工品				
	④卵類					
	⑤乳類	牛乳				
		その他の乳類				
	②〜⑤計					
ステップ4 植物性食品	⑥いも類	いも類				
		その他のいも類				
	⑦豆類	みそ				
		豆・大豆製品				
	⑧野菜類	緑黄色野菜				
		その他の野菜				
		漬物				
	⑨果実類					
	⑩種実類					
	⑪海藻類					
	⑥〜⑪計					
ステップ5 油脂類	⑫油脂類	動物性				
		植物性				
	⑫計					
ステップ6 その他の食品	⑬調味料類					
	⑭菓子類					
	⑮調理加工食品類					
	⑬〜⑮計					
ステップ7 砂糖類	⑯砂糖類					
	⑯計					
ステップ8	合計					
	給与栄養目標量					

© 医歯薬出版

栄養教育計画

クラス・班	クラス　　　　班
記入者	

● 栄養教育のねらい

● 給食との関連

テーマ	媒体	

● 方法：ポスター　・　リーフレット　・　展示　・　その他

構成と内容

ページ	構　成	内　容

Ⓒ 医歯薬出版

期間献立表

実施日	月　日（　）～　月　日（　）
クラス・班	クラス　　　　班
記入者	

No.	主食		様式別			主材料別				調理法別				料理名					
	米	パン	めん	和	洋	中	肉	魚	卵	豆	焼	揚	炒	煮	蒸	主食	主菜	副菜1	副菜2	汁	デザート・フルーツ	飲みもの
1																						
2																						
3																						
4																						
5																						
6																						
7																						
8																						
9																						
10																						
11																						
12																						

© 医歯薬出版

献立表（予定・実施）

実施日	月　　日　（　　）
クラス・班	クラス　　　　班
記入者	

料理名	食品名	1人分純使用量 g	エネルギー kcal	たんぱく質 g	脂質 g	炭水化物 g	ミネラル Ca mg	ミネラル Fe mg	ミネラル Na mg	ビタミン A μgRAE	ビタミン B₁ mg	ビタミン B₂ mg	ビタミン C mg	食物繊維 g	食塩相当量 g
	合計														

食数

予定食数	食
提供食数	食
食事配分	朝　　昼　　夕

給与栄養目標量

エネルギー	kcal
たんぱく質	g
脂質	g

栄養比率

たんぱく質エネルギー比	％
脂質エネルギー比	％
炭水化物エネルギー比	％
穀類エネルギー比	％
動物性たんぱく質比	％

食品構成

食品群		目標(g)	実施(g)
1. 穀類	米類		
	パン類		
	めん類		
	その他の穀類		
2. いも類	いも類		
	その他のいも類		
3. 砂糖類			
4. 油脂類	動物性		
	植物性		
5. 豆類	みそ		
	豆・大豆製品		
6. 魚介類	生もの		
	塩蔵・缶詰		
	練り製品		
7. 肉類	生もの		
	その他の加工品		
8. 卵類			
9. 乳類	牛乳		
	その他の乳類		
10. 野菜類	緑黄色野菜		
	その他の野菜		
	漬物		
11. 果実類			
12. 種実類			
13. 海藻類			
14. 調味料類			
15. 菓子類			
16. 調理加工食品類			

© 医歯薬出版

作業指示書（予定・実施）

実施日	月　　日（　）
クラス・班	クラス　　　班
記入者	

料理名	食品名	1人分			（　）人分		調味(%)	調理作業の指示	CCP
		純使用量(g)	廃棄率(%)	使用量(g)	純使用量(kg)	使用量(kg)			

栄養素量		料理区分	でき上がり重量	1人分盛付け量	衛生上の留意点	でき上がり図
エネルギー	(kcal)	主食	(kg)	(g)		
たんぱく質	(g)	主菜				
脂　質	(g)	副菜1				
カルシウム	(g)	副菜2				
食物繊維	(g)	汁				
食塩相当量	(g)	デザート				

© 医歯薬出版

作業工程表（予定・実施）

実施日	月　　日（　　）
クラス・班	クラス　　　　班
記入者	

料理名	食品名	作業開始 9:00　　　　10:00　　　　11:00　　　喫食開始 　　　　　　　　　　　　　　　　　　　　12:00	下処理室作業担当員	調理室作業担当員

使用機器	調理機器名	時　　間	担　当　者

CCP	
問題点	
改善案	

ⓒ医歯薬出版

食材日計表

実施日	月　　　日（　　　）
クラス・班	クラス　　　班
記入者	

食品名	発注用（　　人分）					予定原価			実施原価		
	1人分使用量(g)	総使用量(kg)	発注規格	発注量(kg)	購入先	1人分使用量(g)	単価(円)	1人分価格(円)	1人分使用量(g)	単価(円)	1人分価格(円)
						合　計			合　計		

© 医歯薬出版

在庫食品受払い簿

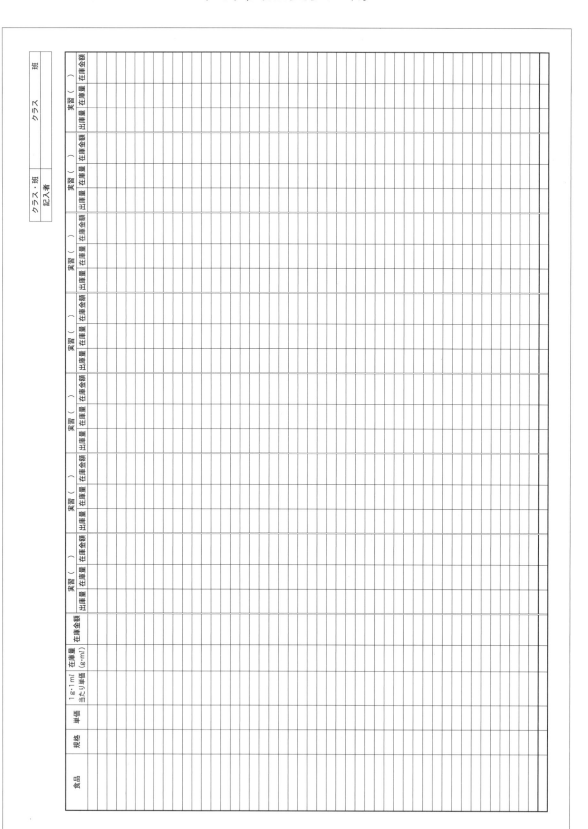

発注書

実施日	月　　　日（　　）
クラス・班	クラス　　　　　班
記入者	

_____　御中

発注日：　　　年　　月　　日（　　）

発注者：

　　Tel：

　　Fax：

納品日：　　　年　　月　　日（　　）

食品名	総使用量	規　格	発注量	備　考

© 医歯薬出版

個人衛生管理点検表

氏名 \ チェック項目	実習前点検									実習後点検										備考（改善内容）
	体調	手指・爪	顔・ひげ	毛髪	白衣・帽子等	名札	装飾品	検便	頭が重い	目が疲れる	肩がこる	手や指が痛い	全身がだるい	腕がだるい	腰が痛い	足がだるい	トイレ	手洗	盛付け時	履物	
チェック内容	下痢・腹痛・発熱の有無	傷・手荒れの有無、マニキュア、手入れ	できものの有無、清潔、手入れ	帽子の有無、完全着用	清潔の有無	有無	時計の有無	実施の有無					疲労度の有無（なし：○　ややあり：△　あり：×）					白衣・帽子の実施の有無、脱衣・履物交換	手袋・マスク着用	専用靴・の履き替え	責任者が点検し、○×を記入。×の場合は改善指導を行い、その内容を備考欄に記入する

実施日　　月　　日（　）
クラス・班　　クラス　　班
記入者

帳票16　個人衛生管理点検表　本文解説→基礎編 p.36
© 医歯薬出版

検収記録表

実施日	月　　　日（　）
クラス・班	クラス　　　班
記入者	

発 注 日：　年　　月　　日（　）　　検収室の温度・湿度：　　℃　　％
納 品 日：　年　　月　　日（　）　　食品庫の温度・湿度：　　℃　　％
納品時刻：　　時　　分　　　　　　保冷設備への保管時刻：　時　　分
検 収 者：　　　　　　　　　　　　保冷設備の温度：冷蔵庫　℃　冷凍庫　℃

食品名	総使用量	規格	発注量	検収重量	鮮度	異物	期限表示	品温	生産地など	保存食採取

© 医歯薬出版

下処理室・調理室点検表①

実施日	月　　日（　）
クラス・班	クラス　　　　班
記入者	

●使用水の点検

	採取時間	色	濁り	臭い	異物	遊離残留塩素 (0.1mg/l)
作業開始前						mg/l
作業終了後						mg/l

●温度・湿度

	作業開始時					
（　）温度						
（　）湿度						
冷蔵庫温度						
冷凍庫温度						
保存食用冷凍庫温度						

●細菌検査（フードスタンプ）

検査菌	項目	採取時の状態	陰性 （−）	陽性			判定結果に対する考察
				1〜29 （＋） 軽度に汚染	30〜99 （＋＋） 中等度に汚染	100〜 （＋＋＋） 重度に汚染	
大腸菌群							
黄色ブドウ球菌							

●危機管理記録

危機内容	氏名	場所	処置・処理

© 医歯薬出版

調理室点検表②

実施日	月　　日（　）
クラス・班	クラス　　　班
記入者	

● 料理の保管中の温度

料理名	調理終了直後		保管中			提供終了時			備考
	測定時刻	温度	測定時刻	温度	保温・冷蔵庫の温度	測定時刻	温度	保温・冷蔵庫の温度	

● 調理品の保存食採取

	料理名	保存食採取	採取者
主食			
主菜			
副菜1			
副菜2			
汁物			
デザート			

© 医歯薬出版

製品の加熱・冷却記録表

実施日	月　　日（　）
クラス・班	クラス　　　班
記入者	

| メニュー名 | 加熱・冷却開始時刻 | 中心温度（℃） | | | 提供開始時刻 | 調理担当者 |
	加熱・冷却終了時刻	1ポイント	2ポイント	3ポイント	提供終了時刻	
	:				:	
	:				:	
	:				:	
	:				:	
	:				:	
	:				:	
	:				:	
	:				:	
	:				:	
	:				:	
	:				:	
	:				:	
	:				:	
	:				:	
	:				:	
	:				:	
	:				:	
	:				:	
	:				:	
	:				:	
	:				:	
	:				:	
	:				:	
	:				:	
	:				:	
	:				:	
	:				:	
	:				:	
	:				:	
	:				:	
	:				:	
	:				:	
	:				:	
	:				:	
	:				:	
	:				:	

© 医歯薬出版

配膳室点検表

実施日	月　　日（　　）
クラス・班	クラス　　　　班
記入者	

●配膳室の温度・湿度と冷蔵庫・温蔵庫の温度

	作業開始時				
配膳室温度					
配膳室湿度					
冷蔵庫温度					
温蔵庫温度					

●危機管理記録

危機内容	氏　名	場　所	処置・処理

＜フロア＞

●危機管理記録

クレーム・危機内容	申請者	発生場所	想定される原因	対応・処理	対応者

© 医歯薬出版

洗浄室点検表

実施日	月　　日（　　）
クラス・班	クラス　　　　班
記入者	

● 食器の洗浄調査

	食器の種類	検査項目	試　薬	結果（判定）	備　考
返却後軽く手洗い	ごはん茶碗	でんぷん残留			
	主菜皿	脂肪残留			
食器洗浄機で洗浄後	ごはん茶碗	でんぷん残留			
	主菜皿	脂肪残留			

● 洗浄室の温度・湿度と食器保管庫の温度

	作業開始時			
洗浄室温度				
洗浄室湿度				
食器保管庫 1				
食器保管庫 2				
食器保管庫 3				

● 危機管理記録表

危機内容	氏　名	場　所	処置・処理	特記事項

© 医歯薬出版

検食簿

実施日	月　　日（　）
クラス・班	クラス　　　　班
記入者	

配膳時間			検食時間	

	料理名		評価	コメント
料理別評価	主食	外観	とても良い　良い　悪い　すごく悪い	
		味	とても良い　良い　悪い　すごく悪い	
		量	多い　　ちょうど良い　　少ない	
		温度	適温　　　　　　適温でない	
	主菜	外観	とても良い　良い　悪い　すごく悪い	
		味	とても良い　良い　悪い　すごく悪い	
		量	多い　　ちょうど良い　　少ない	
		温度	適温　　　　　　適温でない	
	副菜1	外観	とても良い　良い　悪い　すごく悪い	
		味	とても良い　良い　悪い　すごく悪い	
		量	多い　　ちょうど良い　　少ない	
		温度	適温　　　　　　適温でない	
	副菜2	外観	とても良い　良い　悪い　すごく悪い	
		味	とても良い　良い　悪い　すごく悪い	
		量	多い　　ちょうど良い　　少ない	
		温度	適温　　　　　　適温でない	
	汁	外観	とても良い　良い　悪い　すごく悪い	
		味	とても良い　良い　悪い　すごく悪い	
		量	多い　　ちょうど良い　　少ない	
		温度	適温　　　　　　適温でない	
	デザート	外観	とても良い　良い　悪い　すごく悪い	
		味	とても良い　良い　悪い　すごく悪い	
		量	多い　　ちょうど良い　　少ない	
		温度	適温　　　　　　適温でない	

	項目	評価	コメント
全体評価	材料の組み合わせ方	とても良い　良い　悪い　すごく悪い	
	料理・味の組み合わせ方	とても良い　良い　悪い　すごく悪い	
	1人分の量	多い　　ちょうど良い　　少ない	
	盛付け	とても良い　良い　悪い　すごく悪い	
	色彩り	とても良い　良い　悪い　すごく悪い	

所見	

© 医歯薬出版

給食日誌

実施日	月　　日（　）
クラス・班	クラス　　　　班
記入者	

栄養管理

献立名
- 主食：
- 主菜：
- 副菜1：
- 副菜2：
- 汁：
- デザート：

栄養量

エネルギー	kcal
たんぱく質	g
脂質	g
食塩	g

写真

経営管理

仕込み食数	提供食数	給食費	収入	1人分食材原価	給食従事者数	労働生産性	
食	食	円	円	円（　　%）	人	$\dfrac{仕込み食数}{従事者数}=$	食
					欠席者数　人	$\dfrac{売上高}{従事者数}=$	円

生産管理

衛生安全・危機管理

個人衛生	作業中の事故	クレーム・トラブル	保存食の有無	作業中の疲労			
			原材料	頭が重い		全身がだるい	
				目が疲れる		腕がだるい	
			調理品	肩がこる		腰が痛い	
				手や指が痛い		足がだるい	

顧客管理

喫食者の意見・感想	給食従事者の意見・感想

その他コメント

© 医歯薬出版

廃棄率調査

	実施日	月　日（　）
	クラス・班	クラス　　班
	記入者	

料理名	食　品	切り方	成分表の 廃棄率(%)	検収重量 (kg)	正味重量 (kg)	廃棄率 (%)	備　考

問題点	改善案

© 医歯薬出版

残菜記録表

A：仕込み食数　（　　　食）
B：実施提供数　（　　　食）

実施日	月　　日（　　）
クラス・班	クラス　　　　班
記入者	

		料理名								
提供重量	① 仕上がり重量	(kg)								
	② 1人分盛付け予定量	(g)	①×1000÷A							
	③ 盛り残し重量	(kg)								
	④ 盛付け実施量	(kg)	①－③							
	⑤ 1人分盛付け実施量	(g)	④×1000÷A							
残菜重量	⑥ 残菜重量	(kg)								
	⑦ 残菜率	(%)	⑥÷④×100							
	⑧ 1人分残菜重量	(g)	⑥×1000÷B							
	⑨ 1人分摂取量	(g)	⑤－⑧							

問題点

改善案

© 医歯薬出版

栄養量算定表

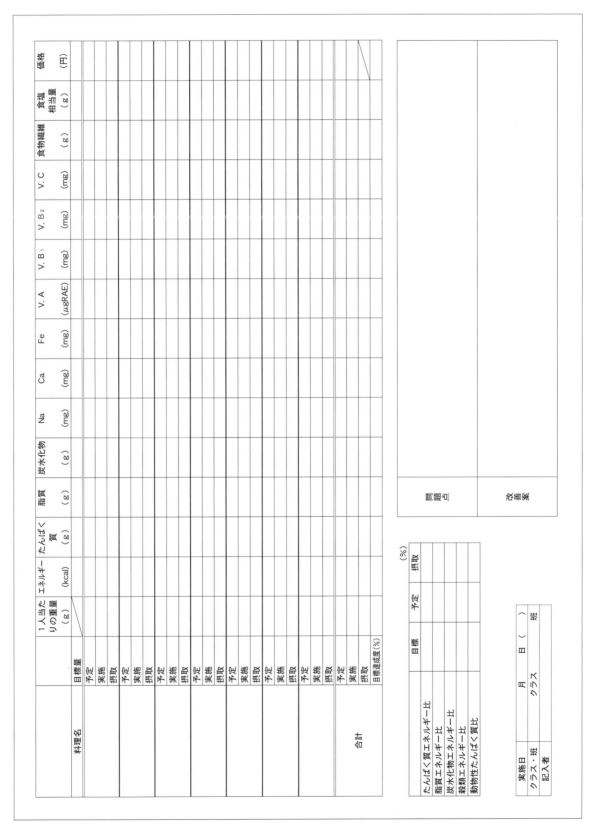

栄養教育の評価

実施日	月　　　日　（　　）
クラス・班	クラス　　　　　班
記入者	

目的

内容

作成したもの

評価（目的が達成できたか）

Ⓒ医歯薬出版

原価と食材料管理の評価

実施日	月　日（　）	
クラス・班	クラス　　　　班	
記入者		

*料理別食材料費（1人分）

料理形態	料理名	予定		実施		差額（円）	備　考
		価格（円）	比率（%）	価格（円）	比率（%）		
主食							
主菜							
副菜							
汁物							
デザート							
茶・その他							
合計			100.0		100.0		

*食材料費 ABC 分析　価格順位による食品購入価格集計表

グループ	価格順位	食品名	1人分価格（円）※	価格占有率（%）	累積構成比率（%）
	1				
	2				
	3				
	4				
	5				
	6				
	7				
	8				
	9				
	10				
	11				
	12				
	13				
	14				
	15				
	16				
	17				
	18				
	19				
	20				
	21				
	22				
	23				
	24				
	25				
	26				
	27				
	28				
	29				
	30				
	31				
	32				
合計				100.0	

ABC 分析図

※：食材日計表（帳票13）から実施1人分価格を転記

問題点	
改善案	

© 医歯薬出版

栄養出納表

食 品 群 名		1人1日当たり純使用量											
		日	日	日	日	日	日	日	日	日	日	日	日
1. 穀類	米　　　類												
	パ　ン　類												
	め　ん　類												
	その他の穀類												
2. いも類	い　も　類												
	その他のいも類												
3.	砂　糖　類												
4. 油脂類	動　物　性												
	植　物　性												
5. 豆類	み　　そ												
	豆・大豆製品												
6. 魚介類	生　も　の												
	塩蔵・缶詰												
	練　り　製　品												
7. 肉類	生　も　の												
	その他の加工品												
8.	卵　　　類												
9. 乳類	牛　　　乳												
	その他の乳類												
10. 野菜類	緑 黄 色 野 菜												
	その他の野菜												
	漬　　　物												
11.	果　実　類												
12.	種　実　類												
13.	海　藻　類												
14.	調　味　料　類												
15.	菓　子　類												
16.	調理加工食品類												

栄 養 比 率

P（たんぱく質）エネルギー比(13～20%)	F（脂質）エネルギー比(20～30%)	C（炭水化物）エネルギー比(50～65%)
$\dfrac{②\times 4\,\text{kcal}}{①} \times 100 = $　　　　%	$\dfrac{③\times 9\,\text{kcal}}{①} \times 100 = $　　　　%	100 −（たんぱく質エネルギー比＋脂質エネルギー比）＝　　　　%
④穀 類 エ ネ ル ギ ー 比(50%)	⑤＋⑥動 物 性 た ん ぱ く 質 比(45%)	
$\dfrac{④}{エネルギー} \times 100 = $　　　　%	$\dfrac{⑤＋(⑥\times X)※}{②} \times 100 = $　　　　%	

※　X：調理加工食品を使用している場合は，事業所23%，病院26%，保育所14%を動物性たんぱく質比として⑥に乗じたものを⑤に加える。

Ⓒ医歯薬出版

	クラス・班	クラス　　　班
	記入者	

合計	平均給与量 g	食品構成 g	過不足 g	エネルギー kcal	たんぱく質 g	脂質 g	ミネラル			ビタミン				食物繊維 g	食塩相当量 g
							Na mg	Ca mg	Fe mg	A μgRAE	B₁ mg	B₂ mg	C mg		
				④											
				⑤											
				⑥											
		合　計	①	②	③										
		目　標													
		過不足													

帳票30　栄養出納表　本文解説→基礎編 p.67

原価・会計管理報告書

	クラス・班	クラス	班
	記入者		

損益計算書

種類	項目	費用
A 収益	売上高	（販売価格）円 × （食数） 食
		計 　　　　円
B 支出	売上原価	食材費*1) 　　　円
		経費 　　　　円
		労務費 　　　円
		計 　　　　円

*1) 期間純食材料費
期首在庫金額＋期間食材料支払い額－期末在庫金額

■原価構成比率

■給食経営管理実習における原価構成例

区分		原価構成		
		1食分の平均価格（円）	構成比	全体の食材費
食材料費	主食		％	円
	副菜1		％	円
	副菜2		％	円
	汁		％	円
	デザート		％	円
	計		％	円
経費	〈消耗品費〉			円
				円
	〈雑費〉			円
	その他			円
	計			円
労務費	調理師	（　　　円／時給×平均　　　時間×　　　人）		円
	管理栄養士	（　　　円／時給×平均　　　時間×　　　人）		円
	調理員	（　　　円／時給×平均　　　時間×　　　人）		円
	計			円

© 医歯薬出版

自己点検表

4：できた
3：ややできた
2：多少できなかった
1：できなかった

クラス・班	クラス　　　　班
記入者	

区分	項目	評価
実習態度	集合時間は守れた	4・3・2・1
	あいさつ・返事はできた	4・3・2・1
	積極的に行動をした	4・3・2・1
	問題点を発見し，改善や工夫をした	4・3・2・1
栄養管理	栄養アセスメントにもとづいて給与栄養目標量を設定できる	4・3・2・1
	食品構成を作成できる	4・3・2・1
食事管理	与えられた課題に則って献立を作成できる	4・3・2・1
	日計表にもとづいて発注できる	4・3・2・1
	作業指示書を作成できる	4・3・2・1
	作業工程表を作成できる	4・3・2・1
衛生管理	清潔な白衣・帽子を着用した	4・3・2・1
	作業の流れに従って手洗いができた	4・3・2・1
	必要に応じてマスク・エンボス手袋を着用した	4・3・2・1
	加熱・冷却および保管時に温度測定を行い記録した	4・3・2・1
	生食用野菜・果物は適切な濃度と時間で消毒した	4・3・2・1
	HACCPにもとづき食事を生産できた	4・3・2・1
生産管理	作業工程表にもとづいて作業できた	4・3・2・1
	大量調理の特徴が理解できた	4・3・2・1
	作業の流れを考えて行動できた	4・3・2・1
提供・サービス	喫食者に対し，声を出してのあいさつや適切な対応ができた	4・3・2・1
	満足度の高い盛付け・適温提供ができた	4・3・2・1
経営管理	原価の考え方が理解できる	4・3・2・1
	与えられた条件により損益分岐点を計算できる	4・3・2・1
	生産食数・売上高・従事者など数から労働生産性を計算できる	4・3・2・1
フリー項目		4・3・2・1
		4・3・2・1
		4・3・2・1

© 医歯薬出版

総合評価を終えて─感想と今後の課題

クラス・班	クラス　　　　班
記入者	

●実習から学んだこと

●実習の感想

●今後の実習，臨地実習に向けて習得すべき課題

© 医歯薬出版

【編者略歴】

松月 弘恵（まつづき ひろえ）
日本女子大学家政学部食物学科・教授
専門：給食経営管理論
資格：管理栄養士，博士（医学）

韓 順子（はん すんじゃ）
前 愛知淑徳大学健康医療科学部健康栄養学科・教授
専門：給食経営管理論
資格：管理栄養士，2級厨房整備士，博士（栄養科学）

亀山 良子（かめやま よしこ）
島根県立大学看護栄養学部健康栄養学科・教授
専門：給食経営管理論
資格：管理栄養士，博士（医学）

トレーニーガイド
PDCAによる給食マネジメント実習　第2版　ISBN978-4-263-70728-9

2007年9月20日	第1版第1刷発行
2017年3月10日	第1版第10刷（補訂）発行
2018年2月25日	第2版第1刷発行
2020年1月10日	第2版第3刷（増補）発行
2023年1月10日	第2版第6刷発行

編著者代表　松月　弘恵
発行者　白石　泰夫

発行所　**医歯薬出版株式会社**

〒113-8612　東京都文京区本駒込1-7-10
TEL.（03）5395-7626（編集）・7616（販売）
FAX.（03）5395-7624（編集）・8563（販売）
https://www.ishiyaku.co.jp/
郵便振替番号 00190-5-13816

乱丁，落丁の際はお取り替えいたします　　印刷・あづま堂印刷／製本・愛千製本所

© Ishiyaku Publishers, Inc., 2007, 2018. Printed in Japan

本書の複製権・翻訳権・翻案権・上映権・譲渡権・貸与権・公衆送信権（送信可能化権を含む）・口述権は，医歯薬出版(株)が保有します．
本書を無断で複製する行為（コピー，スキャン，デジタルデータ化など）は，「私的使用のための複製」などの著作権法上の限られた例外を除き禁じられています．また私的使用に該当する場合であっても，請負業者等の第三者に依頼し上記の行為を行うことは違法となります．

JCOPY ＜出版者著作権管理機構 委託出版物＞
本書をコピーやスキャン等により複製される場合は，そのつど事前に出版者著作権管理機構（電話 03-5244-5088, FAX 03-5244-5089, e-mail：info@jcopy.or.jp）の許諾を得てください．